Mariposas
de Europa

Título original:
Papillons d'Europe

Dirección editorial:
Isabel Ortiz

Traducción:
M.ª Teresa López

Corrección de textos:
Álvaro Villa

Diagramación:
Nathalie Lachaud, José Luis Escribano

Tratamiento de imágenes:
José de Haro y Equipo Susaeta

Tikal Ediciones
C/ Campezo, 13 - 28022 Madrid
Tel.: 91 3009100 - Fax: 91 3009110
www.susaeta.com

Mariposas
de Europa

Vincent Albouy

TIKAL

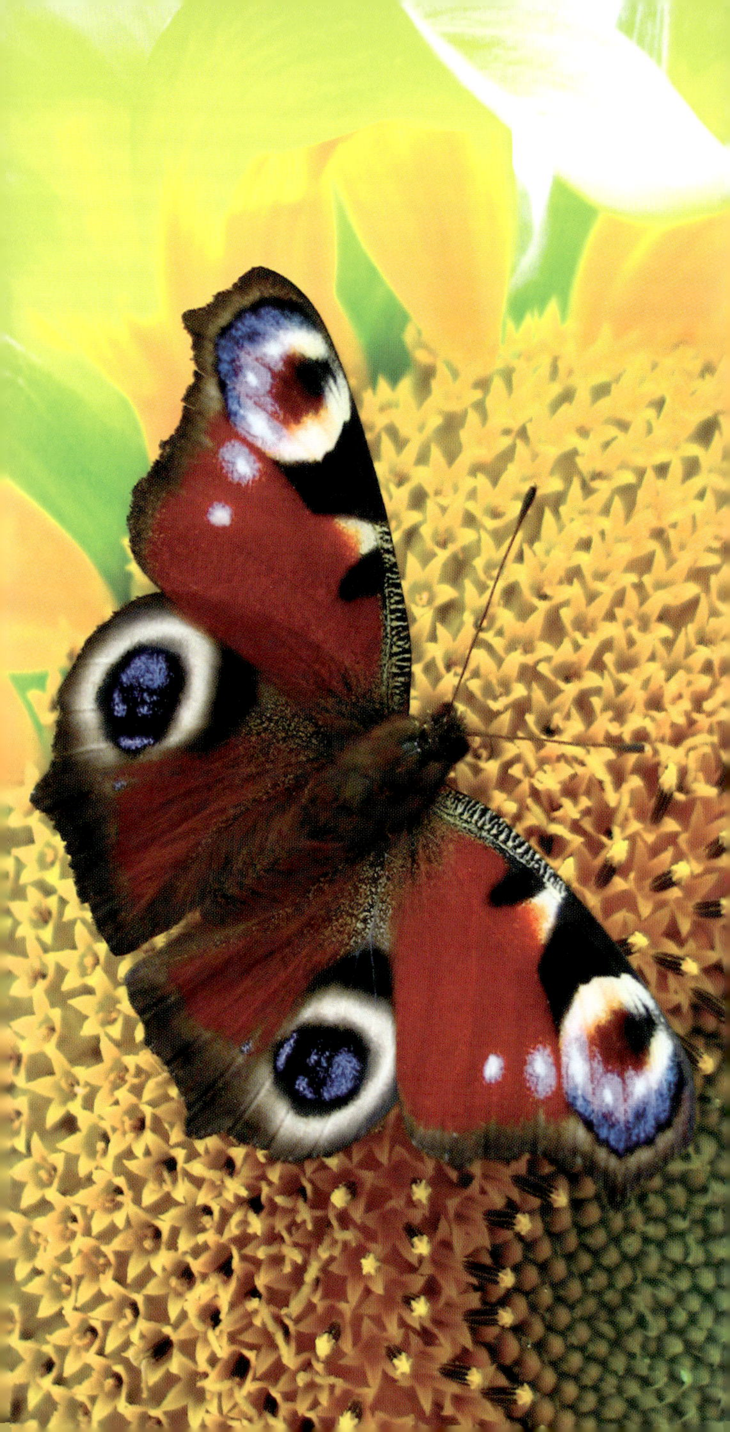

Sumario

El mundo de las mariposas

Las mariposas, o lepidópteros (del griego *lepidos*, escama, y *pteron*, ala), pertenecen a la clase de los insectos y su principal característica son las minúsculas escamas que recubren el cuerpo de los adultos y, sobre todo, las alas. Además de las escamas, presentan numerosos pelos en diferentes partes del cuerpo. Los científicos distinguen entre dos tipos de mariposas: las nocturnas (suborden Heterocera), cuyas antenas presentan formas muy diversas pero nunca de maza, mantienen sus alas planas o en tejadillo sobre el cuerpo durante el reposo; las diurnas (suborden Rhopalocera) presentan ensanchamiento en sus antenas (clavas o mazas) y suelen descansar con las alas plegadas verticalmente sobre el dorso. Esta distinción es más bien formal y no puede tomarse al pie de la letra, ya que muchas mariposas nocturnas vuelan a plena luz del día y algunas familias (más bien primitivas) incluidas en esta categoría deberían formar un grupo aparte.

Las mariposas nocturnas representan más del 90% de las 5.000 especies de nuestro territorio, pero muchas son minúsculas, discretas o de colores apagados. Muchas de ellas sólo pueden capturarse si son atraídas por la luz. Las mariposas diurnas, sin embargo, son de gran tamaño, muchas veces de colores vivos, se observan más fácilmente y son mejor conocidas, aunque menos numerosas. La selección de especies de esta guía (un tercio de Ropalóceros y dos tercios de Heteróceros) refleja esta realidad.

➤ Insectos de colores vivos

Las escamas son, en realidad, pelos modificados y aplastados que crean variados diseños, a menudo muy coloridos. Estas alas coloreadas, principal característica del grupo, explican la gran popularidad de estos insectos, tanto entre el público como entre los coleccionistas. Algunas especies, como las sesias, han perdido la mayor parte de las escamas y sus alas son translúcidas. Los motivos coloreados de las alas suelen ser característicos de cada especie y permiten identificar fácilmente un buen número de ellas.

El color de las mariposas es su mejor arma para sobrevivir. Algunas mariposas nocturnas resultan casi invisibles cuando descansan sobre una corteza o una pie-

Dos estrategias diferentes: intimidar… *o confundirse con el entorno.*

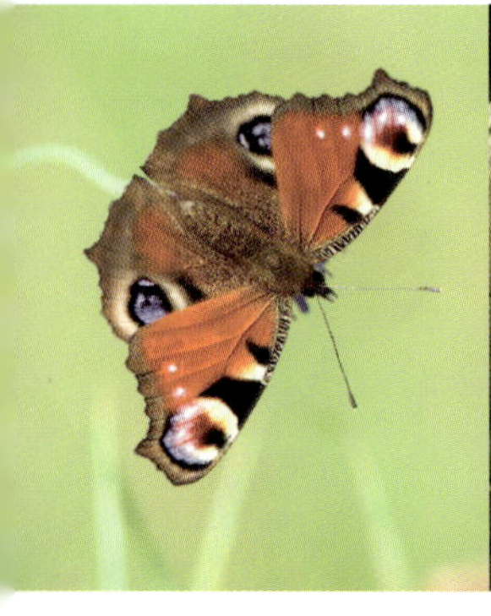

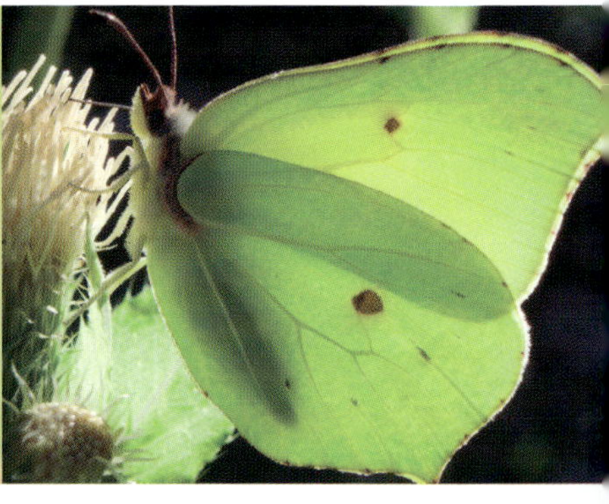

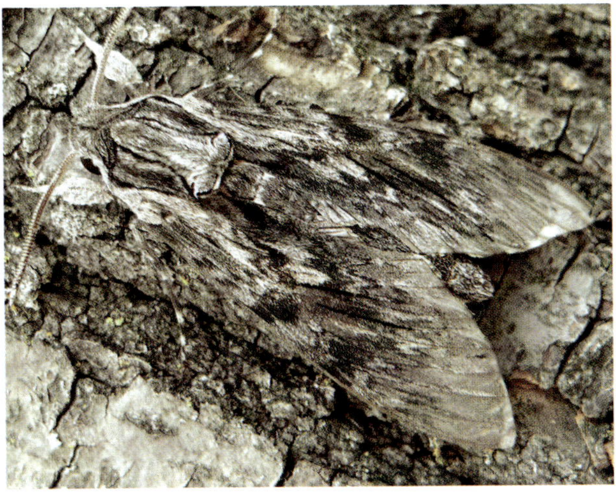

El color de las alas, en los mismos tonos que la corteza, enmascara la silueta de esta mariposa.

dra. Otras, sin embargo, escogen colores vivos, como las zigenas o los «osos lanudos» (familia Arctiidae), que sus potenciales depredadores asocian rápidamente con un mal sabor. La librea de algunas sesias recuerda a la de las avispas para beneficiarse del respeto que estas últimas inspiran a numerosos depredadores.

Un gran número de mariposas presenta dibujos de colores llamativos en las alas, particularmente manchas redondas denominadas ocelos, cuyo aspecto puede hacer pensar en una cabeza con dos grandes ojos. Cuando la mariposa despliega bruscamente las alas ante su agresor, estos dibujos pueden asustarle o desviar su ataque hacia una zona periférica y no vital de las alas. Las estrategias adoptadas por este grupo de insectos son muy variadas. *Inachis io* (pavo real), por ejemplo, presenta el dorso de las alas de vivos colores, con grandes ocelos bien visibles cuando liba las flores. Sus alas, plegadas en posición de reposo, sólo muestran la cara inferior de las alas, cuyo color pardo oscuro recuerda a una hoja seca, confundiéndose de este modo con el entorno. La mayor parte de las mariposas visibles durante el día en nuestras latitudes son identificables mediante la simple observación del dibujo y el color de las alas; sólo en ocasiones se tienen en cuenta los caracteres externos del cuerpo o las antenas. Sin embargo, la gran mayoría de las mariposas nocturnas resulta muy difícil de determinar sin un estudio en profundidad de sus caracteres externos bajo la lupa binocular, incluso sin la observación de su aparato genital tras la disección. Por esta razón, un estudio científico serio de las especies de estos grupos implica la captura y la conservación en una colección de un cierto número de individuos. La colección con una finalidad puramente estética no se justifica: las mariposas son un grupo cada vez más amenazado por la gran repercusión de las actividades humanas sobre la naturaleza y resulta un placer verlas revolotear en la naturaleza.

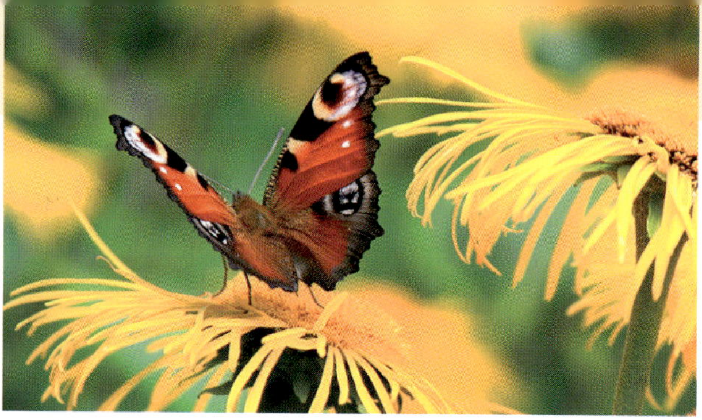

➤ Adaptadas a las flores

Las mariposas aparecen en el registro fósil a comienzos de la era terciaria, poco después de la extinción de los dinosaurios, época en la que comienzan a desarrollarse las plantas fanerógamas. De hecho, la evolución de las mariposas está íntimamente ligada a la de las plantas con flor, ya que las formas adultas se alimentan del néctar, líquido azucarado segregado por las flores, y estas últimas dependen en parte de las mariposas para su fecundación, gracias al transporte del polen de una flor a otra.

Para adaptarse a este particular alimento, la boca de las mariposas ha sufrido una gran transformación. Las especies más primitivas, las Micropterix, aún poseen mandíbulas trituradoras funcionales que les permiten recolectar y alimentarse del polen. Las primeras mariposas que frecuentaron las flores se alimentaban de polen; probablemente empezaron consumiendo néctar de forma incidental, antes de desarrollar progresivamente un órgano aspirador mejor adaptado a la explotación de este nuevo recurso.

Las mandíbulas fueron alargándose poco a poco para transformarse en una larga trompa (espiritrompa o probóscide) formada por dos cañitos huecos por donde el alimento es succionado. Este aparato bucal tiene la particularidad de plegarse en forma de espiral por debajo de la cabeza cuando está en reposo y de desenrollarse cuando desea llegar al néctar. La longitud de la espiritrompa es muy variable según las especies. En los bombícidos, por ejemplo, no sobrepasa los 5 mm, pero puede alcanzar los 8 cm en algunos esfíngidos europeos y hasta 25 cm en algunos esfíngidos tropicales.

Espiritrompa desplegada

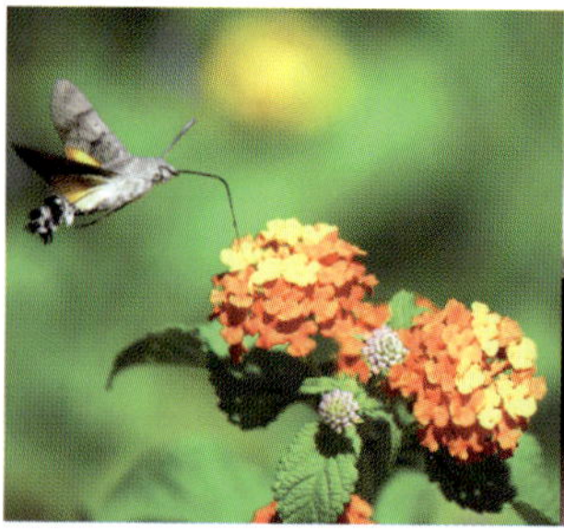

Espiritrompa enrollada

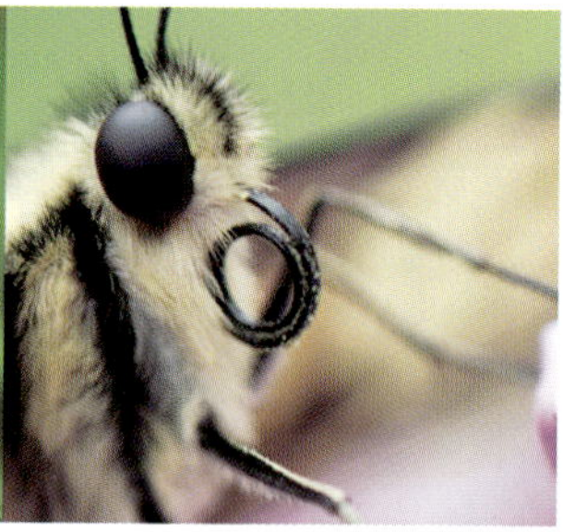

Todo comienza en un huevo

Antes de convertirse en seres alados, las mariposas deben consumar una serie de pasos, el primero de los cuales es la fase de huevo. El tamaño de los huevos varía entre 0,5 y 2 mm, y sus formas, estructuras y colores son muy diversos. Observados a través de una lupa de gran aumento, algunos son auténticas joyas: los hay esféricos, ovales, cúbicos, en forma de botella o de mazorca de maíz. Su superficie puede ser lisa o presentar complejas estructuras, como poros, costillas, protuberancias, espinas, dibujos en panal de abeja, etc. Algunos huevos presentan una envoltura más fina, lo que facilita el trabajo de la oruga a la hora de salir del huevo: se trata del mismo principio que las latas de conserva con sistema abre-fácil. Al nacer las orugas éstas ingieren la cáscara de su propio huevo, en la que encuentran nutrientes indispensables para su crecimiento.

Las hembras suelen depositar los huevos en el envés de las hojas, en las fisuras de la corteza o sobre el mismo suelo. Algunos huevos son del mismo color que su soporte o bien presentan semejanza con algunas estructuras de la planta. Para despistar a los parásitos que se guían por el olfato, la hembra recubre los huevos con determinadas sustancias olorosas o bien éstos contienen unas moléculas que impiden el desarrollo de la larva del parásito. Otros poseen espinas o minúsculos relieves que entorpecen la puesta de los parásitos. Con esta misma intención, algunas hembras recubren sus huevos con escamas o pelos arrancados de su propio cuerpo.

El tiempo de desarrollo del huevo varía según las condiciones externas. Un huevo puesto a finales de la primavera o en verano, cuando los días son cálidos y las noches suaves, puede eclosionar al cabo de ocho días. Sin embargo, en épocas en que las noches frías son seguidas por jornadas suaves, el tiempo de eclosión puede

A la derecha: huevos depositados en el envés de una hoja.

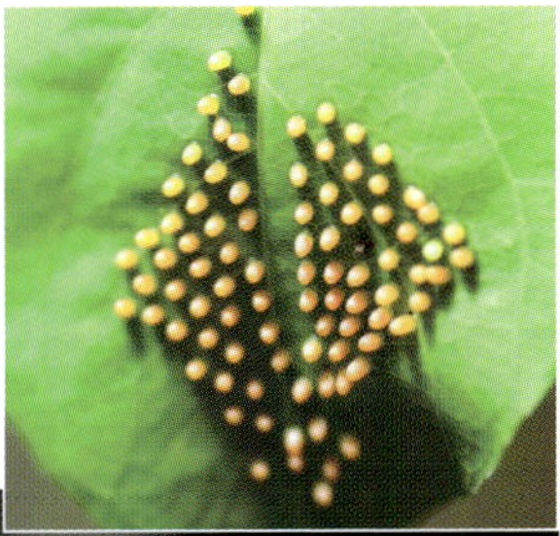

Abajo: apilados unos sobre otros, los huevos verdes de Araschnia levana *se asemejan a un pequeño tallo.*

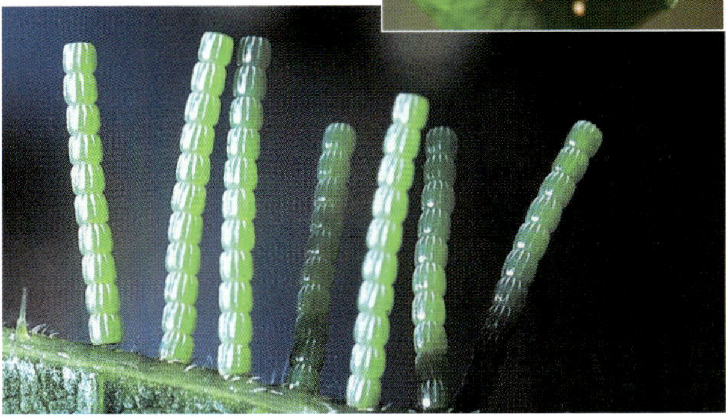

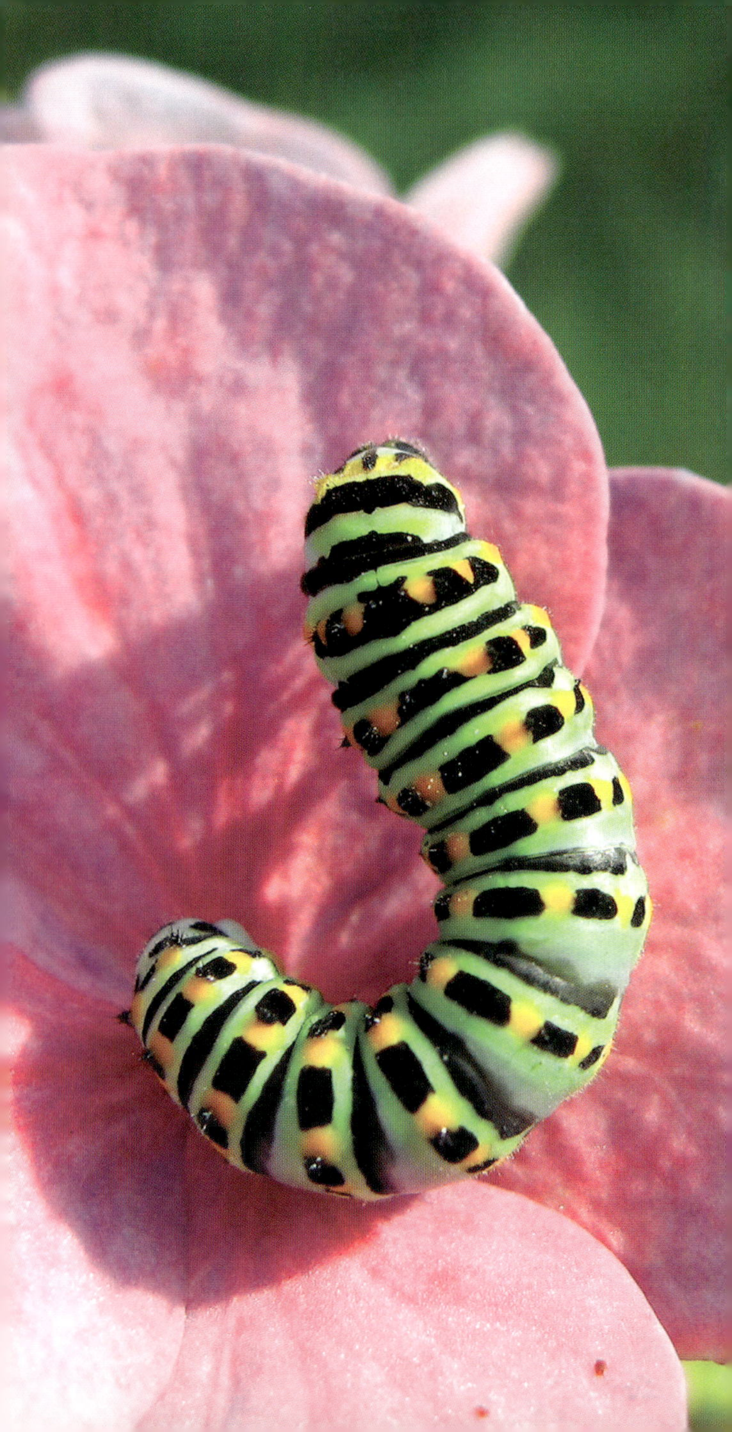

prolongarse hasta tres semanas. Muchas especies pasan el invierno en la fase de huevos, en cuyo caso, éstos contienen determinadas sustancias que funcionan como anticongelantes y que les permiten soportar temperaturas muy bajas. De este modo, el huevo tarda varios meses en eclosionar.

La voracidad de la oruga

La larva de la mariposa se conoce con el nombre de oruga. Las orugas se distinguen de otras larvas de insectos por la presencia, además de las seis patas del tórax, de falsas patas, bajo el abdomen, que les permiten desplazarse y que terminan en ventosas y pequeños ganchos, de manera que la oruga consigue engancharse sólidamente a su soporte. Según las familias, el número de falsas patas oscila entre dos y cinco. La misión de la oruga es la de engordar sin descanso para acumular los tejidos y las reservas de grasa necesarias para dar lugar a la mariposa adulta. Su apetito puede ser insaciable. Es impresionante escuchar en un bosque afectado por una población de orugas defoliadoras, el ruido claramente perceptible producido por millones de mandíbulas recortando las hojas y ver los minúsculos excrementos cayendo en una continua lluvia. Existe un gran número de especies de mariposas y cada una de ellas explota, en el estadio de oruga, un recurso diferente. Las hay muy eclécticas, adaptadas a todo tipo de plantas, mientras que otras sólo se alimentan de una familia concreta o, como mucho, de dos especies.

Las plantas más comunes, como la encina, la ortiga o el cardo, pueden alimentar a numerosas especies de orugas, ocupando cada una un nicho particular. Muchas atacan principalmente a las hojas, algunas en primavera, otras en otoño; asimismo, pueden iniciar su ataque desde el interior o bien consumir los brotes, las flores, los frutos o las raíces. Algunas especies poseen una dieta alimenticia un tanto particular: madera muerta, cera y huevos de abejas, pelos o plumas de cadáveres.

Las orugas desarrollan estrategias muy diversas para sobrevivir. Las más discretas se confunden con su entorno adoptando tonalidades más bien neutras. Otras copian la forma y la posición de brotes y ramitas. Incluso las hay con dibujos o colores llamativos para advertir de su desagradable sabor a los posibles predadores. La oruga de la mariposa macaón, por ejemplo, o la de la chupaleche *(Iphiclides podalirius)*, cuando se siente amenazada, hace salir un órgano de defensa glandular (osmeterium) rojo o amarillo, en forma de horquilla. Finalmente, las hay que poseen pelos urticantes, como la procesionaria del pino.

Las orugas aumentan de tamaño a intervalos, ya que el esqueleto externo debe ser lo suficientemente rígido para soportar la tensión de los músculos. Esta rigidez lleva aparejada una elasticidad muy reducida y, por lo tanto, una imposibilidad para la oruga de crecer mucho dentro de su propia piel. Ésta es la razón por la que la oruga se libera regularmente de su antigua piel, demasiado estrecha, en el proceso conocido como muda. Según las especies, se producen entre tres y ocho mudas.

Los misterios de la metamorfosis

La oruga que ha terminado su desarrollo sobre un soporte cualquiera, se oculta entre las hojas o en el musgo, se teje un capullo o prepara una cámara en el suelo, según la especie. En ese momento se produce una última muda y aparece la ninfa

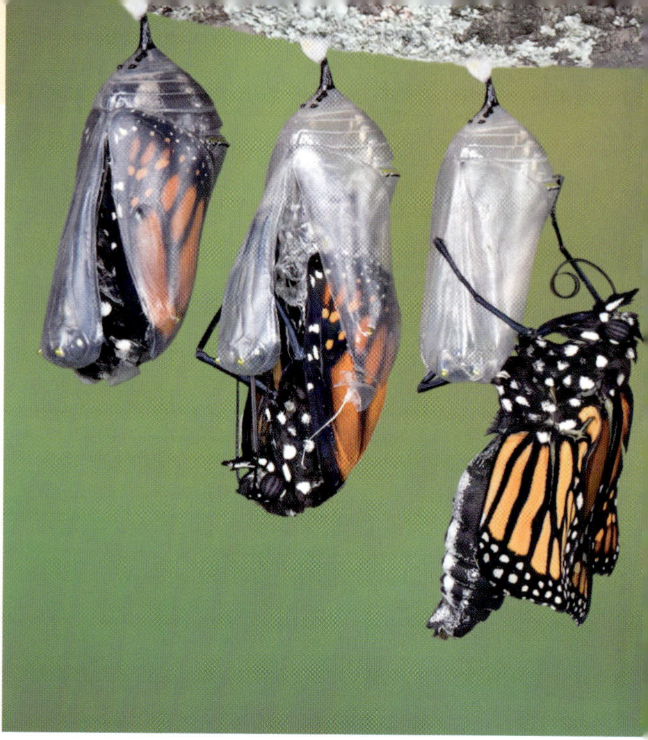

Distintas fases en el paso de crisálida a mariposa.

o crisálida. Ésta es una fase comparable a la del huevo. Se trata de un periodo de inmovilidad en el interior de una pequeña envoltura en el que todos los órganos de la oruga, salvo el sistema nervioso, se licúan, produciendo la transformación que dará lugar al nacimiento de la mariposa. La metamorfosis, como el desarrollo del huevo, puede durar entre ocho días y varios meses. Algunos esfíngidos pueden permanecer dieciocho meses en forma de crisálida si las condiciones externas no son favorables para su aparición.

Dada su inmovilidad, las crisálidas tienen un alto riesgo de ser capturadas. La defensa pasiva es su única arma, por eso la mayor parte del tiempo buscan refugios subterráneos (como hormigueros) o bien desarrollan una coloración críptica para mimetizarse con el entorno. La crisálida de *Anthocharis cardamines*, por ejemplo, puede confundirse con una vaina de la hierba del ajo, una de sus plantas nutricias. Otras se protegen con un capullo más o menos grueso, sobre el que amalgaman diversos restos, incorporando una sustancia que lo endurece y hace más sólido. La industria textil no tardó en desarrollar la cría del gusano de seda para producir un hilo de incomparable resistencia.

En el momento de la eclosión, la piel de la crisálida se agrieta y la mariposa sale rápidamente de la envuelta para colgarse de un tallo o una ramita. En ese momento, los muñones de las alas quedan colgando en el vacío y se despliegan gracias a la presión de la sangre y a su propio peso. Si la crisálida está contenida en un capullo, será la delicada mariposa la que perforará la envoltura. Para cortar la pared del

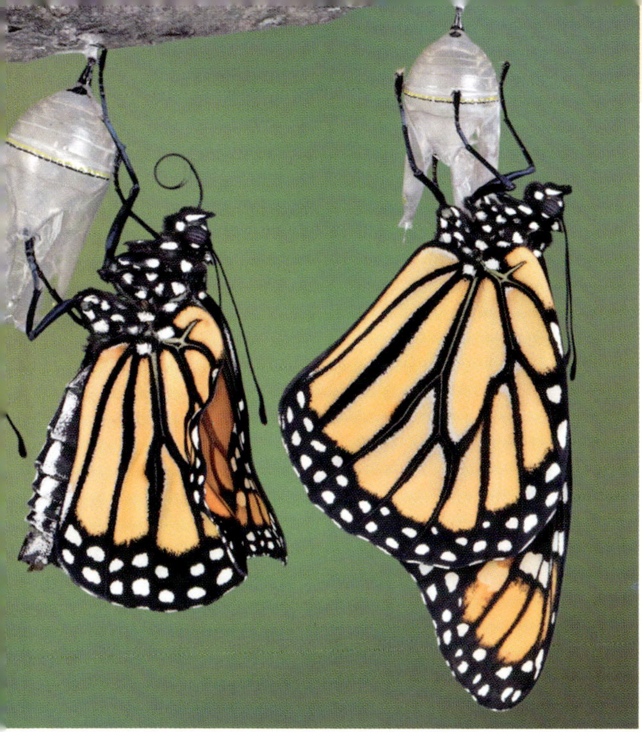

capullo, no podrá utilizar sus mandíbulas, transformadas en una larga trompa para aspirar el néctar, por lo que se verá forzada a utilizar sus ojos, de facetas minúsculas, pero aristas vivas, a modo de lima. Algunas especies producen un líquido cuya misión es disolver el producto que aglomera la seda y facilitar así la liberación del insecto.

Vivir para reproducirse

La mariposa que surge de la crisálida tiene como única misión perpetuar la especie. Algunas tienen una vida muy corta, tan corta que su trompa está atrofiada y no ingieren ningún alimento, obteniendo toda la energía de la grasa almacenada en su cuerpo por la oruga. Otras, sin embargo, pueden vivir varios meses y pasan el invierno a resguardo o bien emprenden migraciones de centenares de kilómetros. La mariposa monarca *(Danaus plexippus)* es la más conocida de estas migradoras. Pero la vanesa de los cardos *(Cynthia cardui)* o la esfinge de la calavera *(Acherontia atropos)*, por citar dos especies de nuestras latitudes, realizan desplazamientos a veces muy largos y son capaces de cruzar el mar.

Las estrategias reproductoras son también muy diversas. Algunas especies viven en poblaciones sedentarias sobre pequeñas superficies, mientras que otras revolotean sobre un territorio más o menos extenso en busca de su alma gemela.

Iphiclides podalirius, por ejemplo, manifiesta un comportamiento territorial: los machos defienden un territorio contra la intrusión de sus congéneres del mismo sexo y se aparean con las hembras que incursionan en él.

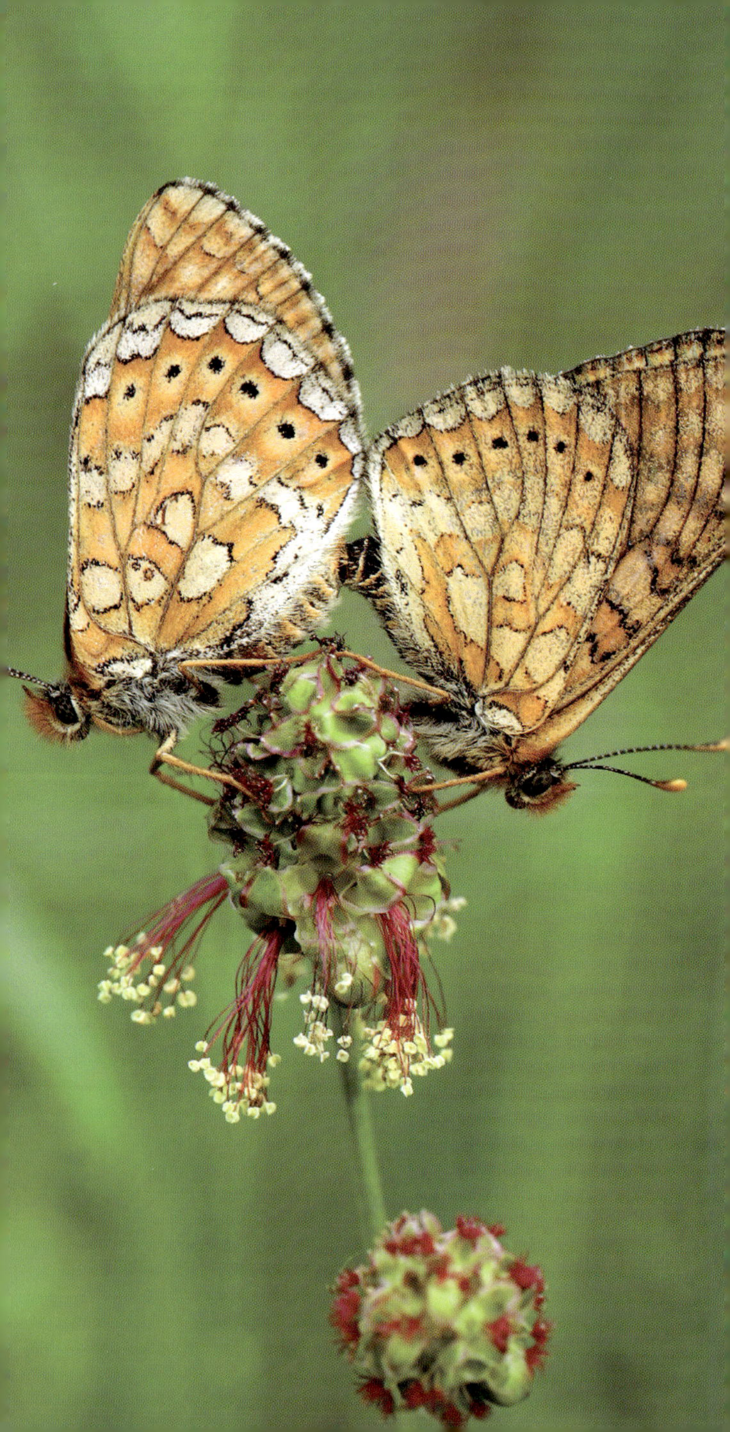

Las hembras preparadas para realizar la puesta son capaces de encontrar y reconocer las plantas más convenientes para las orugas, aun cuando ellas mismas no se alimenten de ellas ni sean útiles para su supervivencia. Este reconocimiento se realiza normalmente a través del olfato. La hembra puede depositar los huevos aislados o en grupos, disponiéndolos en fila, en círculos o en racimos sobre las hojas, los tallos, las flores o las ramas de estas plantas.

Algunas especies desarrollan originales estrategias. Así, la medioluto norteña *(Melanargia galathea)* deposita sus huevos mientras sobrevuela las praderas que frecuenta y, de este modo, las orugas, que se alimentan de numerosas gramíneas, siempre hallarán cerca una planta huésped. La ausencia de protección hace a los huevos muy vulnerables. Conviene no tocarlos ni recoger las plantas que les sirven de sostén, pues si se modifican algunos factores, como el calor o la humedad, la eclosión de los huevos se verá afectada. Determinados trabajos de jardinería, como la quema de rastrojos, también influyen negativamente en este proceso.

La duración del ciclo de vida de una generación, entre puesta y puesta, es de aproximadamente un año, sobre todo en el norte de Europa. Según nos desplazamos hacia el sur, el número de generaciones va aumentando y con frecuencia pasa a dos (incluso tres) en determinadas especies y en la región mediterránea.

Dónde ver mariposas

Las mariposas se encuentran en toda Europa, tanto en las dunas que bordean el litoral como a gran altitud, en los pastos alpinos, a orillas del Mediterráneo o más allá del círculo polar ártico. Las especies, sin embargo, son muy diferentes según el medio, y cuanto más cálido es el clima, más variados los paisajes y menos modificados por la acción del hombre, más numerosas son las mariposas.

La región mediterránea, caracterizada por una flora muy rica y específica, así como por inviernos muy suaves, es particularmente rica en mariposas. Es la región que mayor número de especies diferentes acoge, adaptadas a los veranos muy cálidos y secos. Los adultos son muy abundantes desde finales del invierno hasta finales de la primavera y, nuevamente, entre septiembre y finales del otoño. Durante la canícula estival no son muchas las mariposas que podemos observar y la mayoría prefieren resguardarse del calor o simplemente desaparecen.

En el centro y el norte, las laderas pedregosas con una buena exposición al sol albergan una flora particular que habitualmente se encuentra más al sur. Se trata de hábitats muy apreciados por mariposas que necesitan temperaturas elevadas. Determinadas especies, sobre todo mediterráneas, no pueden sobrevivir en el norte más que en estos medios, los cuales, desgraciadamente, se hallan en franca regresión: en las regiones vitícolas se han destinado al cultivo de la vid, allí donde ha retrocedido la cría de ovejas se han sustituido por repoblaciones o nuevas plantaciones, mientras que en la periferia de las ciudades se ha procedido a la parcelación con fines inmobiliarios.

Apareamiento de Euphydryas aurinia *(doncella de ondas rojas)*

Las mariposas de montaña se han adaptado a condiciones muy diferentes. La época propicia para la reproducción es muy corta, cada vez más corta según ascendemos en altitud, y la época invernal se caracteriza por sus muy bajas temperaturas. En este medio existe un alto número de especies, a menudo características, ya que el aislamiento de los macizos montañosos durante el periodo de calentamiento que ha seguido a las distintas glaciaciones ha originado la aparición de especies que sólo podemos encontrar en una cadena montañosa o un paraje concreto (endemismos). Las numerosas *Erebia*, especies típicas de montaña, son un grupo muy apropiado para intentar comprender los mecanismos de la aparición de las especies.

En la llanura, determinados medios que albergan una flora muy específica, como pantanos, turberas y praderas húmedas, acogen una fauna muy diferente y típica. Las zona húmedas (o humedales) se hallan en franca regresión desde hace cincuenta años, víctimas del drenaje y de las distintas obras hidráulicas emprendidas. Muchas mariposas amenazadas de extinción a corto plazo habitan estos medios y aunque están protegidas por la ley, su destino discurre paralelo al de la preservación de los pantanos y valles de inundación que acogen sus plantas nutricias.

Montes y bosques albergan mariposas muy particulares ligadas a condiciones de vida muy diferentes a las que encontramos en praderas o setos. La umbría, la ausencia de viento, así como la gran altura de la cobertera vegetal crean unas condiciones muy particulares a las que se han adaptado las mariposas forestales. Los campos cultivados, los parques, los jardines urbanos y rurales, albergan la fauna típica de praderas, campos sin cultivar y lindes. Esta fauna comprende a las mariposas más comunes y, por tanto, bien adaptadas a los medios modificados por el hombre. En este entorno podemos observar todas las plantas –cultivadas o favorecidas por el hombre- de las que se alimentan las orugas.

Bibliografía

- GÓMEZ BUSTILLO, Miguel Rafael y Fidel Fernández Rubio. *Las mariposas de la península Ibérica,* Madrid, Organismo Autónomo Parques Nacionales, 1974.
- DEVARENNE, Michel. *Mariposas en su medio natural*, Madrid, Daimon, 1984.
- HIGGINS, L. G. y N. D. Riley. *Guía de campo de las mariposas de España y Europa*, Barcelona, Omega, 1980.
- CARTER, David. J. y Brian Hargreaves. *Guía de campo de las orugas de las mariposas y polillas de España y de Europa*, Barcelona, Omega, 1987.
- REICHHOLF-RIEHM, Helgard. *Mariposas*, Barcelona, Blume, 1985.

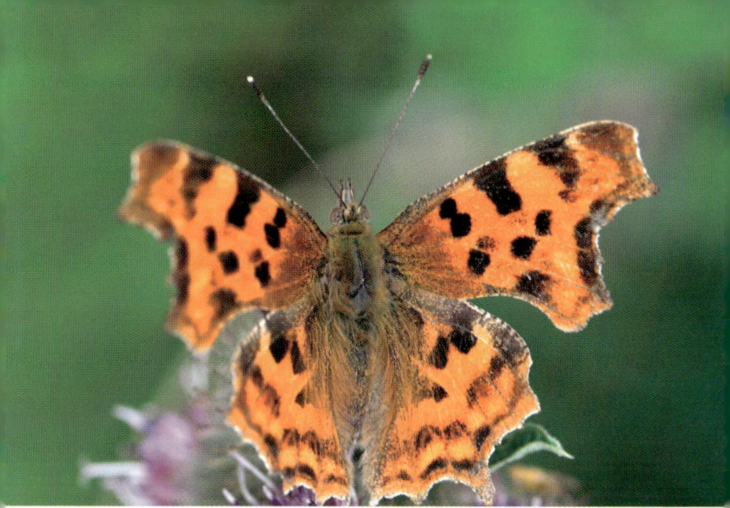

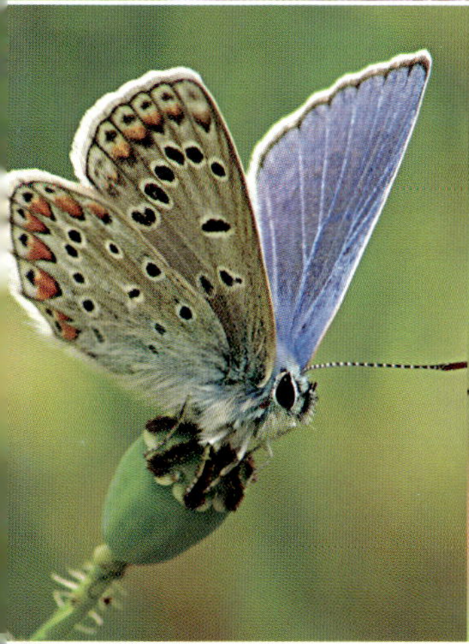

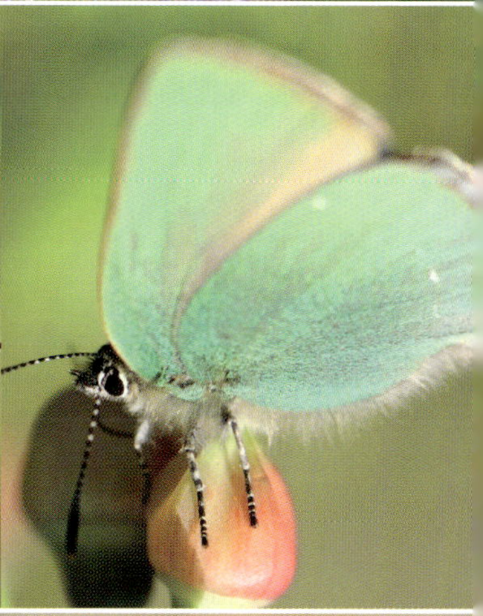

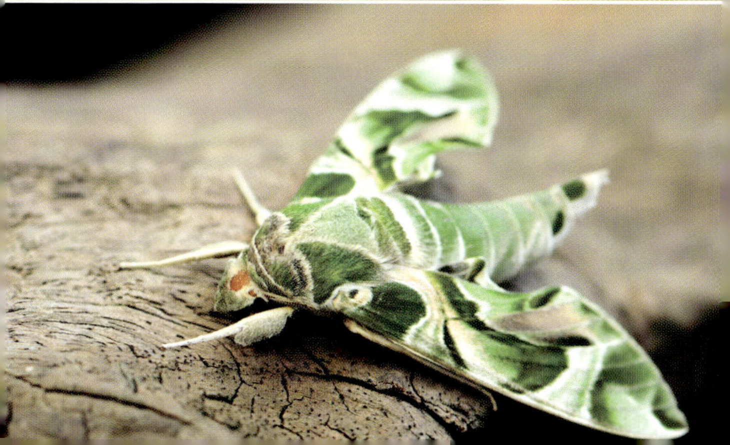

Cómo utilizar esta guía

El propósito de esta guía es servir de ayuda a aquellos aficionados a la naturaleza que deseen identificar las mariposas que puedan encontrarse a lo largo de sus paseos. Fácil de transportar, no tiene pretensiones científicas y, por supuesto, dista mucho de ser exhaustiva, ya que está limitada a las especies de mariposas que viven en Europa.

Se ha hecho especial hincapié en las especies más comunes, pero también se incluyen especies más raras o específicas de un determinado lugar para ofrecer un abanico lo más amplio posible de los lepidópteros europeos. Muchas mariposas nocturnas, que los especialistas denominan «microlepidópteros», son pequeñas, de colores apagados e identificables únicamente tras disección; por esta razón, se han excluido del libro, a excepción de las especies más comunes.

El color de las mariposas muestra una extraordinaria diversidad. Por eso resulta arbitrario clasificar determinadas especies entre las mariposas naranjas en lugar de las mariposas pardas, o de las mariposas grises en lugar de las mariposas negras. Por otro lado, muchas muestran una gran profusión de colores. En estas condiciones ¿a qué color asignarlas? En esta guía hemos optado por dar prioridad a los colores claros y a los colores vivos cuando pudiese existir alguna duda.

Los colores vivos son prioritarios sobre los colores apagados. Por ejemplo, una mariposa mitad naranja, mitad negra, o mitad naranja, mitad blanca, se incluirá en el capítulo «Naranja o rojo dominante». Sin embargo, una mariposa negruzca con una banda roja, aún cuando ésta sea muy visible, se incluirá dentro de las mariposas negras.

Los colores claros son prioritarios sobre los colores oscuros. Por ejemplo, una mariposa mitad negra, mitad blanca, será incluida en el capítulo «Blanco o crema dominante», mientras que mitad amarilla, mitad marrón, lo será en el capítulo «Amarillo u ocre dominante».

Dentro de cada capítulo, las mariposas que son relativamente semejantes aparecen agrupadas para facilitar su búsqueda. En primer lugar se describen las mariposas de color uniforme, a continuación las mariposas con mayor colorido, empezando por las mariposas diurnas, después las nocturnas, con alas extendidas o planas y, finalmente, las mariposas nocturnas con las alas en tejadillo en posición de reposo. Las mariposas multicolores aparecen generalmente al final de cada capítulo.

Mención aparte merece el capítulo de las mariposas «Marrón o pardusco dominante», ya que por sí solo representa una cuarta parte de las especies. Para facilitar la búsqueda hemos organizado las especies por familias, lo que permite agrupar de forma bastante racional siluetas muy próximas, aún cuando el colorido presente una extraordinaria variación.

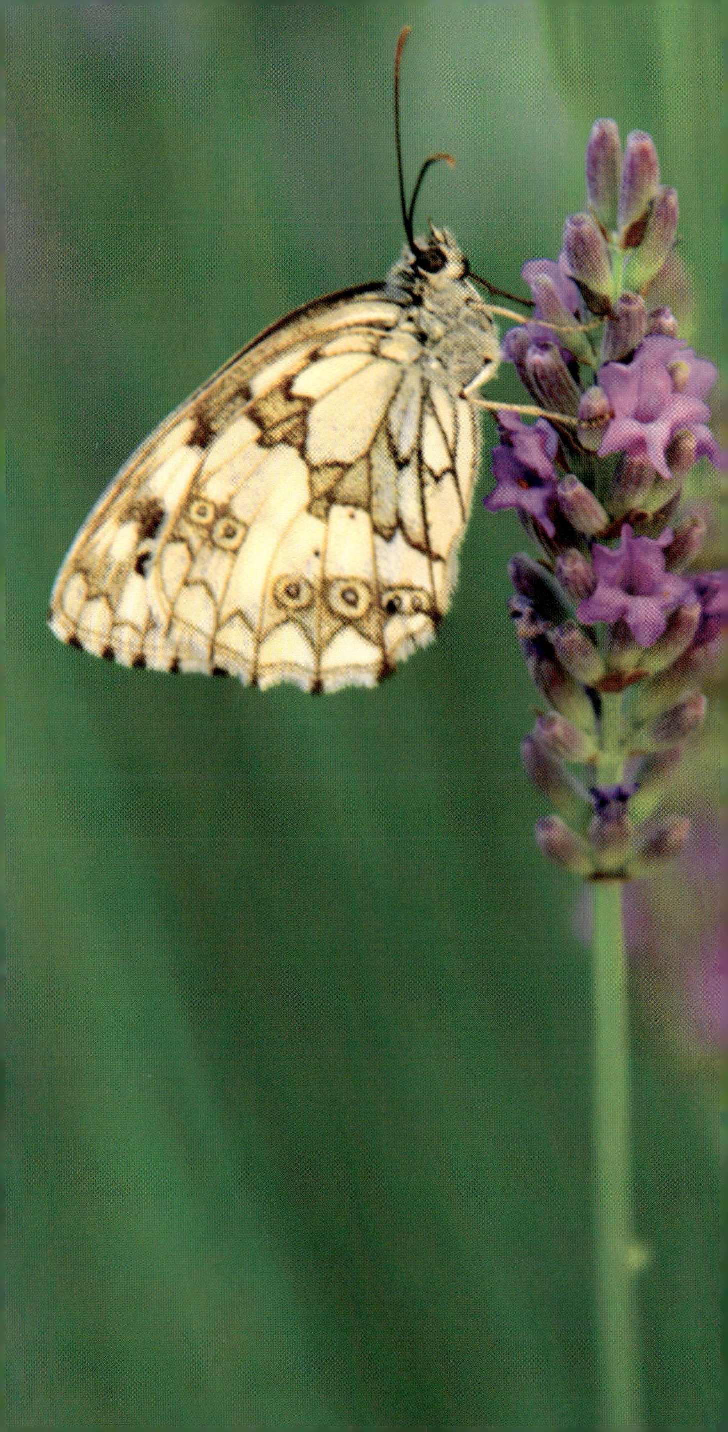

MARIPOSA DE VENAS NEGRAS

Siona lineata Scopoli (Geométridos)

Características: envergadura: 44-46 mm. Las cuatro alas son de color blanco crema en el macho, algo más amarillentas en la hembra, con nervaduras oscuras. El cuerpo es blanco, y las antenas, finas.

Hábitat: praderas, campos sin cultivar y otros medios abiertos. Especie común.

Distribución geográfica: sur y centro de Europa, Asia templada.

Observaciones: vuela de mayo a junio. Se la puede observar posada con las alas extendidas sobre las hierbas. Se muestra principalmente activa de día, pero también le atrae la luz. La oruga es de color gris amarillento, con una línea oscura sobre el dorso, y vive sobre numerosas plantas bajas.

• ALAS BLANCAS CON NERVIOS OSCUROS • CUERPO BLANCO • ORUGA GRIS AMARILLENTA.

Cabera exanthemata

Cabera exanthemata Scopoli (Geométridos)

Características: envergadura: aproximadamente 26 mm. El color de fondo de las alas es blanco satinado, con estrías marrones que le confieren un aspecto algo amarillento. Las alas anteriores están atravesadas por tres líneas arqueadas más oscuras, mientras que las posteriores sólo presentan una.

Hábitat: zonas de arbolado y bosques húmedos, pantanos y márgenes boscosas de ríos. Especie común.

Distribución geográfica: Europa y Asia templada, hasta Japón.

Observaciones: vuela de abril a agosto. La mariposa tiene un periodo de vuelo bastante largo que corresponde a dos generaciones. Suele estar ausente en junio. La oruga se alimenta principalmente de las hojas del sauce, pero también del abedul y el aliso.

• FONDO BLANCO CON ESTRÍAS MARRONES • TRES LÍNEAS CURVAS OSCURAS • LA ORUGA CRECE SOBRE LOS SAUCES.

Scopula floslactata

Scopula floslactata Haworth (Geométridos)

Características: envergadura: aproximadamente 25 mm. El color de fondo de las alas es blanco, con un velo pardusco. Las alas anteriores están cruzadas por dos líneas sinuosas de color pardo, a veces indiferenciadas. Las alas posteriores muestran un punteado pardo.

Hábitat: bosques aclarados, principalmente pinares, brezales. Especie bastante común.

Distribución geográfica: norte y centro de Europa; Asia templada, hasta Japón.

Observaciones: vuela en junio y julio. Esta mariposa echa a volar fácilmente cuando se siente importunada, pero normalmente sólo vuela al final del día y en el crepúsculo. La luz no le atrae de manera especial. La oruga vive sobre diversos árboles y plantas bajas, sobre todo aliso, sauce, arándano y madreselva.

• DOS LÍNEAS SINUOSAS DE COLOR PARDO • PUNTEADO PARDO EN LAS ALAS INFERIORES • LA ORUGA CRECE SOBRE DIVERSAS PLANTAS.

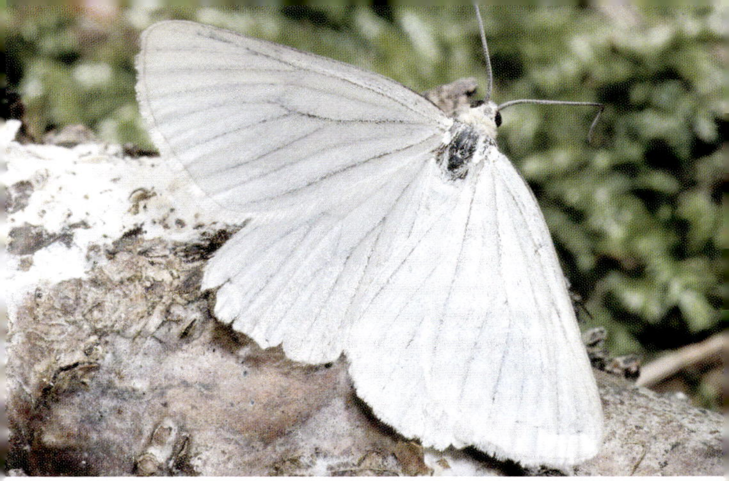
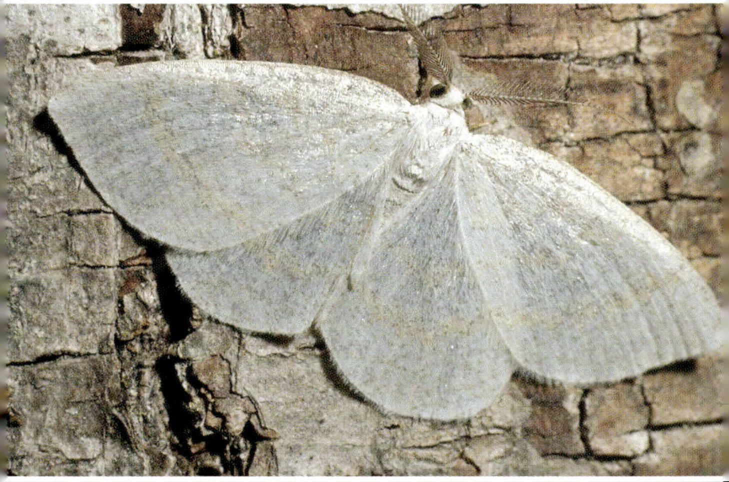
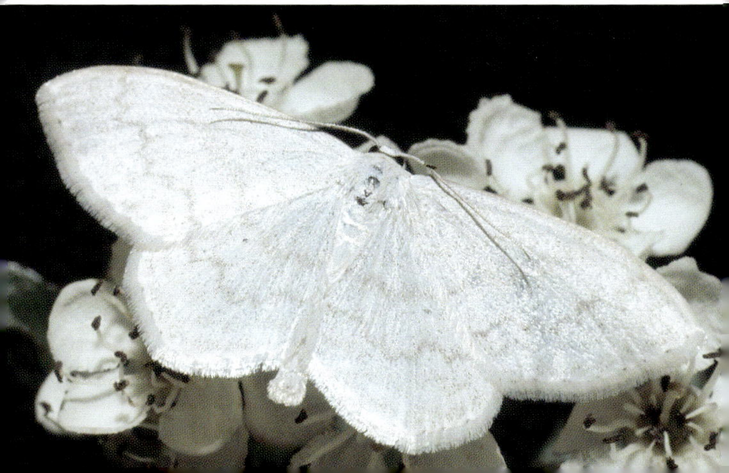

BORDES DE ENCAJE

Scopula ornata Scopoli (Geométridos)

Características: envergadura: aproximadamente 25 mm. El color de fondo de las alas es blanco, con un velo grisáceo. Los bordes exteriores presentan unas estrías oscuras y cada ala presenta dos manchas de color pardo claro con reborde negro.
Hábitat: praderas, campos sin cultivar, medios abiertos con una buena exposición, jardines. Especie común.
Distribución geográfica: centro y sur de Europa, norte de África y Asia Menor.
Observaciones: vuela de mayo a septiembre. Durante el día suele estar posada en los muros, pero echa a volar rápidamente cuando se la molesta. Durante la noche es atraída por la luz. La oruga se alimenta de una gran variedad de plantas bajas, como la verónica, el tomillo, el orégano y la menta.

• FONDO BLANCO CON ESTRÍAS OSCURAS EN LOS BORDES • MANCHAS DE COLOR PARDO CLARO CON REBORDE NEGRO • LA ORUGA CRECE SOBRE GRAN VARIEDAD DE PLANTAS BAJAS.

GEÓMETRA DEL SAÚCO

Ourapteryx sambucaria L. (Geométridos)

Características: envergadura: 40-50 mm. El color de las alas varía entre blanquecino y amarillo azufre. Las alas anteriores están cruzadas por dos líneas pardas; las alas posteriores terminan en una punta adornada con un punto rojizo.
Hábitat: bosques aclarados, lindes, claros, setos y jardines. Especie bastante común.
Distribución geográfica: Europa y Asia templada, hasta Siberia.
Observaciones: vuela de junio a septiembre. Esta mariposa es frecuente a finales de la primavera y comienzos del verano. Al final del verano, sólo está representada por una segunda generación parcial. La oruga es alargada, de color verde pálido u oliváceo y permanece inmóvil, simulando una ramita. Se desarrolla sobre el saúco, la hierba de los pordioseros *(Clematis vitalba)* y las lilas.

• ALAS SUPERIORES DE COLOR AMARILLO CLARO CON DOS LÍNEAS PARDAS • ALAS INFERIORES CON UNA PUNTA PEQUEÑA • LA ORUGA SIMULA UNA RAMITA.

PENACHO DE CINCO PLUMAS

Pterophorus pentadactyla L. (Pterofóridos)

Características: envergadura: 26-30 mm. El cuerpo y las alas son de color blanco nieve. Las alas tienen la particularidad de estar divididas en varios penachos parecidos a las plumas de las aves, que despliega durante el vuelo y que pliega hacia delante en abanico cuando está en reposo, adquiriendo su silueta un aspecto característico en T.
Hábitat: praderas, campos sin cultivar, pantanos y otros lugares con hierba. Especie común.
Distribución geográfica: en toda Europa.
Observaciones: vuela de mayo a septiembre. Esta mariposa, de silueta atípica, vuela principalmente durante el crepúsculo y por la noche. Durante el día permanece oculta entre la vegetación, desplazándose unos pocos metros cuando es molestada. La oruga, de color verde pálido con pelos blancos, se alimenta del follaje de las enredaderas.

• ALAS RECORTADAS EN LÓBULOS PLUMOSOS • SILUETA EN T CUANDO ESTÁ EN REPOSO • ORUGA DE COLOR VERDE PÁLIDO CON PELOS BLANCOS.

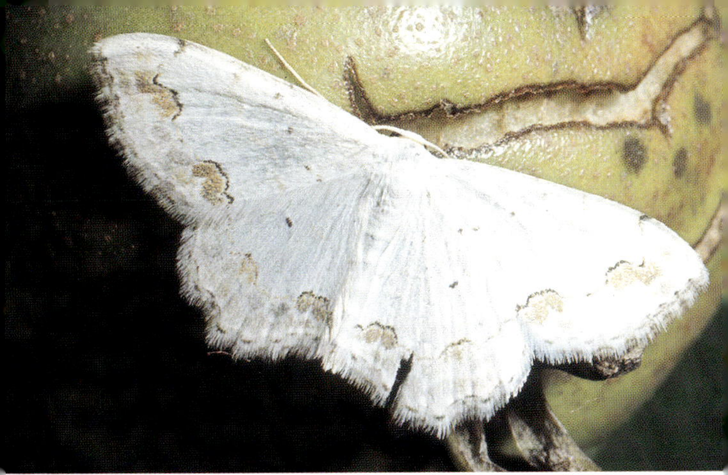
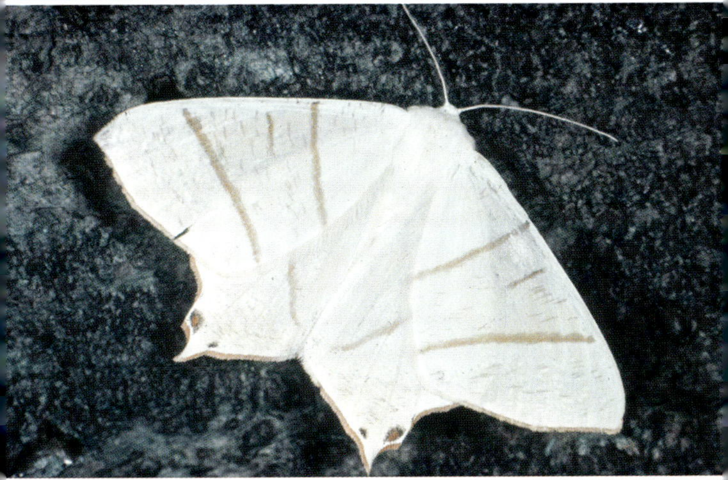
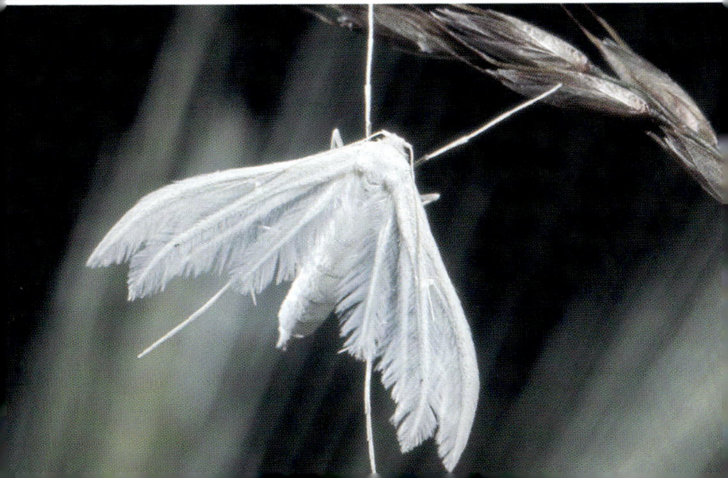

COLA DORADA

Euproctis similis Fuessly (Limántridos)

Características: envergadura: 26-43 mm. La cabeza, el cuerpo y el tórax son de color blanco puro. El abdomen termina en un mechón de pelos de color amarillo ocre claro. Las alas de los machos suelen estar marcadas con dos o tres manchas grises descoloridas.

Hábitat: bosques frescos y húmedos, áreas de arbolado, setos, riberas. Especie bastante común.

Distribución geográfica: Europa, Asia occidental hasta Japón, América del Norte.

Observaciones: vuela de junio a octubre. La hembra pone sus huevos en una masa alargada recubierta por pelos amarillos arrancados de su abdomen, que deposita en el envés de las hojas. La oruga es de color negro aterciopelado, con una doble línea rojo anaranjado sobre el dorso interrumpida por unos abultamientos negros. En la parte superior de los flancos presenta unos mechones de pelos blancos, y en la parte inferior, una línea rojo anaranjado.

• DE COLOR BLANCO PURO, A VECES CON DOS O TRES MANCHAS GRISES • ABDOMEN TERMINADO EN UN MECHÓN DE COLOR OCRE CLARO • LA ORUGA SE DESARROLLA SOBRE DIVERSOS ÁRBOLES CADUCIFOLIOS.

ORUGA DE ZURRÓN

Euproctis chrysorrhoea L. (Limántridos)

Características: envergadura: 25-35 mm. La cabeza, las alas y el tórax son de color blanco puro; el abdomen está cubierto de pelos marrones por encima, con un mechón pardo dorado en el extremo. En ocasiones, las alas presentan algunas manchas o puntos negros.

Hábitat: lindes de bosques, setos, huertos, parques y jardines. Especie común.

Distribución geográfica: Europa, norte de África y Asia occidental.

Observaciones: vuela de junio a agosto. La hembra pone sus huevos en una masa alargada, recubierta por pelos amarillos arrancados de su abdomen, y la deposita en el envés de las hojas. La oruga es de tonalidad pardo negruzca, con dos franjas laterales blancas y manchas dorsales de color anaranjado rojizo. Además, está provista de tubérculos urticantes en cada segmento.

• ALAS BLANCAS, A VECES CON MANCHAS NEGRAS • ABDOMEN MARRÓN, CON EL EXTREMO PARDO DORADO • LA ORUGA ATACA A MULTITUD DE ESPECIES FORESTALES.

POLILLA PORTAESTUCHE DE LOS ROPEROS

Tinea pellionella L. (Tineidos)

Características: envergadura: aproximadamente 15 mm. Las alas anteriores son de color gris plateado o pardusco, con uno o dos puntos negros en cada una. Las alas posteriores son casi negras.

Hábitat: en las casas; en la naturaleza se encuentra en nidos de aves. Especie menos abundante que en otras épocas.

Distribución geográfica: esta especie, parásita de la ropa, se ha extendido por todo el mundo debido a los intercambios comerciales.

Observaciones: puede aparecer durante todo el año dentro de las casas, y de junio a octubre en la naturaleza. La oruga, blanquecina y con numerosos puntitos negros, se alimenta de pelos y plumas principalmente, pero también se encuentra en cadáveres desecados y otros restos en los nidos de las aves. En las viviendas suele atacar prendas de piel y tejidos de lana, con los que se fabrica una especie de estuche portátil.

• ALAS ANTERIORES DE COLOR GRIS PLATEADO O PARDUSCO • ALAS POSTERIORES CASI NEGRAS • LA ORUGA SE FABRICA UNA ESPECIE DE ESTUCHE.

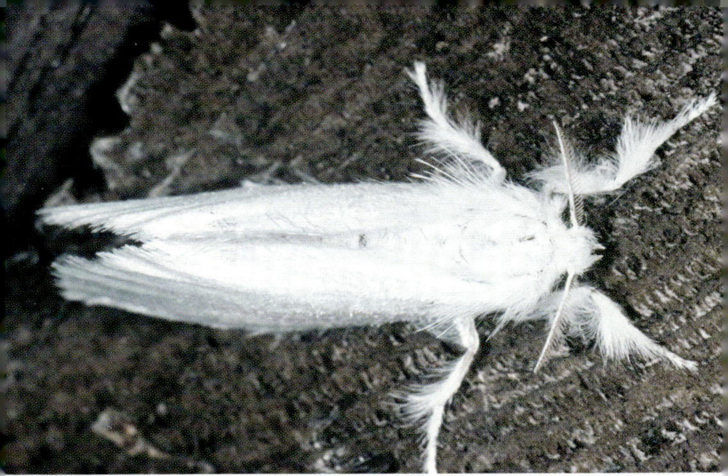
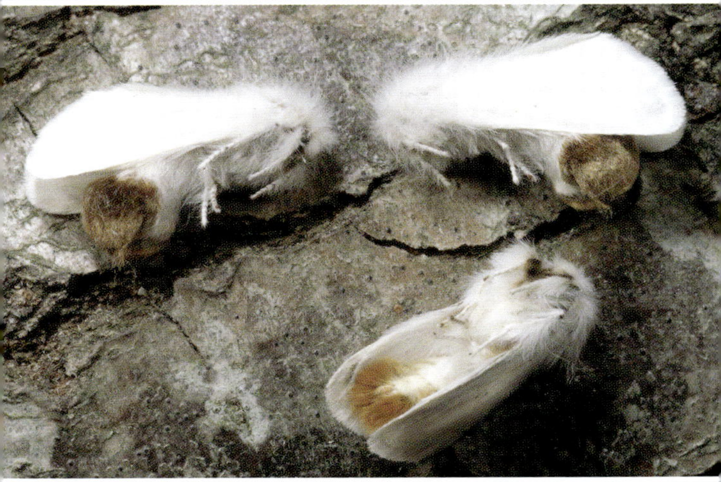
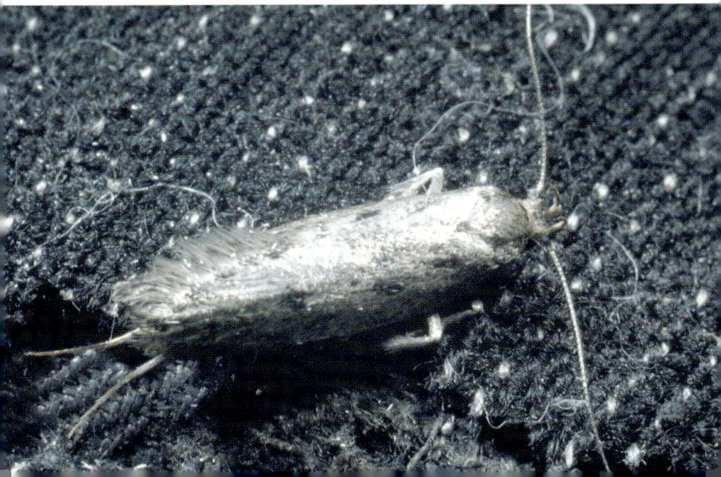

LAGARTA PELUDA (HEMBRA)

Lymantria dispar L. (Limántridos)

Características: envergadura: 50-60 mm. Las alas anteriores son blanquecinas, con líneas sinuosas más o menos anchas de color pardo oscuro. Las alas posteriores son de color blanco grisáceo. Las antenas son finas y el tórax, por lo general, de color amarillento.

Hábitat: bosques claros, sobre todo encinares y alcornocales, setos, huertos. Especie común, más o menos abundante según los años.

Distribución geográfica: Europa, norte de África, Asia templada, hasta Japón.

Observaciones: vuela de junio a agosto. La hembra recubre los huevos con pelos que arranca de su abdomen. La oruga es de color marrón oscuro a negro, finas líneas amarillas y puntos azules y rojos. Se alimenta del follaje de masas de *Quercus sp.*, pero también aparece sobre árboles frutales.

• ALAS ANTERIORES BLANQUECINAS • ANTENAS FINAS • LAS ORUGAS PUEDEN ACABAR CON EL FOLLAJE DE BOSQUES ENTEROS.

ARMIÑO BLANCO

Spilosoma lubricipeda L. (Árctidos)

Características: envergadura: 38-44 mm. Las alas anteriores son de color blanco lechoso, a veces amarillento, generalmente con numerosos puntos negros que pueden faltar en algunos individuos. Las alas posteriores son de color más claro, con algunos puntos grises. El abdomen es amarillo vivo, con una hilera de puntos negros.

Hábitat: praderas, cultivos, jardines, campos sin cultivar. Especie común.

Distribución geográfica: Europa y Asia templada, hasta Japón.

Observaciones: vuela de mayo a septiembre y raramente lo hace durante el día o en el crepúsculo. Se muestra activa por la noche y es atraída por la luz. La oruga es de color gris pardusco, con una banda blanca pardusca a rojiza en el dorso, y presenta numerosas verrugas con largos pelos plumosos de color marrón. Se alimenta de numerosas plantas bajas.

• ALAS DE COLOR BLANCO SUCIO CON PUNTOS NEGROS • ABDOMEN AMARILLO CON PUNTOS NEGROS • LA ORUGA ES DE COLOR GRIS PARDUSCO.

ARAÑUELO DEL MANZANO

Yponomeuta malinellus Zeller (Yponoméutidos)

Características: envergadura: 18-22 mm. Las alas anteriores son estrechas y de aspecto aterciopelado, de color blanco puro, con hileras de puntitos negros y franjas en el extremo. Las alas posteriores son de color gris oscuro.

Hábitat: lindes de bosques, setos, huertos y jardines. Especie bastante común.

Distribución geográfica: Europa y Asia templada.

Observaciones: vuela de junio a agosto. Las orugas se desarrollan sobre el follaje de los manzanos silvestres o cultivados. En esta fase viven en colonias y tejen unos nidos al reunir con hilos sedosos las hojas del brote. En determinados años son tan abundantes que pueden llegar a provocar la defoliación total del árbol.

• ALAS ANTERIORES BLANCAS CON PUNTOS NEGROS • ALAS POSTERIORES DE COLOR GRIS OSCURO • LAS ORUGAS VIVEN EN COLONIAS RODEADAS DE UNA TELA.

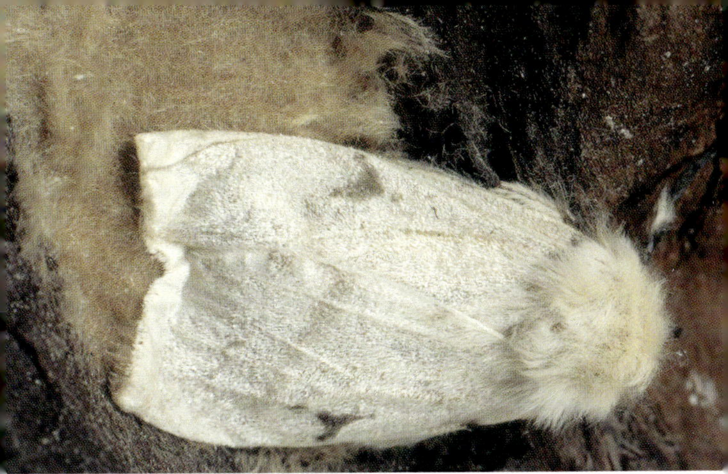
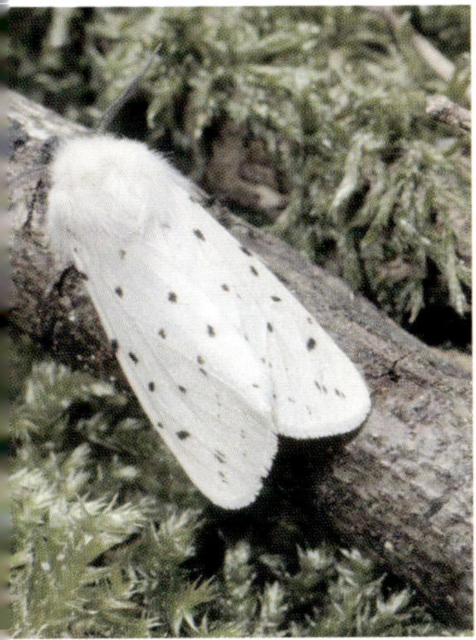
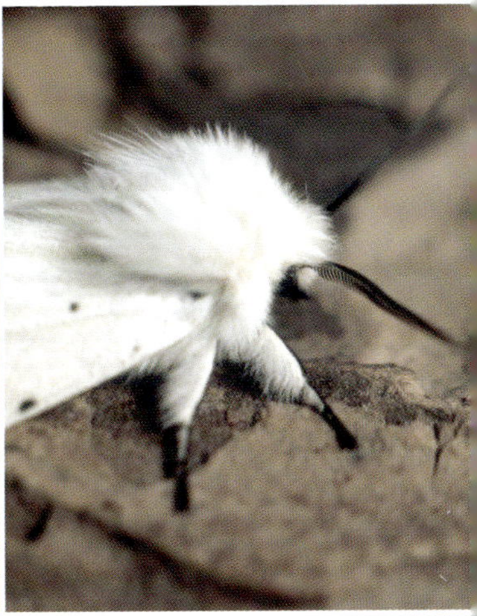
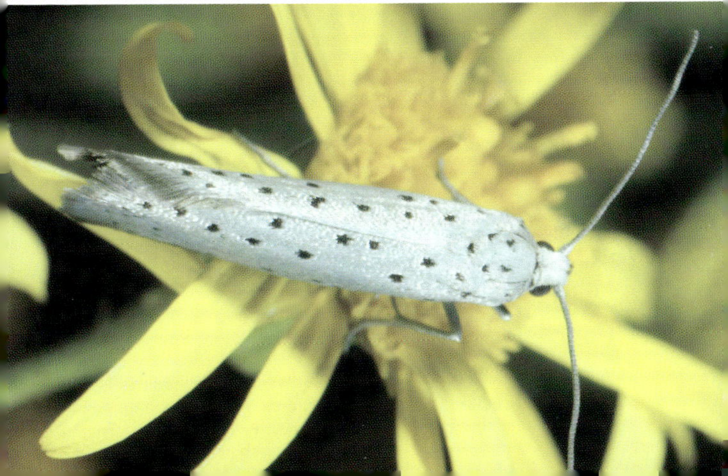

CANUTILLO

Coscinia cribraria L. (Árctidos)

Características: envergadura: 38-46 mm. Las alas anteriores son blancas, con abundantes manchas negras. Las alas posteriores son de color gris pardusco más o menos oscuro. El abdomen es gris blanquecino, con una hilera de puntos negros sobre el dorso y los flancos.

Hábitat: zonas de hierba, praderas secas, terrenos arenosos. Especie bastante escasa.

Distribución geográfica: Europa y norte de África.

Observaciones: vuela de mayo a agosto. Durante el día suele descansar sobre las briznas de hierba, con las alas aplicadas al cuerpo. En las jornadas calurosas echa a volar fácilmente si se siente amenazada. La oruga presenta sobre el dorso una banda negra bordeada por finas líneas blancas; los flancos muestran un jaspeado pardo anaranjado. Se observan además unas verrugas con mechones de cortos pelos negros y blancos. Se alimenta de diversas plantas herbáceas.

• ALAS ANTERIORES BLANCAS CON MANCHAS NEGRAS • HILERA DE PUNTOS NEGROS SOBRE EL ABDOMEN • LA ORUGA SE DESARROLLA SOBRE DIVERSAS PLANTAS BAJAS.

Leucodonta bicoloria

Leucodonta bicoloria Denis y Schiffermuller (Notodóntidos)

Características: envergadura: 35-40 mm. Las alas anteriores son blancas, con una banda transversal negra punteada y una mancha rojo anaranjado en forma de L invertida ribeteada de negro. Las alas posteriores son de color blanco uniforme.

Hábitat: Bosques húmedos, brezales, zonas palustres. Especie escasa y muy localizada.

Distribución geográfica: norte y centro de Europa, Asia templada, hasta Japón.

Observaciones: vuela en mayo y junio, principalmente a la hora del crepúsculo, y resulta difícil de ver, ya que suele preferir la parte alta de los árboles. Los machos acuden a la luz antes de medianoche. La oruga es de color verde claro, con finas líneas amarillas sobre el dorso, más gruesas en los flancos. Se alimenta fundamentalmente del abedul, a veces del roble.

• LÍNEA NEGRA DISCONTINUA • MANCHA ROJO ANARANJADO EN FORMA DE L INVERTIDA CON REBORDE NEGRO • LA ORUGA SE DESARROLLA PRINCIPALMENTE SOBRE EL ABEDUL.

Diaphora mendica (HEMBRA)

Diaphora mendica Clerck (Árctidos)

Características: envergadura: 28-32 mm. El color de fondo de las alas de la hembra es blanco amarillento, casi translúcido, con algunos puntos negros, mientras que en el macho son de color pardo. El abdomen es blanco en la hembra, de color castaño en el macho, con varias filas de manchas negras en dorso y flancos.

Hábitat: bosques aclarados, praderas, dunas, campos sin cultivar, jardines. Especie común.

Distribución geográfica: Europa y Asia templadas, hasta China.

Observaciones: vuela en mayo y junio. El macho es nocturno y acude a la luz, mientras que a la hembra se la puede ver al caer la tarde mientras busca un lugar para la puesta. La oruga es de color gris claro, con finas líneas blancas y verrugas negras con mechones de pelos pardo rojizos. Vive sobre diversas plantas bajas, como llantén, diente de león y ortiga.

• ALAS BLANCAS CON ALGUNOS PUNTOS NEGROS • ABDOMEN BLANCO CON HILERAS DE MANCHAS NEGRAS • LA ORUGA ES DE COLOR GRIS CLARO.

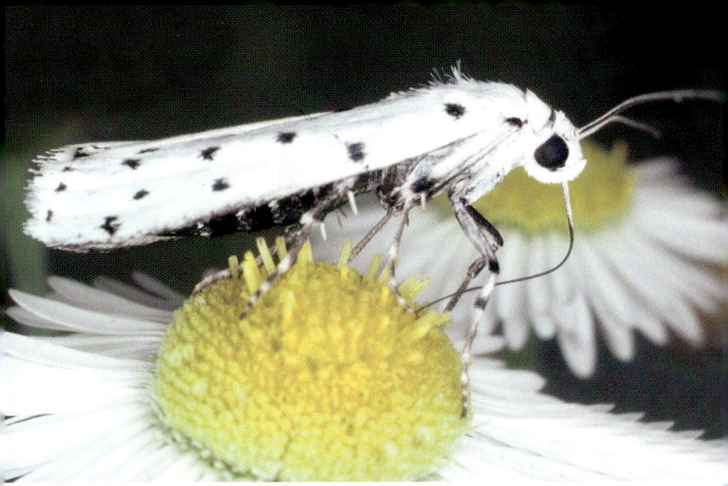
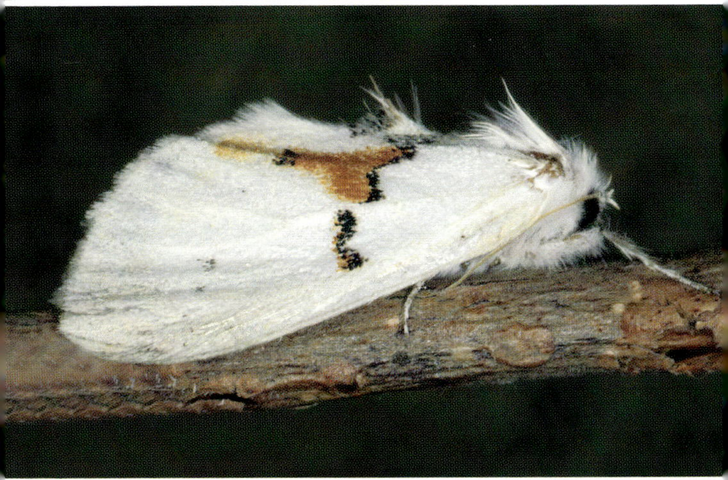
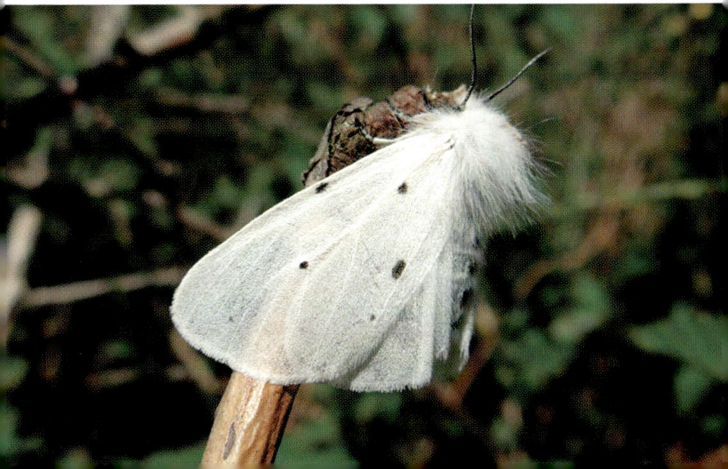

BLANCA DEL MAJUELO

Aporia crataegi L. (Piéridos)

Características: envergadura: 50-65 mm. Las alas son blancas, con unas características nervaduras negras que son más gruesas en las alas posteriores.

Hábitat: bordes de campos, setos, campos sin cultivar, huertos. Especie menos común que en el pasado.

Distribución geográfica: Europa, norte de África y Asia templada, hasta Japón.

Observaciones: vuela de mayo a julio. Esta mariposa suele volar en grupo en zonas abiertas o con algo de matorral y gusta de libar las flores del cardo. La oruga está cubierta de pelos grises, con el dorso negro y dos rayas laterales de color amarillento a pardusco. Se alimenta de ciruelos, majuelos, endrinos y otros arbustos de la familia de las rosáceas.

• ALAS BLANCAS CON NERVADURAS NEGRAS • LA ORUGA ESTÁ CUBIERTA DE PELOS GRISES Y SE ALIMENTA SOBRE ROSÁCEAS LEÑOSAS.

BLANCA VERDINERVIADA

Pieris napi L. (Piéridos)

Características: envergadura: 35-55 mm. Las alas anteriores son blancas, con un estrecho reborde grisáceo en el extremo y un punto grisáceo en el centro. El reverso de las alas posteriores es amarillo, con las nervaduras de color gris verdoso o gris.

Hábitat: Lindes de bosques, praderas, campos sin cultivar, jardines. Especie muy común.

Distribución geográfica: Europa, norte de África, Asia hasta Japón, América del Norte.

Observaciones: vuela de marzo a octubre. Esta mariposa, una de las más comunes en nuestras latitudes, vuela preferentemente en zonas más bien húmedas. La oruga es de color verde, con una línea clara sobre el dorso, y se alimenta de las hojas de numerosas plantas crucíferas silvestres y cultivadas.

• ALAS ANTERIORES CON UN ESTRECHO REBORDE GRISÁCEO • REVERSO DE LAS ALAS POSTERIORES AMARILLO, CON NERVADURAS DE COLOR GRIS VERDOSO • LA ORUGA ES VERDE.

BLANQUITA DE LA COL

Pieris rapae L. (Piéridos)

Características: envergadura: 45-55 mm. El anverso de las alas es blanco, con un amplio reborde grisáceo en el extremo de las alas anteriores y un punto negro en el macho, dos en la hembra. Las alas posteriores son de color blanco amarillento manchado de gris en el reverso.

Hábitat: praderas, terrenos baldíos, bordes de cultivos, jardines. Especie muy común.

Distribución geográfica: Europa, norte de África, Asia templada, hasta Japón, América del Norte, Australia.

Observaciones: vuela de marzo a octubre. La blanquita de la col está ligada a zonas abiertas donde crecen las plantas de las que se alimenta su oruga, pero es una especie migradora y aparece en casi cualquier sitio. La oruga es verde, con una línea amarillenta en el dorso y una hilera de manchas negras sobre los flancos. Se alimenta de diversas plantas crucíferas silvestres y cultivadas.

• ALAS ANTERIORES CON AMPLIO REBORDE GRISÁCEO • ALAS POSTERIORES DE COLOR BLANCO AMARILLENTO MANCHADO DE GRIS EN EL REVERSO • LA ORUGA ES VERDE, CON MANCHAS NEGRAS.

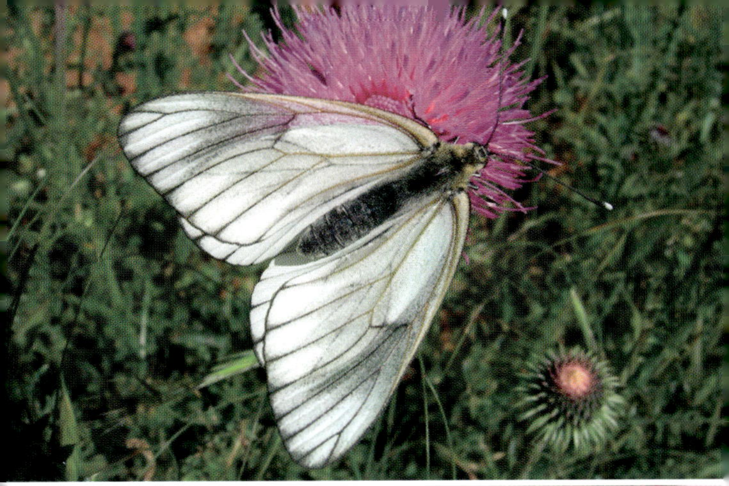
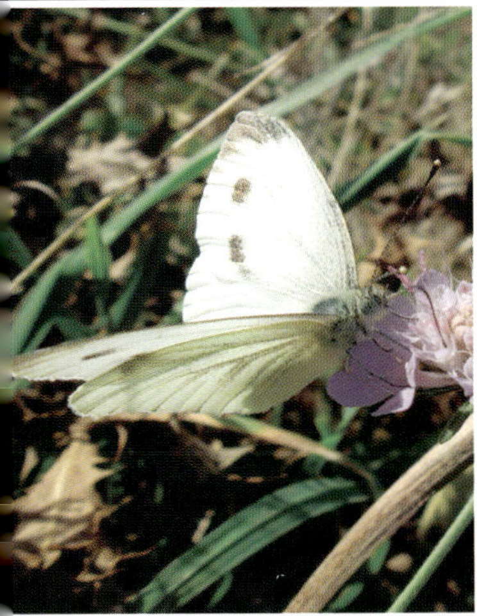
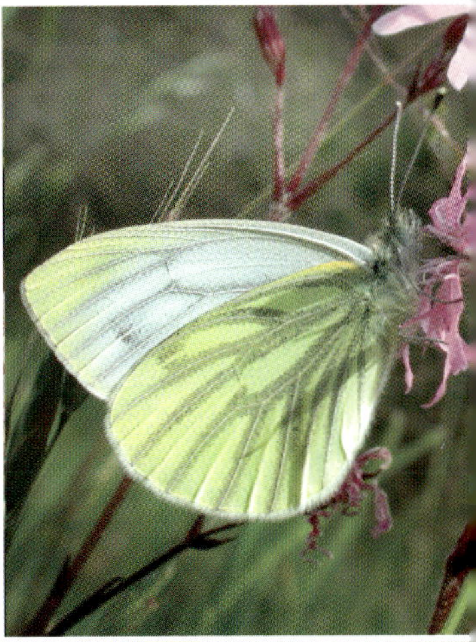
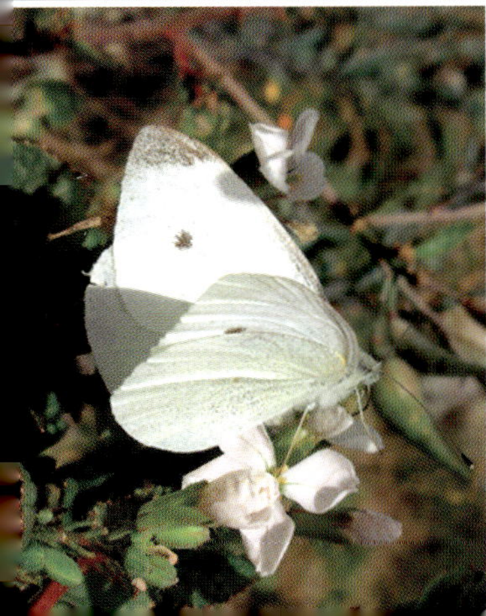
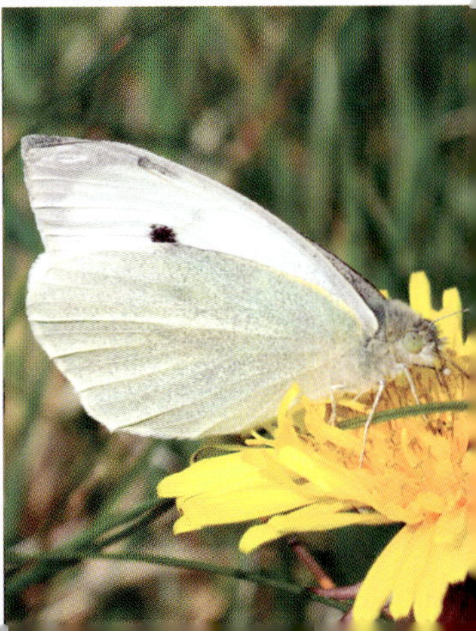

MARIPOSA DE LA COL

Pieris brassicae L. (Piéridos)

Características: envergadura: 50-65 mm. Las alas anteriores presentan un amplio reborde negro en su extremo y están marcadas con dos gruesos puntos negros en la hembra. El reverso de las alas es blanco amarillento.

Hábitat: cultivos, terrenos baldíos, jardines. Especie mucho menos común ahora que en el pasado.

Distribución geográfica: Europa, norte de África y Asia occidental.

Observaciones: vuela de abril a octubre. Ésta es una de las mariposas blancas de mayor tamaño y se desplaza con un vuelo entrecortado e indeciso. La oruga es de color amarillo verdoso, punteada de negro y con una línea amarilla sobre el dorso. Vive en grupo sobre plantas crucíferas, de las que se alimenta, principalmente la col.

• ALAS ANTERIORES CON UN AMPLIO REBORDE NEGRO • EL REVERSO DE LAS ALAS ES BLANCO AMARILLENTO • LA ORUGA SE DESARROLLA SOBRE CRUCÍFERAS.

MARIPOSA DE LA MOSTAZA

Pontia daplidice L. (Piéridos)

Características: envergadura: 40-50 mm. El anverso de las alas es blanco, con un amplio reborde negro y manchitas blancas en el extremo de las alas anteriores. Según la generación, presenta una o dos manchas negras irregulares en el centro de las alas. En el reverso de las alas posteriores combina el color verde amarillento y el blanco en una especie de jaspeado.

Hábitat: praderas, dunas, campos sin cultivar, márgenes fluviales.

Distribución geográfica: Europa occidental (centro y sur), norte de África.

Observaciones: vuela de marzo a octubre. La segunda generación de esta mariposa, que aparece a mediados del verano, es la más abundante y fácilmente visible. La oruga es blanquecina, punteada de negro, con una línea amarilla sobre el dorso y en cada flanco. Se desarrolla sobre la reseda y diversas crucíferas.

• ALAS ANTERIORES CON AMPLIO REBORDE NEGRO Y MANCHITAS BLANCAS • EL REVERSO DE LAS ALAS POSTERIORES ES DE COLOR VERDE Y BLANCO, DANDO UN ASPECTO JASPEADO • LA ORUGA SE DESARROLLA PRINCIPALMENTE SOBRE LA RESEDA.

AURORA (MACHO)

Anthocharis cardamines L. (Piéridos)

Características: envergadura: 40-50 mm. Las alas anteriores del macho son blancas, con un punto negro central, una pequeña zona gris y una amplia zona naranja en el extremo de las alas. Las alas posteriores son blancas, manchadas de gris en la cara superior, con un jaspeado verde en la inferior. La hembra es idéntica, pero sin la zona naranja.

Hábitat: lindes y claros de bosques, setos, praderas húmedas, jardines. Especie común.

Distribución geográfica: Europa y Asia templada, hasta Japón.

Observaciones: vuela de marzo a agosto. Los machos son muy visibles, ya que pasan gran parte del tiempo revoloteando sobre setos y lindes en busca de hembras. La oruga es de color verde, punteada de oscuro, con el vientre claro. Se alimenta principalmente de plantas del género *Cardamine* y *Alliaria*, pero también se desarrolla sobre diversas crucíferas.

• EXTREMO DE LAS ALAS DE COLOR NARANJA • LA CARA INFERIOR DE LAS ALAS POSTERIORES PRESENTA UN JASPEADO VERDE • LA ORUGA ES VERDE, CON UN PUNTEADO OSCURO.

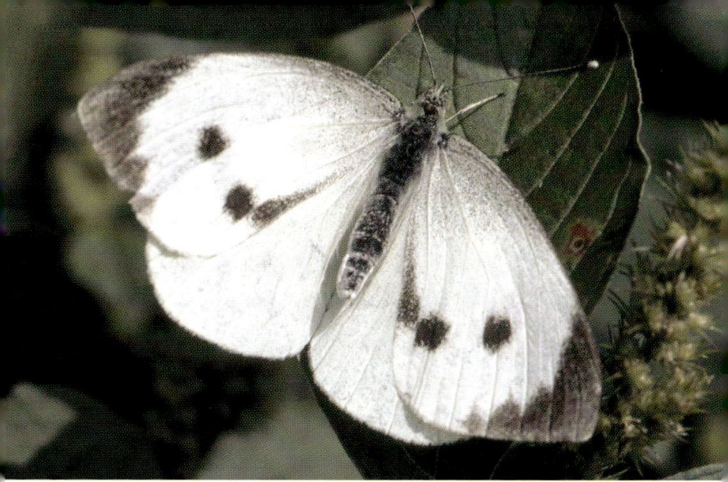

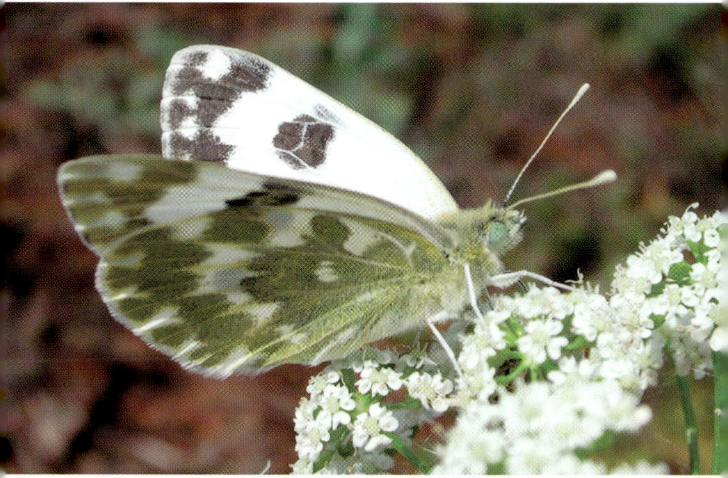

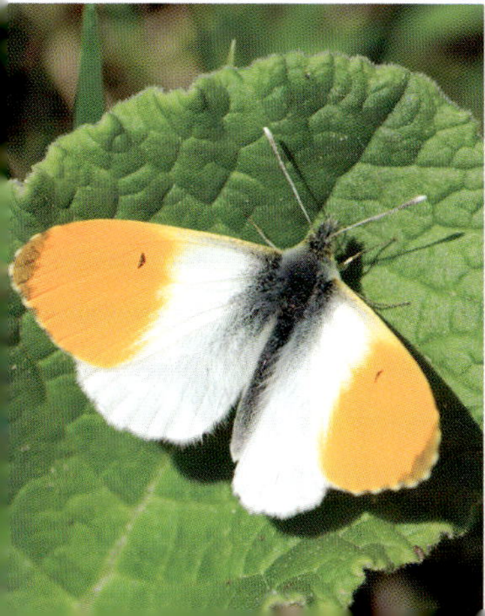

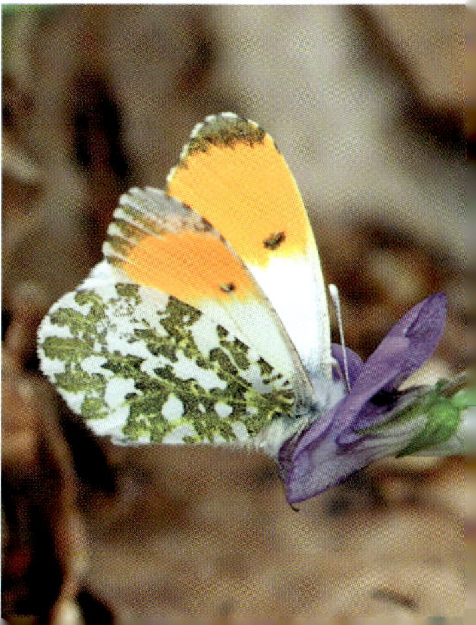

BLANCA DE ASSO

Parnassius mnemosyne L. (Papiliónidos)

Características: envergadura: 50-60 mm. Las alas anteriores son blancas, con nervaduras negras muy marcadas, dos grandes manchas negras y el extremo translúcido.

Hábitat: lindes y claros, praderas y pastizales. Especie común, pero muy localizada.

Distribución geográfica: Escandinavia, norte de Rusia, montañas del sur de Europa, Asia templada, hasta China.

Observaciones: vuela de mayo a agosto. Muy sensible a las condiciones atmosféricas, esta mariposa sólo vuela cuando hace buen tiempo y muestra predilección por los lindes. La oruga es de color negro, con pelos cortos y una banda naranja sobre los flancos formada por manchas de distinto tamaño. Se alimenta principalmente de especies del género *Corydalis*.

• ZONA TRANSLÚCIDA EN EL EXTREMO DE LAS ALAS ANTERIORES • DOS MANCHAS NEGRAS EN LAS ALAS ANTERIORES Y UNA SOLA EN LAS POSTERIORES • ORUGA DE COLOR NEGRO Y NARANJA.

PEQUEÑO APOLO

Parnassius phoebus Fabricius (Papiliónidos)

Características: envergadura: 60-70 mm. El color de fondo es blanco, a veces manchado de gris. Las alas anteriores muestran un reborde grisáceo, manchas negras cuadrangulares y un punto rojo con reborde negro. Las alas posteriores presentan un gran ocelo rojo con el centro claro y reborde negro. Las antenas muestran un anillado negro y blanco.

Hábitat: prados húmedos y márgenes fluviales en zonas de montaña. Especie poco común.

Distribución geográfica: Alpes, Urales, Siberia, Montañas Rocosas y América del Norte.

Observaciones: vuela de junio a septiembre. Las mariposas son más abundantes en julio y agosto. La oruga es de color negro aterciopelado, con una banda de puntos naranjas en cada flanco. Se alimenta principalmente de saxífragas, a veces de uña de gato.

• UN PUNTO ROJO CON REBORDE NEGRO EN CADA ALA • ANTENAS CON ANILLADO NEGRO Y BLANCO • ORUGA NEGRA, CON UNA LÍNEA NARANJA SOBRE EL FLANCO.

CHUPALECHE

Iphiclides podalirius L. (Papiliónidos)

Características: envergadura: 50-70 mm. Por su tamaño y vistosidad es una de las mariposas más llamativas de la fauna europea. Las alas son de color blanco crema a amarillo claro: las anteriores presentan siete manchas negras triangulares que parten del borde y van decreciendo; las posteriores presentan una banda sinuosa negra con marcas azules y algo más arriba una mancha azul con reborde rojo y negro, prolongándose además en una larga cola.

Hábitat: zonas abiertas, secas y calurosas. Común en el sur, más rara en el norte.

Distribución geográfica: Europa, norte de África, Asia templada, hasta China.

Observaciones: vuela de abril a agosto. Esta mariposa suele libar las flores de árboles y arbustos. El macho muestra un comportamiento territorial, expulsando a todo intruso que entra en su zona. La oruga es de color amarillo ambarino o verde claro, con finos puntos rojos. Se alimenta de las hojas del ciruelo y otros arbustos.

• LAS ALAS POSTERIORES SE PROLONGAN EN UNA LARGA COLA • MANCHA AZUL CON REBORDE ROJO Y NEGRO • LA ORUGA SE DESARROLLA SOBRE ROSÁCEAS DE PORTE ARBUSTIVO.

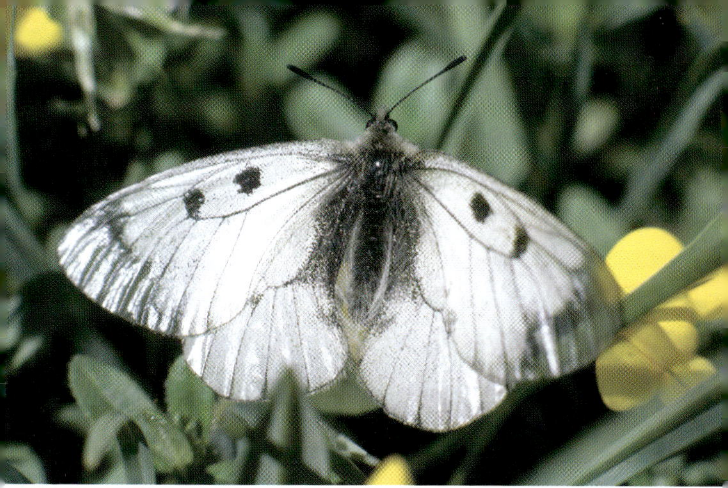
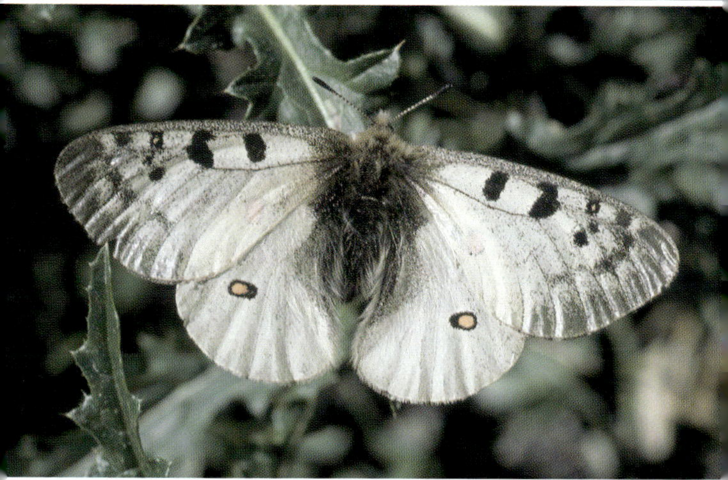
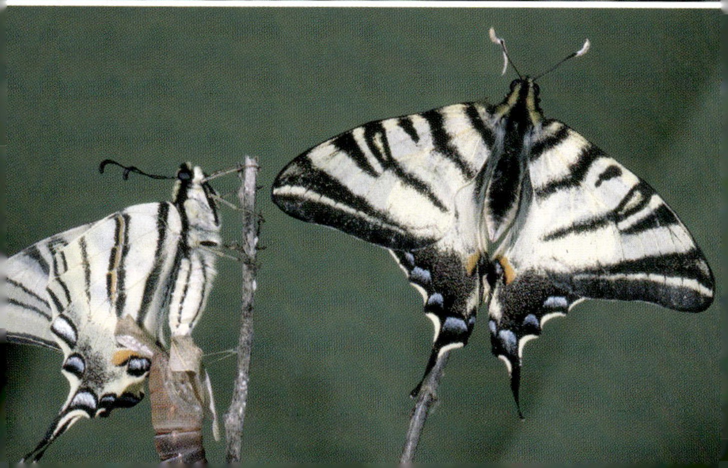

MARIPOSA DE LAS ARISTOLOQUIAS ORIENTAL (HEMBRA)

Zerynthia cerisyi Godart (Papiliónidos)

Características: envergadura: 55-60 mm. El color de las alas es blanco crema en la hembra, amarillento en el macho y menos cargado de negro. Las alas anteriores presentan un reborde gris y manchas negras alargadas alineadas sobre el borde superior. Las alas posteriores presentan una pequeña cola y están adornadas con manchas rojas, rodeadas de negro, a veces asociadas a un punto azul en la hembra.
Hábitat: setos, campos sin cultivar, monte bajo y brezales con vegetación arbustiva. Especie común.
Distribución geográfica: Balcanes e islas del mar Egeo en Europa, Asia Menor.
Observaciones: vuela de marzo a julio. Esta mariposa frecuenta zonas soleadas y con abundantes flores. La oruga, muy parecida a la de *Zerynthia polyxena*, se alimenta únicamente de aristoloquias.

• MANCHAS ROJAS EN LAS ALAS POSTERIORES • COLA CORTA EN LAS ALAS POSTERIORES • LA ORUGA SE DESARROLLA SOBRE ARISTOLOQUIAS.

Chiasma clathrata

Chiasma clathrata L. (Geométridos)

Características: envergadura: 20-24 mm. Las alas son blancas, con las nervaduras destacadas en color oscuro. Presentan, además, una banda marrón claro destacada en negro y cuatro gruesas líneas negras más o menos sinuosas.
Hábitat: lindes, claros, setos, praderas, campos sin cultivar, jardines. Especie muy común.
Distribución geográfica: Europa y Asia templada, hasta China.
Observaciones: vuela de abril a mayo (primera generación) y de julio a agosto (segunda generación). Esta mariposa vuela durante el día en lugares con abundantes flores. Cuando se posa, mantiene las alas abiertas, dejando ver las alas posteriores. La oruga es de color verde azulado, con una línea oscura sobre el dorso y bandas blancas en los flancos. Se alimenta de tréboles.

• BANDA MARRÓN CLARO DESTACADA EN NEGRO EN EL BORDE • CUATRO GRUESAS LÍNEAS NEGRAS • LA ORUGA ES DE COLOR VERDE AZULADO, CON LÍNEAS OSCURAS Y BLANCAS.

MEDIOLUTO NORTEÑA

Melanargia galathea L. (Ninfálidos)

Características: envergadura: 37-52 mm. El anverso de las alas presenta manchas negras y blancas, ofreciendo un diseño ajedrezado. El reverso es menos contrastado, con una hilera de manchitas redondas negras y blancas sobre cada ala posterior.
Hábitat: praderas, claros, campos sin cultivar con hierba, laderas. Especie bastante común.
Distribución geográfica: centro y sur de Europa, norte de África y Asia Menor.
Observaciones: vuela de junio a agosto. La medioluto norteña es una mariposa característica de terrenos secos, también adaptada a cunetas y taludes de ferrocarril si éstos no se limpian muy a menudo. La oruga es de color verde o marrón claro, con líneas claras y oscuras en los flancos. Se alimenta de numerosas gramíneas.

• EL ANVERSO DE LAS ALAS MUESTRA UN DISEÑO AJEDREZADO BLANCO Y NEGRO • MANCHITAS REDONDAS EN EL REVERSO DE LAS ALAS POSTERIORES • LA ORUGA SE DESARROLLA SOBRE GRAMÍNEAS.

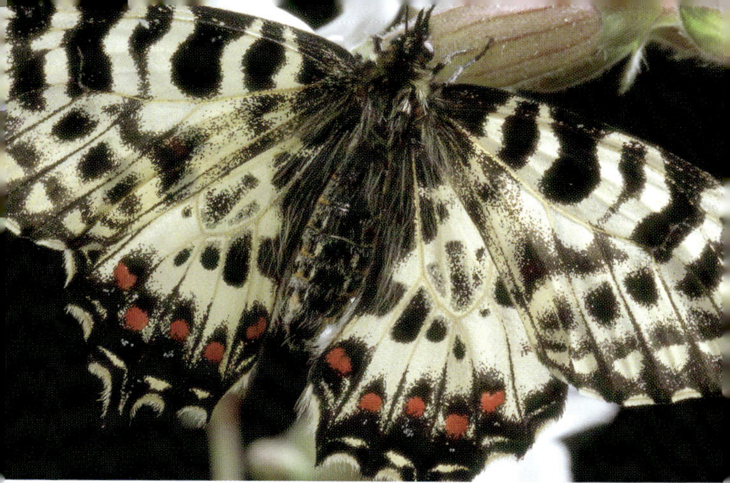
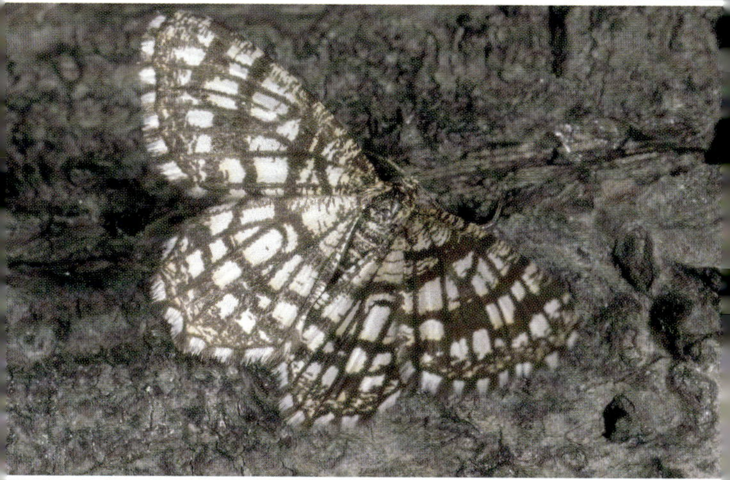
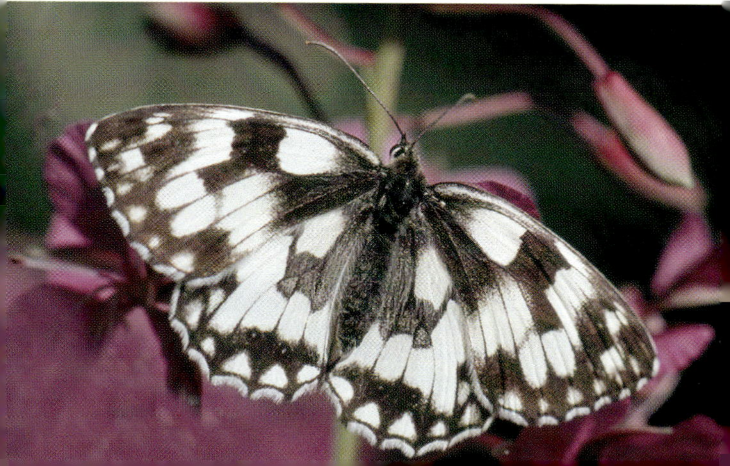

QUELONIA DE MANCHAS CREMA

Arctia villica L. (Árctidos)

Características: envergadura: 60-70 mm. Las alas anteriores son de color negro aterciopelado, con ocho manchas redondeadas blanco amarillento. Las alas posteriores, de color amarillo anaranjado, presentan manchas y bandas negras. El tórax es negro, con los hombros blancos, el abdomen amarillo anaranjado por delante y rosa por detrás.

Hábitat: zonas de hierba, praderas secas, campos sin cultivar. Especie menos común que en otras épocas.

Distribución geográfica: sur y centro de Europa, Asia Menor.

Observaciones: vuela de mayo a julio. Los machos descansan durante el día sobre las plantas bajas y las piedras. Con tiempo soleado se desplazan principalmente por la mañana con un vuelo muy rápido. La oruga es negra, con verrugas negras sobre el dorso y pardas sobre los flancos, así como pelos plumosos parduscos. Se alimenta sobre numerosas plantas bajas.

• ALAS NEGRAS CON OCHO MANCHAS DE COLOR BLANCO AMARILLENTO • ABDOMEN AMARILLO Y ROSA • LA ORUGA SE DESARROLLA SOBRE DIVERSAS PLANTAS BAJAS.

Cymbalophora pudica

Cymbalophora pudica Esper (Árctidos)

Características: envergadura: aproximadamente 42 mm. Las alas anteriores son de color blanco rosado, con numerosas manchas negras más o menos triangulares. Las alas posteriores presentan pequeñas manchitas aisladas de color gris negruzco. La cabeza y el tórax son negros, con el cuello rojo; el abdomen es rojo y negro.

Hábitat: bosques aclarados, monte bajo, lugares soleados, pero no demasiado secos. Especie bastante común.

Distribución geográfica: sur de Europa y norte de África.

Observaciones: vuela en agosto y septiembre. Esta mariposa emite en vuelo una especie de chirrido. Atraída por la luz, a veces se observa un número importante de ejemplares. La oruga es de color gris pardusco claro, con dos hileras de verrugas pardo negruzcas que, a su vez, llevan mechones de pelos marrones claros y oscuros. Se desarrolla sobre diversas plantas bajas.

• ALAS DE COLOR BLANCO ROSADO • ABDOMEN NEGRO Y ROJO • LA ORUGA SE DESARROLLA SOBRE DIVERSAS PLANTAS BAJAS.

Eucharia festiva

Eucharia festiva Hufnagel (Árctidos)

Características: envergadura: aproximadamente 45 mm. Las alas anteriores son de color negro aterciopelado, recorridas por gruesas líneas blanco crema ribeteadas de amarillo. Las alas posteriores son de color rosa, con manchas negras y reborde también negro. La cabeza y el tórax son negros, con un collar rosa vivo.

Hábitat: herbazales y matorrales de lugares secos, taludes y campos sin cultivar. Especie poco frecuente.

Distribución geográfica: sur y centro de Europa, Asia central y oriental.

Observaciones: vuela de abril a julio. Es una mariposa nocturna que acude fácilmente a la luz, pero sólo después de medianoche. La oruga es negra, con el vientre rojizo, cubierta de largos pelos grisáceos. Vive sobre diversas plantas de porte bajo.

• ALAS ANTERIORES CON LÍNEAS DE COLOR BLANCO CREMA RIBETEADAS DE AMARILLO • COLLAR ROSA EN EL TÓRAX • LA ORUGA ESTÁ CUBIERTA DE LARGOS PELOS GRISES.

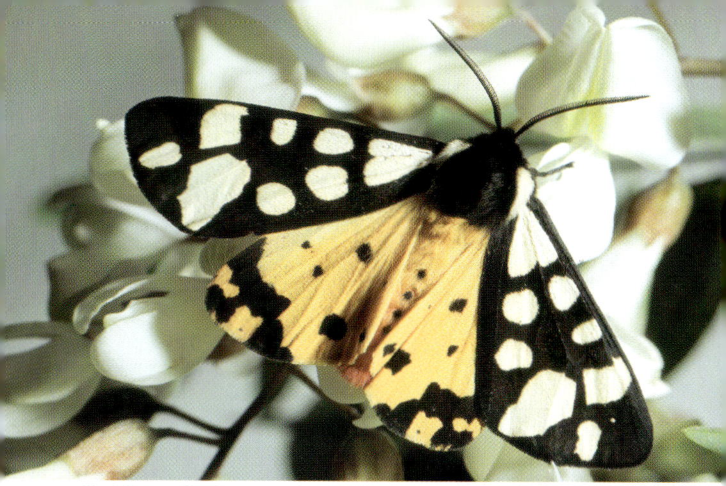
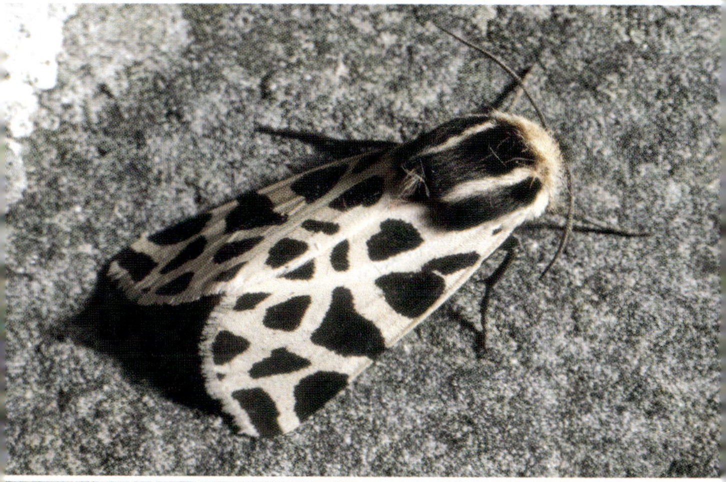
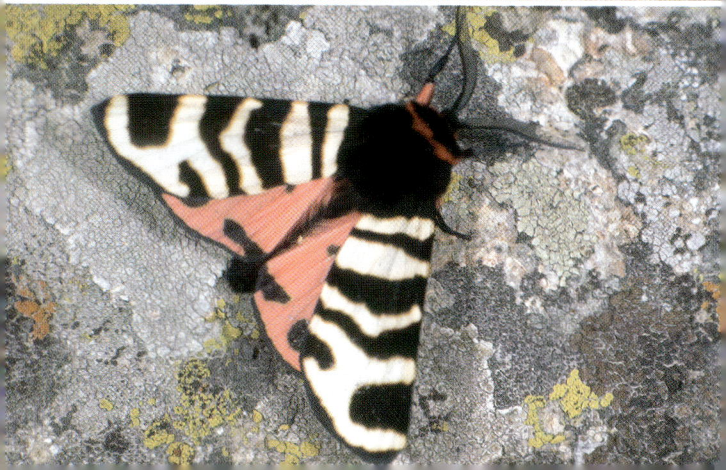

TALADRO AMARILLO DE LOS FRUTALES

Zeuzera pyrina L. (Cósidos)

Características: envergadura: 45-75 mm. Las alas anteriores son blancas, con algunas nervaduras destacadas en ocre y numerosos puntos azules dispuestos en hileras más o menos regulares. Las alas posteriores son de color más claro. El tórax está cubierto de pelos blancos y presenta seis grandes puntos negros.

Hábitat: lindes de bosques, setos, huertos, parques y jardines. Especie bastante común.

Distribución geográfica: Europa y norte de África.

Observaciones: vuela de junio a agosto. Activa principalmente durante la noche, esta mariposa pasa el día posada en el mismo sitio. Cuando es molestada, se deja caer al suelo y permanece inmóvil con el cuerpo curvado. La oruga es amarilla, salpicada de puntos negros y con los extremos negruzcos. Vive en el interior de las ramas de numerosos árboles y arbustos frutales.

• ALAS BLANCAS CON PUNTOS AZUL OSCURO • TÓRAX BLANCO CON SEIS PUNTOS NEGROS • LA ORUGA SE ALIMENTA EN LAS RAMAS DE LOS ÁRBOLES.

GEÓMETRA DEL ABEDUL

Biston betularia L. (Geométridos)

Características: envergadura: 35-60 mm. Las alas son relativamente estrechas y alargadas, blancas, pero profusamente moteadas de negro. En algunas formas, estas manchas negras están muy desarrolladas y recubren las alas de forma casi uniforme. Estas mariposas negras se hicieron muy frecuentes en las ciudades, en la época en que se empleaba el carbón, que ennegrecía el tronco de los árboles y fue la estrategia que desarrolló esta especie para mimetizarse con el entorno.

Hábitat: zonas boscosas, parques y jardines. Especie común.

Distribución geográfica: toda Europa.

Observaciones: vuela de abril a julio. Esta mariposa busca lugares frescos y umbríos. La oruga, verde o marrón, se alimenta de las hojas de abedules, alisos, robles y otros caducifolios.

• ALAS ESTRECHAS Y ALARGADAS, BLANCAS Y CON MOTEADO NEGRO • LA ORUGA ES VERDE O MARRÓN.

Ematurga atomaria (FORMA BLANCA)

Ematurga atomaria L. (Geométridos)

Características: envergadura: 24-29 mm. El color de las alas es muy variable, desde el blanco hasta el marrón pasando por tonos amarillentos y anaranjados. Las cuatro alas presentan un punteado oscuro y están atravesadas por dos o tres líneas discontinuas del mismo color, con la línea central bifurcada en Y (*ver* la forma ocre en la pág. 60).

Hábitat: lindes y claros de bosques, brezales, campos sin cultivar y otros medios abiertos. Especie común.

Distribución geográfica: Europa y Asia templada, hasta Siberia.

Observaciones: vuela entre abril y septiembre, durante el día. La oruga es verde o marrón, con puntos blancos, unos rombos claros en el dorso y líneas negruzcas discontinuas en los flancos. Se alimenta de brezo, retama y otras plantas bajas.

• COLOR DE LAS ALAS VARIABLE • CON DOS O TRES LÍNEAS OSCURAS DISCONTINUAS, UNA DE ELLAS EN FORMA DE Y • LA ORUGA ES VERDE O MARRÓN, CON MANCHAS EN FORMA DE ROMBO.

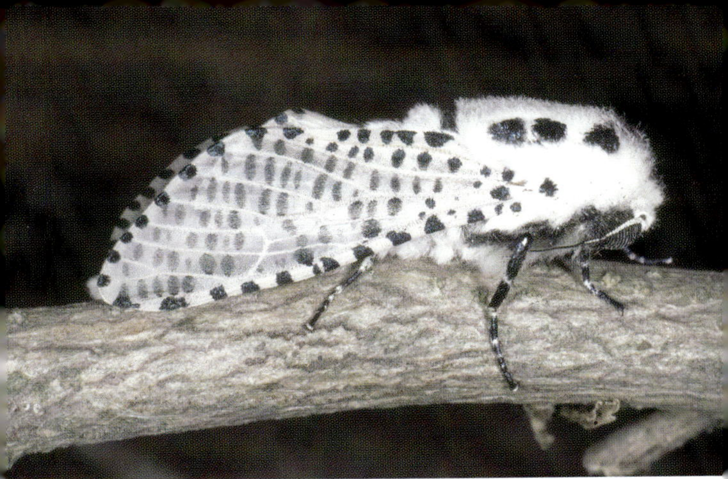
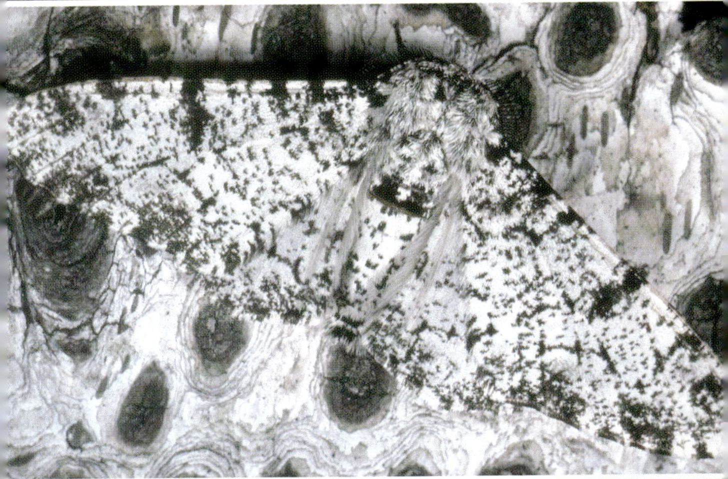
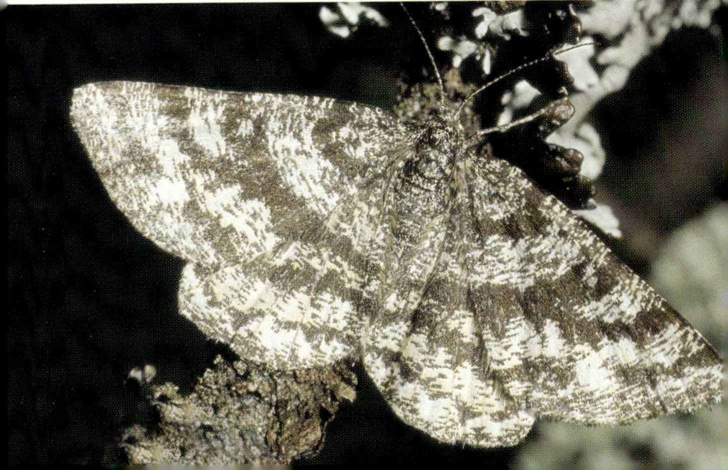

Agriopis leucophaearia (MACHO)

Agriopis leucophaearia Denis y Schiffermuller (Geométridos)

Características: envergadura: 10-30 mm. El color general del macho es blanquecino. Las alas anteriores presentan una tonalidad pardo rojiza en la base y en la punta, con líneas negras discontinuas asociadas a zonas con estrías negras. Las alas inferiores presentan abundantes puntitos negros. Algunos individuos son muy oscuros, de color pardo o negro. Las alas de la hembra están atrofiadas, siendo las posteriores más largas que las anteriores.

Hábitat: bosques y zonas con arbolado, campos sin cultivar, setos, parques. Especie común.

Distribución geográfica: Europa y Asia templada, hasta Japón.

Observaciones: vuela de enero a marzo. La hembra, incapaz de volar, permanece en el mismo árbol donde ha eclosionado y desde él atrae al macho. La oruga vive principalmente sobre distintas especies de *Quercus* y árboles diversos como sauces, álamos y escaramujos.

• ALAS ANTERIORES CON LÍNEAS NEGRAS DISCONTINUAS • ALAS POSTERIORES CON PUNTEADO NEGRO • LA ORUGA SE DESARROLLA PRINCIPALMENTE SOBRE *QUERCUS*.

Cyclophora pendularia

Cyclophora pendularia Clerck (Geométridos)

Características: envergadura: aproximadamente 24 mm. Las alas son blanquecinas, con finos y numerosos trazos marrones que forman un dibujo poco definido. En el centro de cada ala se observa una mancha blanca redondeada con reborde oscuro.

Hábitat: bordes de cursos fluviales, orillas de estanques y zonas húmedas boscosas. Especie poco común y muy localizada.

Distribución geográfica: centro y norte de Europa, Asia templada, hasta Siberia.

Observaciones: vuela de abril a agosto. El periodo de tiempo en el que aparece es largo, pero su aparición en un lugar determinado es más bien corta y está separada en dos generaciones bien diferenciadas. La oruga vive sobre alisos, sauces, abedules, distintas especies de *Quercus* y otro tipo de árboles.

• DIBUJO POCO DEFINIDO A BASE DE NUMEROSOS TRAZOS FINOS DE COLOR MARRÓN • UNA MANCHA BLANCA CON REBORDE OSCURO EN EL CENTRO DE CADA ALA • LA ORUGA SE DESARROLLA SOBRE DIVERSOS CADUCIFOLIOS.

PIRAL DE LA ORTIGA

Eurrhypara hortulata L. (Crámbidos)

Características: envergadura: aproximadamente 30 mm. Las alas son blancas, con una banda negruzca sinuosa en el borde, una segunda banda discontinua paralela a la anterior y algunas manchas dispersas del mismo color. El tórax es amarillo anaranjado, con dibujos negros.

Hábitat: bosques húmedos, bordes de cursos fluviales, setos, campos sin cultivar y jardines. Especie muy común.

Distribución geográfica: en toda Europa.

Observaciones: vuela de junio a agosto. Cuando es molestada, la piral de la ortiga echa a volar para posarse rápidamente en la vegetación. Durante la noche es atraída por la luz. La oruga es de color blanco verdoso, para más tarde adquirir una tonalidad amarilla rosada. Se alimenta principalmente de ortigas, a veces de plantas labiadas, y suele protegerse enrollándose dentro de una hoja.

• DOBLE BANDA NEGRUZCA EN EL BORDE DE LAS ALAS • TÓRAX AMARILLO CON DIBUJOS NEGROS • ORUGA DE COLOR BLANCO VERDOSO; DESPUÉS, AMARILLO ROSADO.

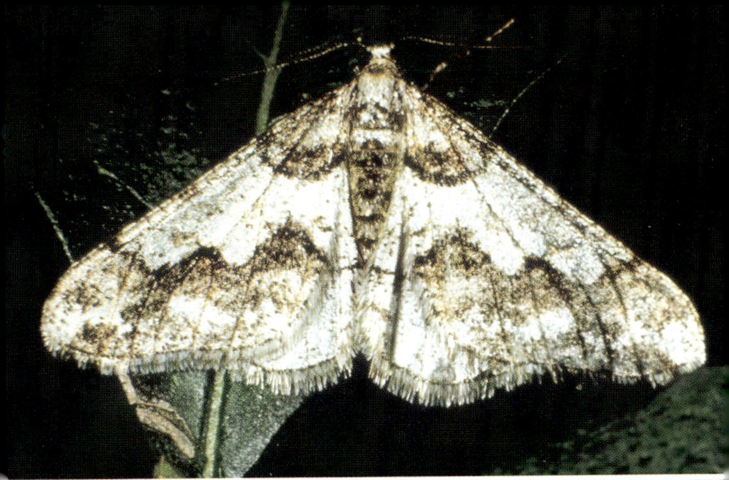

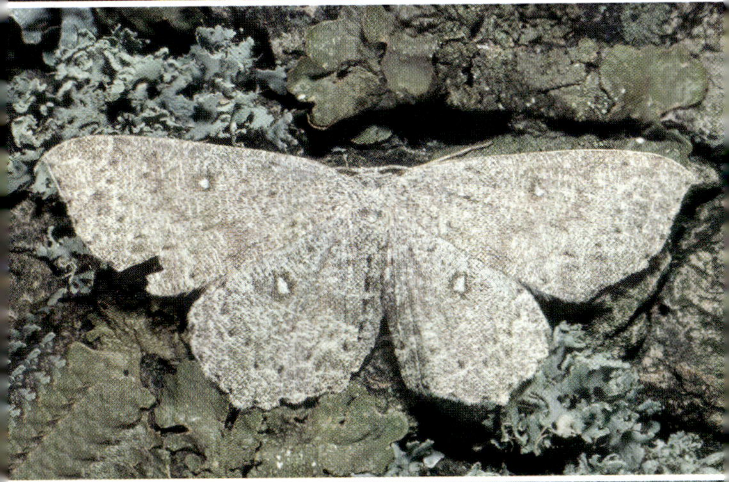

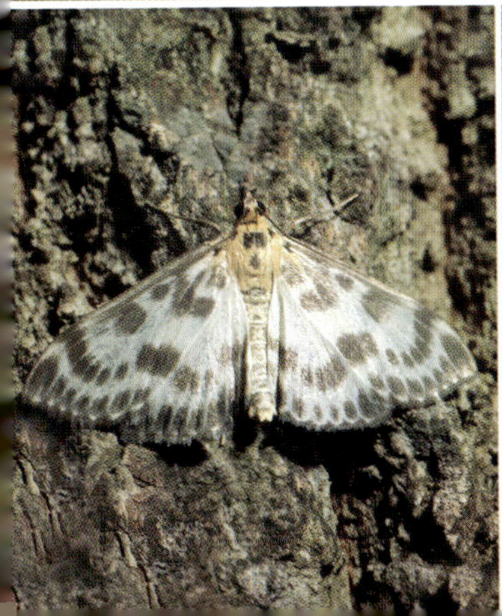

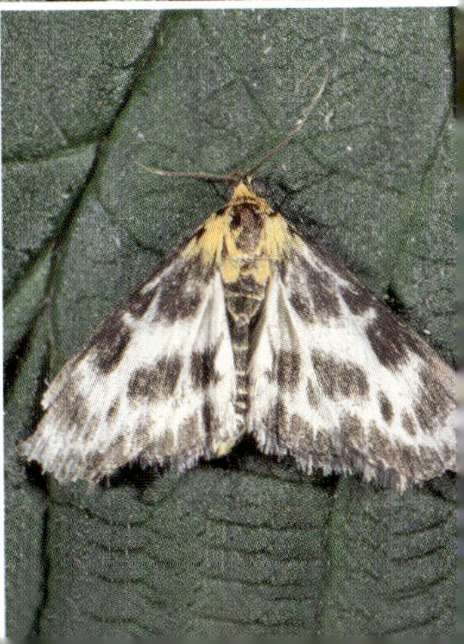

Perizoma albulata

Perizoma albulata Denis y Schiffermuller (Geométridos)

Características: envergadura: aproximadamente 20 mm. Las alas anteriores son blancas, cruzadas por líneas y bandas rojizas con alineaciones de puntos negros. Las alas posteriores son de color uniforme, con una o dos bandas rojizas, cerca del borde exterior, a menudo indiferenciadas.

Hábitat: praderas, pastos de montaña, pastizales. Común sobre todo en la montaña.

Distribución geográfica: en casi toda Europa, principalmente en los macizos montañosos, y en Asia templada, hasta Siberia.

Observaciones: vuela de mayo a agosto. Esta mariposa se encuentra en praderas y pastizales donde crecen las plantas nutricias de su oruga: escrofulariáceas del género *Rhinanthus*. La larva no ataca a las hojas, sino a las flores y a las cápsulas de semillas que están en proceso de formación.

• LÍNEAS ROJIZAS EN LAS ALAS ANTERIORES • ALAS POSTERIORES DE COLOR CASI UNIFORME
• LA ORUGA SE DESARROLLA SOBRE LAS FLORES DEL GÉNERO *RHINANTHUS*.

Xanthorhoe fluctuata

Xanthorhoe fluctuata L. (Geométridos)

Características: envergadura: aproximadamente 27 mm. El color de fondo de las alas varía entre el blanco sucio y el gris pardusco, siendo la primera variante la más frecuente. El borde de las alas anteriores presenta una gran mancha marrón con reborde negro y una mancha similar a cada lado, pero de menor tamaño. Las alas posteriores presentan un punteado negro.

Hábitat: lindes de bosques, setos, praderas, campos sin cultivar, parques y jardines. Especie muy común.

Distribución geográfica: Europa, norte de África, Asia templada, hasta Japón, América del Norte.

Observaciones: vuela de marzo a septiembre. Esta mariposa es particularmente activa durante el crepúsculo y le atrae fácilmente la luz. Durante el día también echa a volar cuando es molestada. La oruga es verde, gris o parda, con la parte inferior de los flancos algo más clara. Se alimenta sobre numerosas plantas bajas, sobre todo crucíferas.

• MANCHAS MARRONES CON REBORDE NEGRO • ALAS POSTERIORES CON PUNTEADO NEGRO
• LA ORUGA ES VERDE, GRIS O MARRÓN.

Mesoleuca albicillata

Mesoleuca albicillata L. (Geométridos)

Características: envergadura: aproximadamente 30 mm. Las cuatro alas son blancas, con zonas marrones en el borde exterior. La base y la punta de las alas anteriores presentan zonas de color marrón oscuro. En la zona blanca de cada ala se observa un puntito oscuro.

Hábitat: lindes y claros, setos, praderas, campos sin cultivar, jardines. Especie común.

Distribución geográfica: Europa y Asia templada, hasta Japón.

Observaciones: vuela de mayo a julio. Esta especie, fácil de reconocer, se encuentra a veces durante el día, libando las flores de *Eupatorium*. La oruga es verde y presenta en los flancos una línea rojiza interrumpida con un borde blanco. Se alimenta de hojas de zarza y a veces de escaramujo.

• ALAS BLANCAS CON BORDE MARRÓN • UN PUNTO OSCURO EN EL CENTRO DE CADA ALA
• LA ORUGA PRESENTA UNA LÍNEA ROJA Y BLANCA.

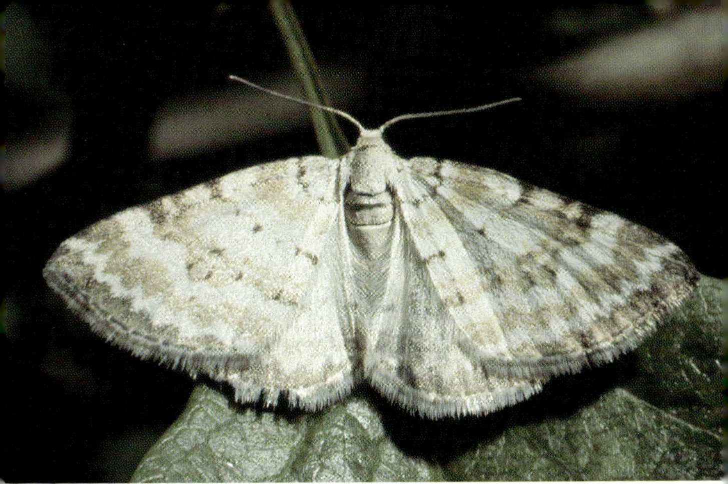
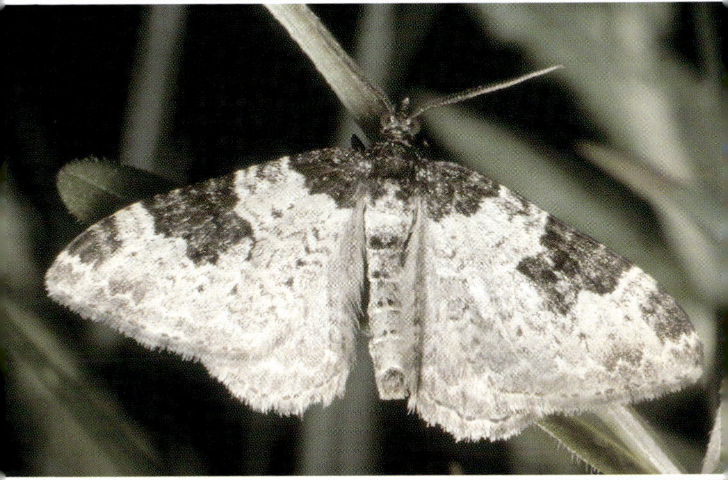
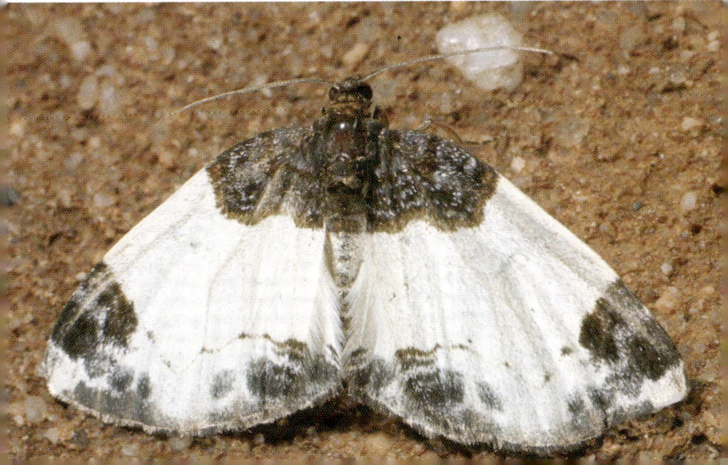

Boarmia crepuscularia

Boarmia crepuscularia Denis y Schiffermuller (Geométridos)

Características: envergadura: 30-36 mm. Esta especie es muy variable: el color de fondo de las alas varía entre el blanco crema con estrías de color gris al marrón claro ahumado. Las cuatro alas presentan líneas negras más o menos onduladas y discontinuas, paralelas al borde exterior.

Hábitat: bosques, setos, zonas de arbolado, parques. Especie bastante común.

Distribución geográfica: Europa, Asia templada, hasta Japón.

Observaciones: vuela de marzo a mayo (primera generación) y de julio a agosto (segunda generación). Esta mariposa se muestra activa principalmente de noche; durante el día permanece posada sobre la vegetación y sólo echa a volar si se siente molestada. La oruga, de aspecto muy variable, se alimenta sobre numerosos árboles y arbustos de hoja caduca y sobre algunas plantas herbáceas.

• COLOR GENERAL BLANCO CREMA CON ESTRÍAS GRISES • LÍNEAS NEGRAS ONDULADAS Y MÁS O MENOS CONTINUAS • LA ORUGA PRESENTA UN ASPECTO MUY VARIABLE.

Boarmia punctulata

Boarmia punctulata Denis y Schiffermuller (Geométridos)

Características: envergadura: aproximadamente 25 mm. Las cuatro alas son de color blanco crema, con zonas punteadas de negro. El borde exterior de las alas anteriores presenta cuatro manchitas negras en zigzag. Las manchas negras que adornan las alas posteriores se disponen más o menos en líneas discontinuas.

Hábitat: bosques húmedos, repoblaciones junto a cursos fluviales. Especie común.

Distribución geográfica: Europa y Asia templada, hasta Japón.

Observaciones: vuela de marzo a mayo. Se muestra principalmente activa durante la noche; durante el día se mantiene inmóvil sobre los troncos. La oruga se alimenta sobre abedules y alisos.

• ALAS DE COLOR BLANCO CREMA CON PUNTEADO NEGRO • CUATRO MANCHITAS NEGRAS EN ZIGZAG • LA ORUGA SE DESARROLLA SOBRE ABEDULES Y ALISOS.

Cyclophora punctaria

Cyclophora punctaria L. (Geométridos)

Características: envergadura: aproximadamente 25 mm. El fondo es blanco, con numerosas escamas marrones reunidas en manchas imprecisas en el extremo de las alas en los individuos de la generación de verano. Una línea más o menos oscura y definida atraviesa las alas.

Hábitat: bosques, setos, parques con arbolado. Especie común.

Distribución geográfica: Europa central y meridional, Asia occidental.

Observaciones: vuela en abril y mayo (primera generación) y en julio y agosto (segunda generación). Esta mariposa conoce, por lo tanto, dos generaciones bien diferenciadas y desaparece hacia el mes de junio. La oruga se alimenta principalmente sobre los robles, a veces sobre el abedul.

• FONDO BLANCO OSCURECIDO CON DIMINUTAS ESCAMAS MARRONES • LÍNEA OSCURA QUE ATRAVIESA LAS ALAS • LA ORUGA SE DESARROLLA SOBRE TODO EN LOS ROBLES.

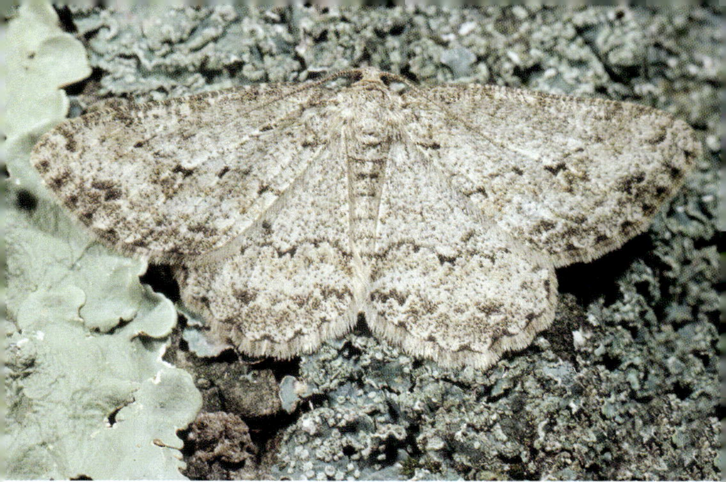
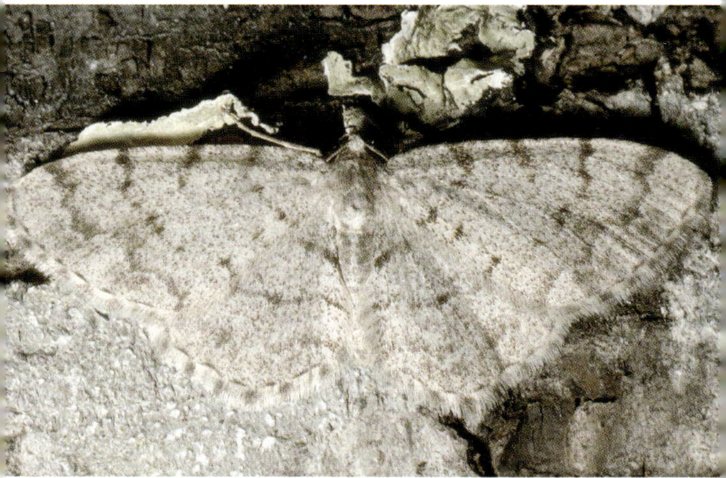
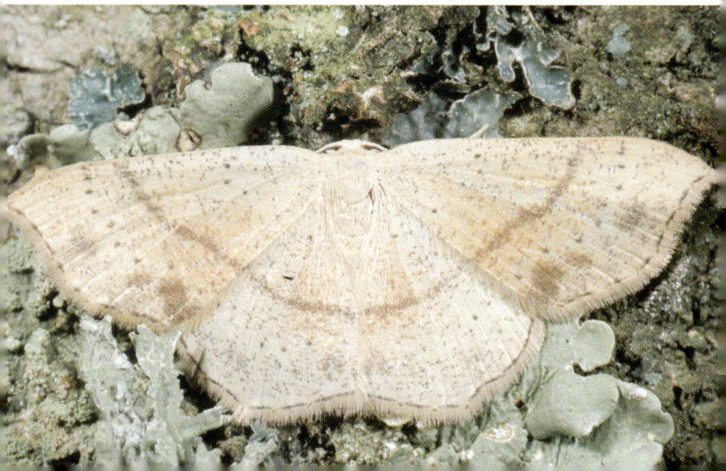

MONJA

Lymantria monacha L. (Limántridos)

Características: envergadura: 35-55 mm. Las alas anteriores son blancas, con sinuosas líneas negruzcas. Las alas posteriores son de color blanco grisáceo. El abdomen es muy peludo, blanco, con una mancha negra ribeteada de rosa en su extremo.
Hábitat: bosques de resinosas y de caducifolios. Especie común de forma local, más o menos abundante según los años.
Distribución geográfica: Europa y Asia templada, hasta Japón.
Observaciones: vuela de junio a septiembre. Se desarrolla tanto sobre resinosas como sobre caducifolios, y puede llegar a ser muy abundante en los bosques de coníferas. La oruga es grisácea a blanquecina, con una gran zona negra y dos manchas rojas sobre el dorso. A ambos lados presenta pequeñas verrugas con largos pelos grises. Es particularmente temible por los daños que ocasiona en pinos y abetos, pero también ataca a robles y otros árboles.

• ALAS ANTERIORES BLANCAS CON DIBUJOS NEGROS • EL EXTREMO DEL ABDOMEN ES NEGRO Y ROSA • LA ORUGA ATACA PRINCIPALMENTE A RESINOSAS.

JOROBADA DE LOS CHOPOS

Pheosia tremula Clerck (Notodóntidos)

Características: envergadura: 45-55 mm. Las alas anteriores son blancas, con bordes oscurecidos de color gris. El borde interior es amarillento, con una banda negra adornada de líneas blancas. Dos manchas oscuras, a menudo fusionadas, marcan el extremo del ala sobre el borde exterior. Las alas posteriores son de color blanco a pardo amarillento, con una mancha gris.
Hábitat: lindes de bosques, bosques aclarados, parques con arbolado. Especie común.
Distribución geográfica: Europa y Asia Menor.
Observaciones: vuela de abril a junio (primera generación) y de agosto a septiembre (segunda generación). Ambos sexos son nocturnos y se sienten atraídos por la luz. La hembra es activa a partir del crepúsculo, mientras que el macho sólo sale después de medianoche. La oruga puede ser de dos tipos: de color verde lechoso, con una línea amarilla en los flancos, o bien de color gris pardusco a pardo violáceo, con líneas de color marrón oscuro atravesando el dorso. Vive sobre el álamo temblón.

• BANDA NEGRA CON LÍNEAS BLANCAS SOBRE LAS ALAS ANTERIORES • MANCHA GRIS SOBRE LAS ALAS POSTERIORES • LA ORUGA SE DESARROLLA SOBRE EL ÁLAMO TEMBLÓN.

GEÓMETRA ARLEQUÍN

Abraxas grossulariata L. (Geométridos)

Características: envergadura: 35-40 mm. Las alas son blancas, con grandes puntos negros más o menos alineados y bandas anaranjadas. El cuerpo es anaranjado, con marcas negras.
Hábitat: bosques, riberas, setos, parques y jardines. Especie menos común ahora que en el pasado.
Distribución geográfica: Europa y Asia templada, hasta Japón.
Observaciones: vuela de junio a agosto. Antiguamente, las orugas de esta especie causaban grandes prejuicios en los cultivos, pero hoy ha desaparecido de muchas localidades. Aunque a veces revolotea durante el día, normalmente se mantiene inmóvil sobre la vegetación. La oruga es blanca, con manchas negras y naranjas. Se alimenta de las hojas del grosellero, más raramente de otras plantas como el avellano o el melocotonero.

• ALAS BLANCAS CON PUNTOS NEGROS • LA ORUGA PRESENTA LOS MISMOS COLORES QUE LA MARIPOSA • ASOCIADA PRINCIPALMENTE AL GROSELLERO.

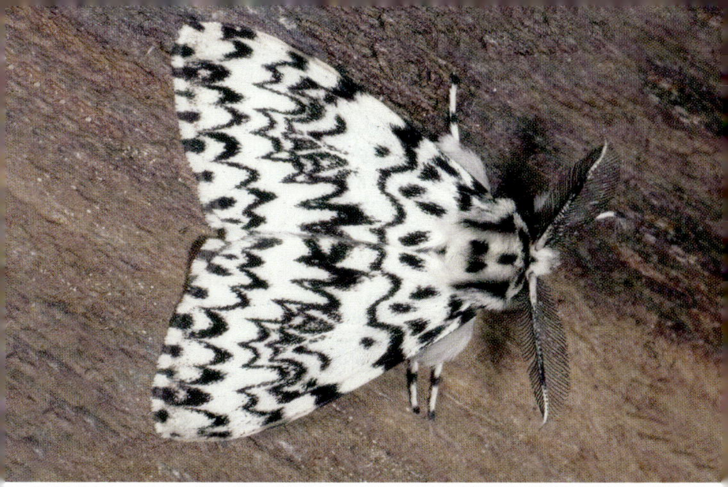

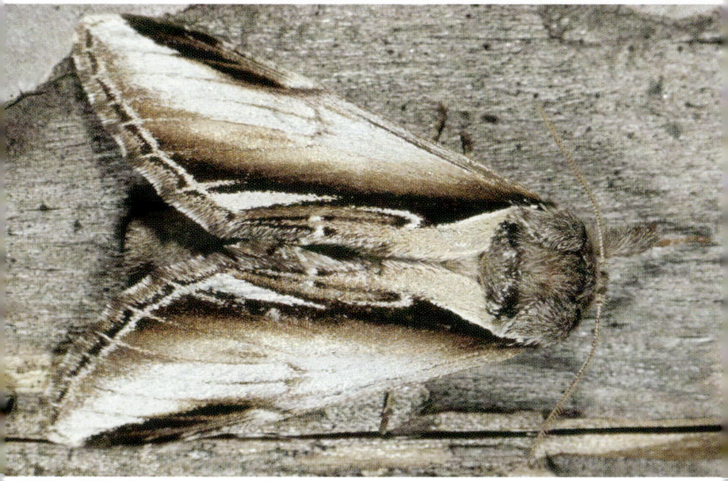

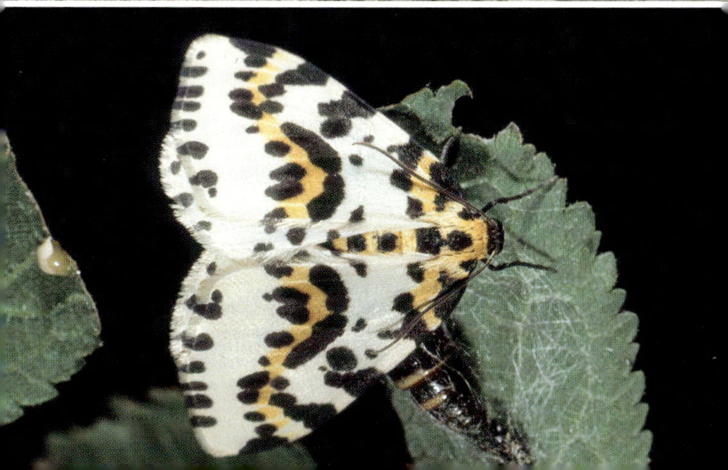

LIMONERA (MACHO)

Gonepteryx rhamni L. (Piéridos)

Características: envergadura: 50-65 mm. Las alas del macho son amarillas, con un puntito naranja en el centro, mientras que las de la hembra son de color blanco verdoso. Las cuatro alas terminan en punta. En posición de reposo, la mariposa se asemeja a una hoja seca.

Hábitat: bosques claros y húmedos, setos, zonas pantanosas, campos sin cultivar, jardines. Especie común.

Distribución geográfica: Europa, norte de África y Asia templada, hasta Mongolia.

Observaciones: vuela de marzo a octubre. Los ejemplares que aparecen en primavera son los invernantes, que son los que se reproducen. La oruga es verde, con una línea blanca en cada flanco. Sus plantas nutricias son *Rhamnus alaternus* (aladierno) y *Frangula alnus* (arraclán).

• Alas amarillas con un punto naranja • Alas terminadas en punta • La oruga es verde, con una línea blanca en los flancos.

Anthocharis euphenoides (MACHO)

Anthocharis euphenoides Staudinger (Piéridos)

Características: envergadura: 35-45 mm. Las alas del macho son amarillas, salvo el extremo de las alas anteriores, de color naranja intenso con reborde negro. La hembra tiene las alas blancas y la zona naranja es más pequeña y teñida de gris. Las alas posteriores son de color amarillo, con un jaspeado negruzco, en el reverso.

Hábitat: praderas, monte bajo, campos sin cultivar, bordes de cultivos. Especie común.

Distribución geográfica: sur de Europa occidental, desde Gibraltar hasta los Alpes.

Observaciones: vuela de abril a julio. Las hembras suelen libar las flores de la hierba de los anteojos *(Biscutella auriculata)*, planta nutricia sobre la que depositan los huevos. La oruga es amarilla, con puntitos negros en el dorso, y gris azulada, con punteado negro y blanco, en los flancos.

• Alas amarillas con el extremo naranja • Las alas posteriores son de color amarillo, jaspeado de negro, por su reverso • La oruga se desarrolla sobre *Biscutella auriculata*.

Aglia tau

Aglia tau L. (Satúrnidos)

Características: envergadura: 55-85 mm. El color de las alas varía entre ocre, con tonalidades amarillas o naranjas, hasta marrón oscuro, con un círculo negro en cada ala, más azulado en el centro y con una mancha blanca que recuerda a la letra griega tau.

Hábitat: bosques de caducifolios, principalmente hayedos. Especie muy común en algunas zonas.

Distribución geográfica: Europa y Asia templada, hasta Japón.

Observaciones: vuela de marzo a junio. El macho vuela durante el día, en busca de las hembras que se ocultan entre la vegetación. El principal periodo de vuelo está ligado a la aparición de las hojas de haya, especie arbórea sobre la que se desarrolla principalmente la oruga. Otras plantas nutricias para esta mariposa son el tilo, el roble y el castaño. La oruga es de color verde claro, con un dibujo amarillo claro a modo de filigrana en el dorso y una fina banda amarilla a cada lado del cuerpo.

• Alas de color ocre amarillo a marrón oscuro • Círculo negro con el interior azulado y en el centro una marca blanca en forma de T • La oruga se desarrolla sobre todo en las hayas.

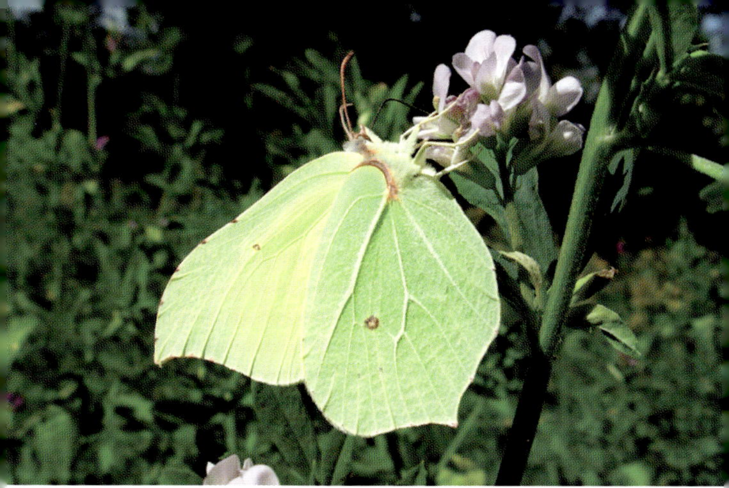
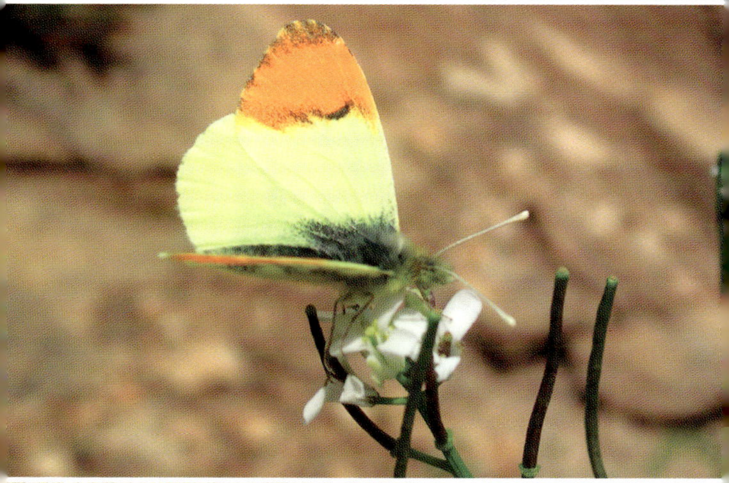
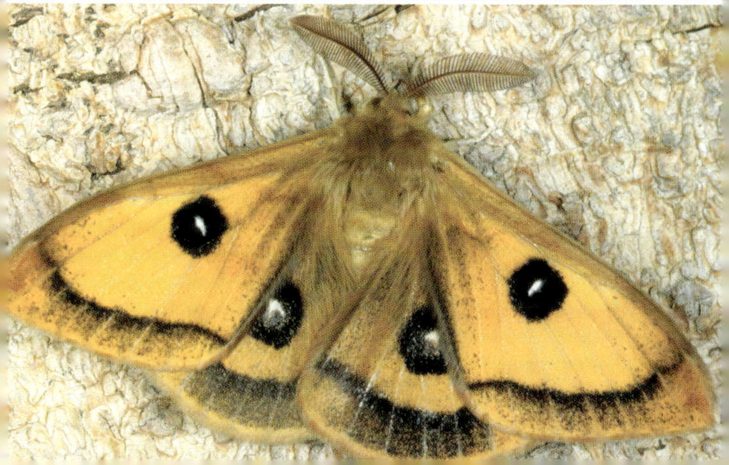

Timandra comae

Timandra comae Schmidt (Geométridos)

Características: envergadura: aproximadamente 30 mm. Las cuatro alas terminan en punta y son de color ocre muy claro, cruzadas por una gruesa línea púrpura. Las alas anteriores presentan, además, dos finas líneas negras, así como un punto negro en el centro. Las alas posteriores sólo muestran una fina línea negra.

Hábitat: praderas, campos sin cultivar, taludes y otros medios abiertos. Especie común.

Distribución geográfica: Europa, norte de África y Asia templada, hasta Japón.

Observaciones: vuela de mayo a septiembre. Se muestra activa durante el día, y es posible observarla mientras liba las flores. La oruga es grisácea, con cuatro puntos oscuros sobre el dorso. Se alimenta sobre diversas plantas bajas, en particular *Polygonum* (centinodia), *Rumex*, *Stellaria* y *Atriplex* (armuelle).

• ALAS ANGULOSAS Y ATRAVESADAS POR GRUESAS LÍNEAS PÚRPURA • LA ORUGA SE DESARROLLA SOBRE DIVERSAS PLANTAS BAJAS.

Epione repandaria

Epione repandaria Hufnagel (Geométridos)

Características: envergadura: aproximadamente 30 mm. El color de fondo de las alas es ocre, con un amplio margen marrón oscuro bordeado por una línea violácea que parte de la punta de las alas anteriores. Una pequeña línea geniculada atraviesa la zona clara, cerca de la base de las alas, mostrando en cada ala un pequeño punto negro.

Hábitat: bosques húmedos, zonas húmedas con arbolado. Especie muy común, pero localizada.

Distribución geográfica: centro y norte de Europa, Asia templada, hasta China.

Observaciones: vuela en junio y julio (primera generación) y en septiembre y octubre (segunda generación). Esta mariposa se muestra particularmente activa a partir del crepúsculo y por la noche, manteniéndose oculta entre la vegetación durante el día. La oruga es marrón o gris, con manchas triangulares de color ocre claro sobre el dorso. Vive sobre sauces, chopos y alisos.

• LÍNEA VIOLÁCEA QUE PARTE DE LA PUNTA DE LAS ALAS • PEQUEÑA LÍNEA GENICULADA CERCA DE LA BASE • MANCHAS TRIANGULARES CLARAS SOBRE EL DORSO DE LA ORUGA.

Opisthograptis luteolata

Opisthograptis luteolata L. (Geométridos)

Características: envergadura: aproximadamente 35 mm. El color de fondo de las alas es amarillo, de intensidad variable, con una mancha blanca de reborde oscuro asociada a una pequeña mancha marrón en medio del borde externo, y una mancha marrón más o menos triangular en el extremo.

Hábitat: bosques, setos, campos sin cultivar con abundante maleza, parques y jardines con árboles. Especie común.

Distribución geográfica: centro y sur de Europa, Asia occidental.

Observaciones: vuela en abril y mayo (primera generación) y en julio y agosto (segunda generación). Es principalmente activa durante la noche y le atrae la luz, pero también se puede observar durante el día. La oruga es verde o marrón y se alimenta de diversos árboles y arbustos: ciruelo, espino albar, madreselva, sauce, serbal, arce, tilo, etc.

• ALAS ANTERIORES CON DOS MANCHAS EN EL BORDE EXTERIOR • ALAS POSTERIORES DE COLOR UNIFORME • LA ORUGA ES VERDE O MARRÓN.

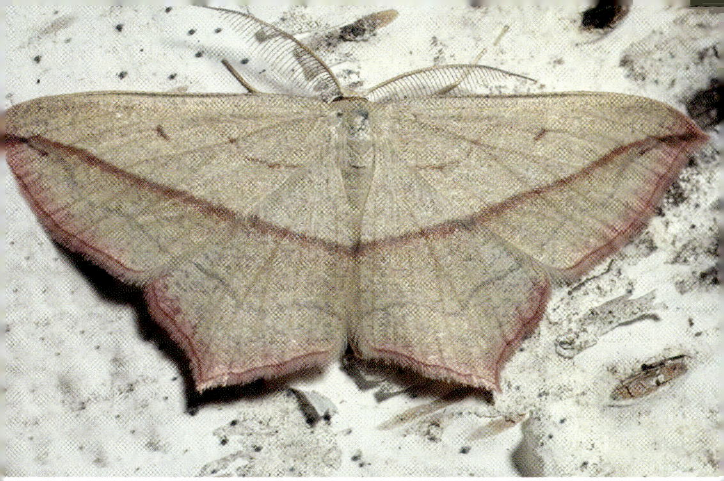
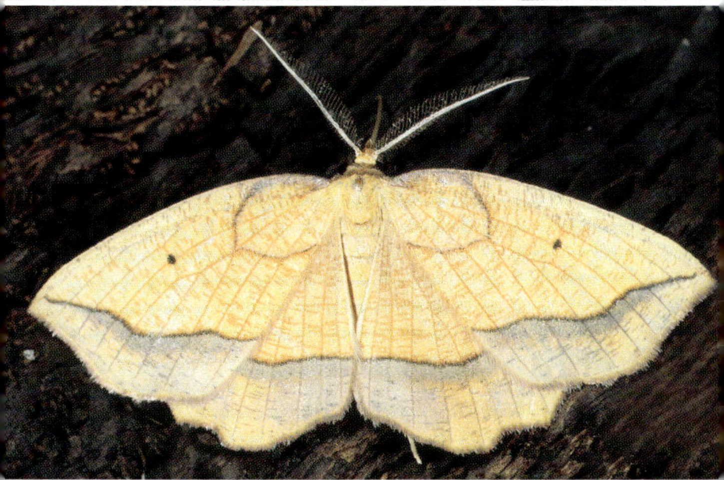
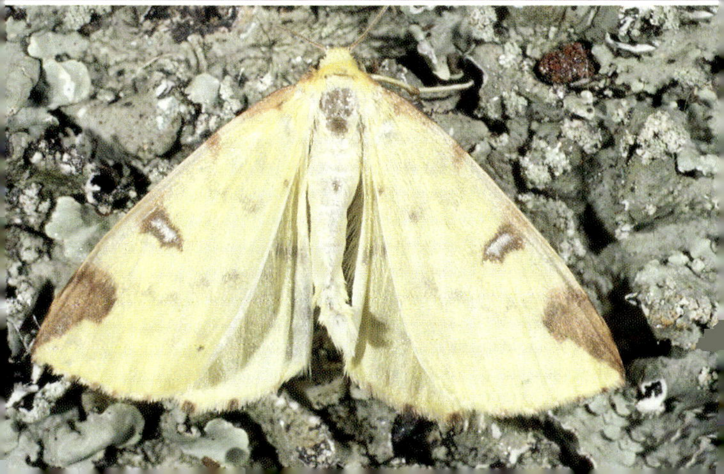

Diacrisia sannio (MACHO)

Diacrisia sannio L. (Árctidos)

Características: envergadura: 42-48 mm. Las alas anteriores del macho son de color amarillo ocráceo, con el borde rosa y una gran mancha gris oscura y rosa en el centro. Las de la hembra son amarillo anaranjado, con el borde rosa, y presentan toda una red de nervaduras en la mancha central. Las alas posteriores presentan marcas marrones, con el borde rosa más visible en el macho.
Hábitat: praderas, campos sin cultivar, turberas. Especie bastante común.
Distribución geográfica: Europa y Asia templada, hasta China.
Observaciones: vuela de mayo a septiembre. Durante el día, cuando el macho es molestado, echa a volar, pero sólo cortas distancias. La oruga es de color gris pardusco, con una línea blanca y manchas amarillas en el dorso, así como numerosas verrugas con mechones de pelos blancos, negros y pardo rojizos.

• EL MACHO ES AMARILLO, CON EL BORDE DE LAS ALAS ROSA • LA HEMBRA ES MÁS ANARANJADA, CON NERVADURAS ROSAS • LA ORUGA SE DESARROLLA SOBRE DIVERSAS PLANTAS BAJAS.

Spilosoma luteum (MACHO)

Spilosoma luteum Hufnagel (Árctidos)

Características: envergadura: 28-40 mm. Las alas anteriores son de color amarillo claro en el macho, blanquecinas en la hembra, salpicadas de puntos negros, algunos de ellos alineados en una hilera más o menos regular. La cabeza es blanca.
Hábitat: zonas abiertas, incluyendo jardines y descampados en las ciudades. Especie común en casi todas partes.
Distribución geográfica: Europa, norte de África y Asia templada, hasta Japón.
Observaciones: vuela de mayo a septiembre. Cuando advierte algún peligro, esta mariposa enrolla su abdomen y lo presenta a su potencial agresor por la parte amarilla para advertirle de su mal sabor. La oruga es marrón y muy peluda. Se desarrolla sobre diversas plantas herbáceas y arbustivas.

• ALAS ANTERIORES DE COLOR AMARILLO CLARO CON PUNTOS NEGROS • CADA ALA ESTÁ ATRAVESADA POR UNA LÍNEA DE PUNTOS NEGROS MÁS O MENOS ALINEADOS • LA MARIPOSA MUESTRA SU ABDOMEN AL POTENCIAL AGRESOR.

Eilema sororcula

Eilema sororcula Hufnagel (Árctidos)

Características: envergadura: 32-35 mm. Las alas anteriores son de color amarillo pajizo a amarillo intenso. Las alas posteriores presentan los mismos tonos, pero más claros. La cabeza y el tórax, muy peludos, son amarillo ocre. El abdomen es gris, con el extremo amarillo.
Hábitat: bosques de caducifolios y mixtos. Especie común.
Distribución geográfica: Europa y Asia templada, hasta China.
Observaciones: vuela de abril a julio. Esta mariposa suele aparecer en gran número y atraída por la luz. A veces se observa durante el día cerca de las lindes. La oruga es gris blanquecina, con cuatro verrugas negras asociadas a manchas blancas en el centro y en el extremo del abdomen. Se alimenta de los líquenes que crecen sobre los troncos de caducifolios.

• ALAS ANTERIORES DE COLOR AMARILLO UNIFORME • ALAS POSTERIORES MÁS CLARAS • LA ORUGA SE DESARROLLA SOBRE LOS LÍQUENES QUE CRECEN EN LOS TRONCOS DE LOS ÁRBOLES.

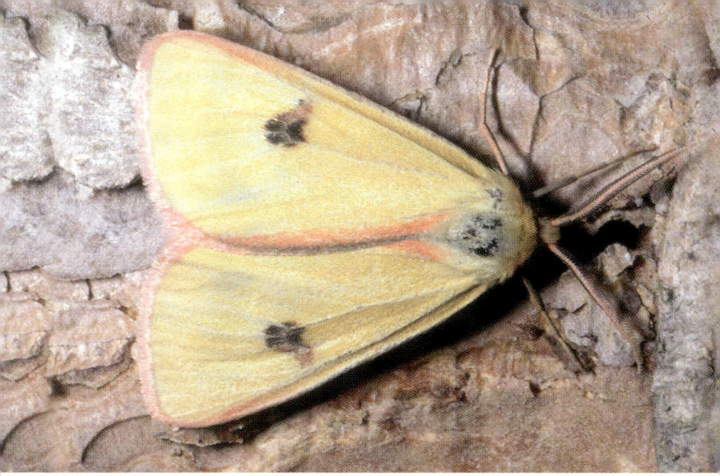

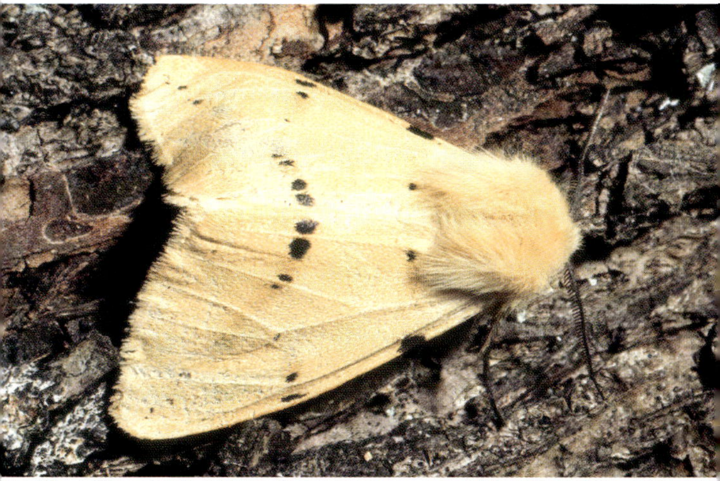

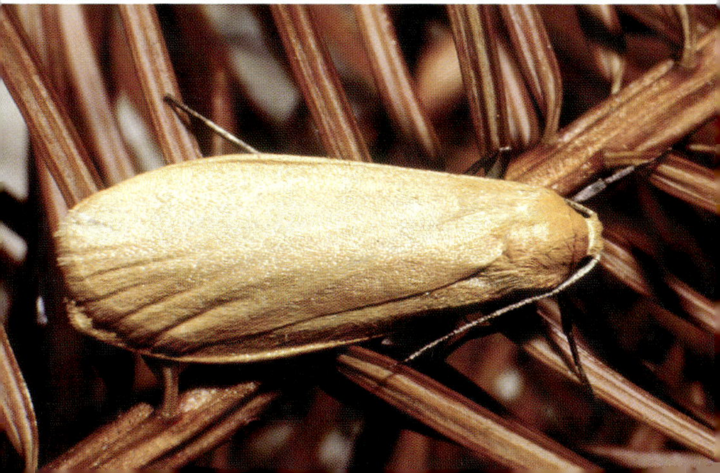

BÓMBIX DE LA ENCINA (HEMBRA)

Lasiocampa quercus L. (Lasiocámpidos)

Características: envergadura: 60-75 mm. Las alas de la hembra son de color ocre, a veces tirando a amarillo, con una banda transversal de color más claro. En cada ala anterior es claramente visible un punto blanco con borde oscuro (*ver* macho, pág. 154).

Hábitat: bosques claros y terrenos pantanosos, en la llanura y en la montaña. Especie bastante común.

Distribución geográfica: Europa, Asia Menor y templada, hasta los montes Altai.

Observaciones: vuela de junio a agosto. La hembra vuela de noche, pero en ocasiones se puede observar por la tarde, sobre todo en la montaña. Su vuelo es lento y vacilante. La oruga está cubierta de pelos muy cortos de color pardo grisáceo, con los espacios entre segmentos de color negro. Se alimenta de las hojas de diversos caducifolios, entre ellos el roble.

• ALAS DE COLOR OCRE A AMARILLENTO • PUNTO BLANCO CON BORDE OSCURO EN CADA ALA ANTERIOR • LA ORUGA SE DESARROLLA SOBRE DIVERSOS ÁRBOLES CADUCIFOLIOS.

Selenia dentaria

Selenia dentaria Fabricius (Geométridos)

Características: envergadura: 32-42 mm. El color de fondo de las alas es ocre claro a marrón, con líneas gruesas y oscuras que cruzan las alas anteriores. Los individuos de la generación de primavera son más grandes y de color más claro que los de la generación de verano. Las alas anteriores presentan un contorno irregular.

Hábitat: lindes y claros de bosques, setos, parques y jardines con arbolado. Especie común.

Distribución geográfica: Europa y Asia templada, hasta Kamchatka.

Observaciones: vuela en abril y mayo (primera generación) y entre julio y septiembre (segunda generación). En posición de reposo, la mariposa mantiene las alas levantadas por encima del cuerpo asemejándose a una hoja seca. La oruga, de color marrón, adquiere el aspecto de una ramita cuando se queda rígida e inmóvil. Se alimenta de las hojas de diversos árboles y arbustos, como encinas, abedules, sauces, lilas, etc.

• ALAS ANTERIORES DE CONTORNO IRREGULAR • LÍNEAS GRUESAS Y OSCURAS CRUZAN LAS ALAS • LA ORUGA SE MIMETIZA, CONFUNDIÉNDOSE CON UNA RAMITA.

FANTASMA (HEMBRA)

Hepialus humuli L. (Hepiálidos)

Características: envergadura: 50-75 mm. Las alas anteriores son de color amarillo azufre a pardusco, con un dibujo rojo pardusco más o menos definido. Las alas posteriores son de color amarillo azufre a gris rojizo y carecen de dibujo. El macho, por lo general más pequeño, tiene las alas anteriores de color blanco plateado.

Hábitat: praderas y otros lugares herbosos con abundante vegetación. Especie bastante común localmente.

Distribución geográfica: centro y norte de Europa.

Observaciones: vuela en junio y julio. Durante el periodo de reproducción, los individuos de ambos sexos vuelan a la hora del crepúsculo. La oruga es de color blanco crema a amarillento, con pequeños puntitos negros y finas sedas negras poco numerosas. La cabeza es marrón. Se alimenta en el suelo sobre diversas plantas nutricias de raíces robustas.

• ALAS ANTERIORES CON DIBUJO ROJO PARDUSCO • ALAS POSTERIORES SIN DIBUJO • LA ORUGA SE DESARROLLA EN EL SUELO.

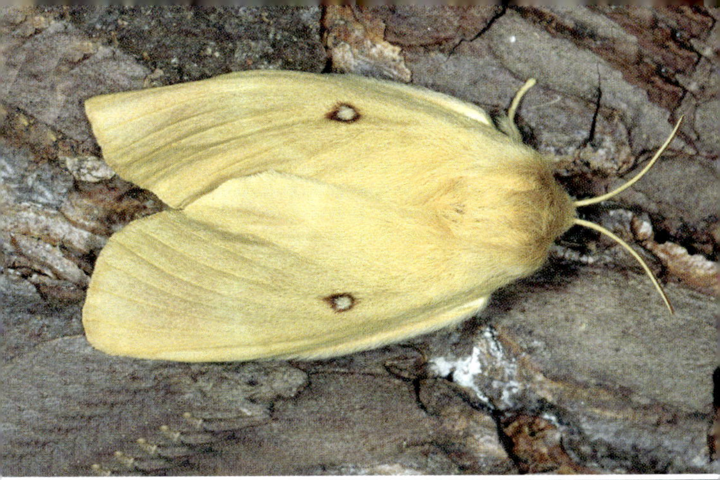
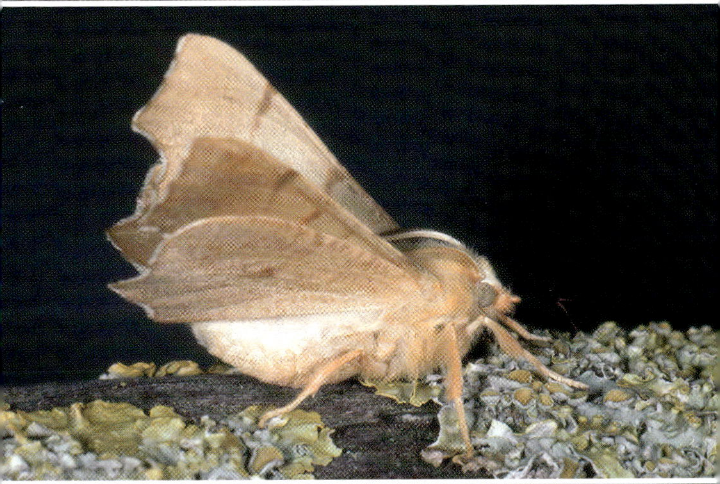
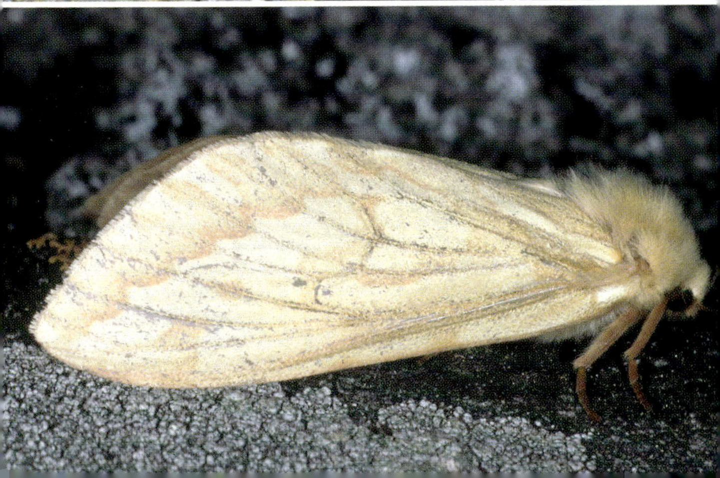

Spiris striata (MACHO)

Spiris striata L. (Árctidos)

Características: envergadura: 34-44 mm. Las alas anteriores son de color amarillo claro, con el espacio entre nervaduras fuertemente tintado de negro en los machos y muy ligeramente en las hembras; en ambas alas presenta una mancha negra, a menudo separada en dos puntos en las hembras. Las alas posteriores son de color amarillo miel, con reborde negro de grosor variable.

Hábitat: praderas, biotopos herbáceos, brezales secos. Especie cada vez más escasa.

Distribución geográfica: casi toda Europa.

Observaciones: vuela de mayo a septiembre. Únicamente el macho es activo durante el día, volando a ras del suelo en zigzag para buscar hembras. La oruga es de color marrón oscuro, con una fina línea pardo anaranjada sobre el dorso y otra blanco sucio en los flancos; presenta, además, verrugas y cortos pelos rojizos. Se alimenta de diversas plantas herbáceas de porte bajo.

• ALAS ANTERIORES AMARILLAS CON LÍNEAS NEGRAS MÁS O MENOS MARCADAS • ALAS POSTERIORES AMARILLAS CON REBORDE NEGRO • LA ORUGA SE DESARROLLA SOBRE DIVERSAS PLANTAS HERBÁCEAS.

Setina ramosa

Setina ramosa Esper (Árctidos)

Características: envergadura: 26-34 mm. Las alas anteriores son de color amarillo vivo intenso a amarillo anaranjado, con tres filas de puntos negros que pueden fusionarse a lo largo de las nervaduras. Las alas posteriores presentan los mismos tonos, pero más claros, con algunas manchitas negras en número e intensidad variables sobre el borde exterior.

Hábitat: en lugares rocosos. Especie bastante común, pero localizada.

Distribución geográfica: Alpes, desde Francia hasta Austria.

Observaciones: vuela de abril a septiembre. Esta mariposa vuela preferentemente por la mañana, antes de que haga demasiado calor. La oruga es gris negruzca, con manchas amarillas alineadas sobre el dorso y los flancos, así como verrugas con largos pelos.

• ALAS ANTERIORES AMARILLAS CON TRES FILAS DE PUNTOS NEGROS • LOS PUNTOS NEGROS ESTÁN A VECES FUSIONADOS A LO LARGO DE LAS NERVADURAS • LA ORUGA SE DESARROLLA SOBRE LÍQUENES.

AJEDREZADA DE PALLAS

Carterocephalus palaemon Pallas (Hespéridos)

Características: envergadura: 22-28 mm. Las alas son de color pardo negruzco, con numerosas manchas ocres, más abundantes sobre las alas anteriores; es muy característico el borde exterior, recorrido por una franja ajedrezada.

Hábitat: lindes y claros, praderas, campos sin cultivar. Especie común localmente en zonas de relieve pronunciado.

Distribución geográfica: centro y norte de Europa, Asia templada, hasta Japón, América del Norte.

Observaciones: vuela de abril a julio. La mariposa gusta de libar las flores del jacinto silvestre y la consuelda. El macho tiene un vuelo muy activo y presenta un comportamiento territorial, posado sobre un arbusto o un tallo alto de gramínea. La oruga es de color verde pálido, con una mancha negra en el extremo del abdomen. Se desarrolla sobre las gramíneas y se envuelve en una especie de tubo formado por una hoja enrollada.

• ALAS DE COLOR PARDO NEGRUZCO CON MANCHAS OCRÁCEAS Y AMPLIO REBORDE DE DIBUJO CARACTERÍSTICO • LA ORUGA SE DESARROLLA SOBRE GRAMÍNEAS Y SE FABRICA UN REFUGIO CON UNA HOJA ENROLLADA.

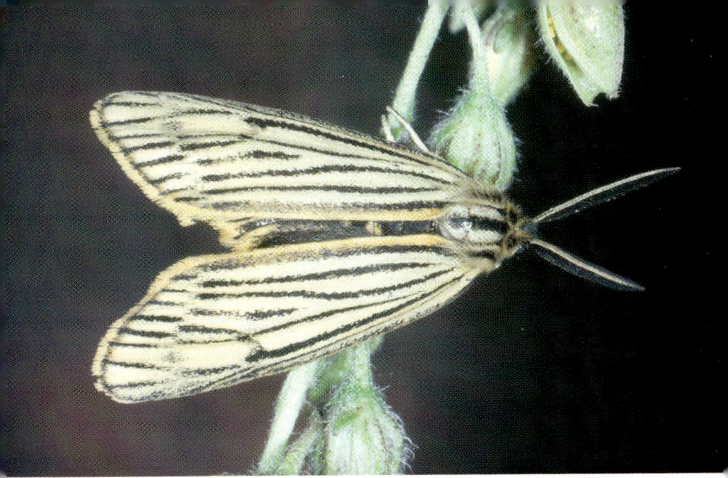
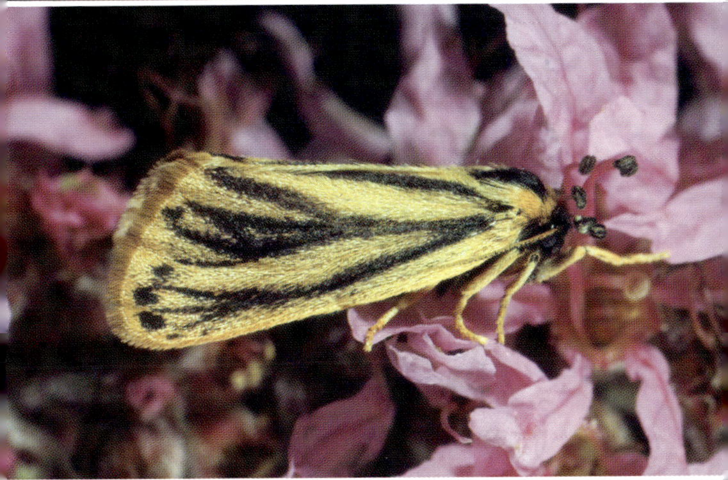
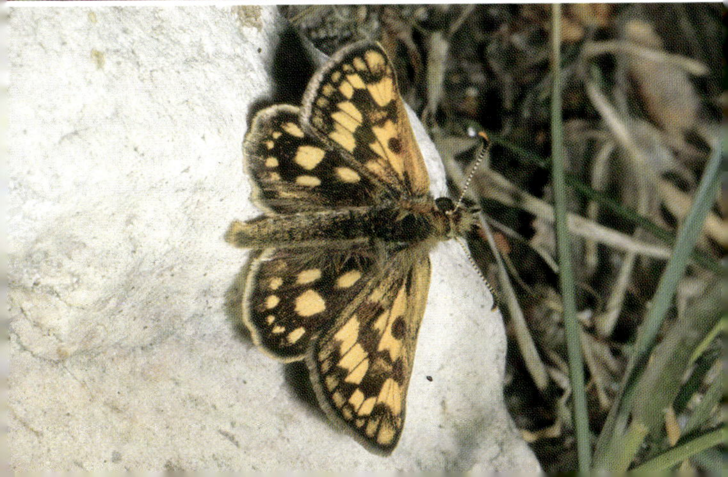

MARIPOSA DE LOS MUROS (FORMA SEPTENTRIONAL)

Pararge aegeria L. (Ninfálidos)

Características: envergadura: 32-42 mm. Las alas anteriores son de color pardo oscuro, con manchas amarillas en las poblaciones del norte y manchas naranjas en las poblaciones del sur (*ver* pág. 78). En las alas anteriores muestra un ocelo con el centro claro, mientras que en las alas posteriores desarrolla tres o cuatro ocelos.
Hábitat: bosques aclarados, setos, parques y jardines con arbolado. Especie bastante común.
Distribución geográfica: Europa, norte de África y Asia occidental.
Observaciones: vuela de marzo a septiembre. Esta mariposa busca preferentemente lugares casi umbríos, donde la luz del sol se filtra a través del follaje. El macho suele posarse en un lugar soleado, sobre una hoja lo suficientemente elevada para vigilar su pequeño territorio. La oruga es de color verde pálido, con una raya oscura dorsal, y se alimenta de numerosas especies de gramíneas.

• ALAS DE COLOR PARDO OSCURO, CON MANCHAS AMARILLAS • TRES O CUATRO OCELOS NEGROS CON EL CENTRO CLARO SOBRE LAS ALAS POSTERIORES • LA ORUGA SE DESARROLLA SOBRE GRAMÍNEAS.

Eulithis testata

Eulithis testata L. (Geométridos)

Características: envergadura: aproximadamente 30 mm. Las alas anteriores son de color ocre claro, con líneas transversales onduladas más oscuras que delimitan una banda pequeña y otra grande de coloración más intensa. En el extremo presenta una gran mancha oscura. Las alas posteriores son de color entre blanquecino y marrón claro.
Hábitat: bosques frescos, turberas, zonas húmedas. Especie poco común.
Distribución geográfica: centro y norte de Europa, Asia templada, hasta Siberia, América del Norte.
Observaciones: vuela de junio a septiembre. Esta mariposa nocturna es atraída por las luces, pero también puede volar de día. La oruga es blanquecina, recorrida por varios anillos negros y una línea más oscura en el dorso. Vive principalmente sobre abedules y sauces, pero también en distintos tipos de brezo.

• LÍNEAS TRANSVERSALES ONDULADAS • MANCHA OSCURA EN EL EXTREMO DE LAS ALAS • LA ORUGA ES BLANQUECINA, CON VARIOS ANILLOS OSCUROS.

Ematurga atomaria (FORMA OCRE)

Ematurga atomaria L. (Geométridos)

Características: envergadura: 24-29 mm. El color de fondo de las alas es muy variable: desde blanco hasta castaño pasando por ocre y naranja. Las cuatro alas presentan un punteado oscuro y están atravesadas por dos o tres líneas discontinuas del mismo color, la del medio bifurcada en Y (*ver* la forma blanca, pág. 40).
Hábitat: lindes y claros de bosques, brezales, campos sin cultivar y otros medios abiertos. Especie común.
Distribución geográfica: Europa y Asia templada, hasta Siberia.
Observaciones: vuela en abril y mayo (primera generación) y en agosto y septiembre (segunda generación). Esta mariposa vuela durante el día. La oruga es verde o parda, con puntos blancos y rombos claros sobre el dorso, y líneas negruzcas discontinuas sobre los flancos. Se alimenta de brezo, retama y otras plantas de porte bajo.

• COLOR DE LAS ALAS VARIABLE • DOS O TRES LÍNEAS DISCONTINUAS OSCURAS, UNA DE ELLAS EN Y • LA ORUGA ES VERDE O PARDA, CON MANCHAS RÓMBICAS.

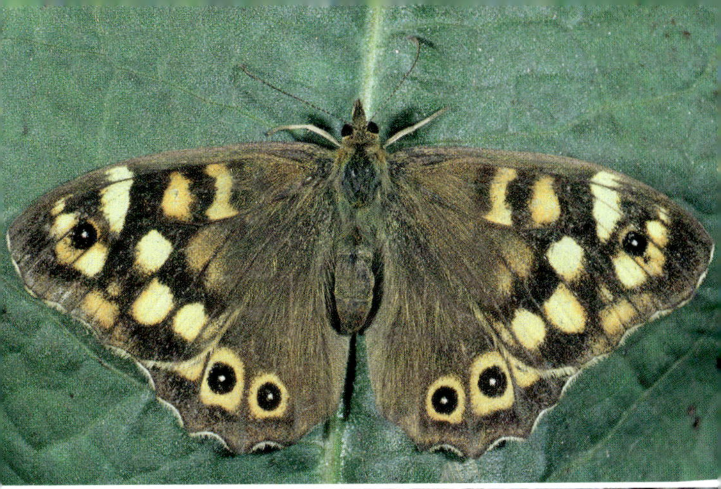

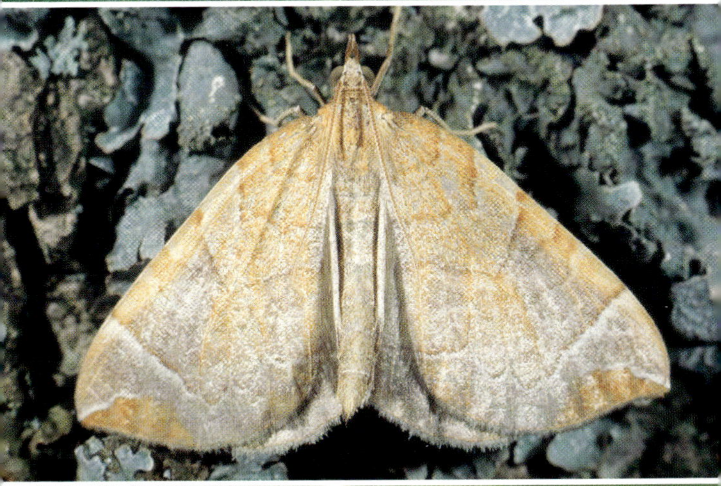

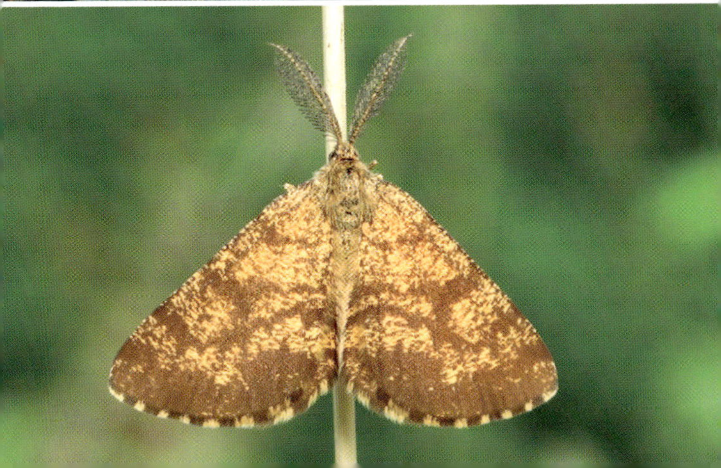

Camptogramma bilineata

Camptogramma bilineata L. (Geométridos)

Características: envergadura: 24-28 mm. El color de fondo de las alas es amarillo dorado a pardo, con numerosas líneas sinuosas transversales blancas o marrones. Una estrecha banda sinuosa de color pardo con reborde blanco atraviesa las alas anteriores.

Hábitat: bosques aclarados, lindes, setos, campos sin cultivar con abundante maleza, jardines. Especie común.

Distribución geográfica: Europa y Asia central templada.

Observaciones: vuela de abril a septiembre. Esta especie presenta dos generaciones anuales bien diferenciadas y suele desaparecer hacia la mitad del verano. La oruga es muy variable (verde, rojiza o gris), con una línea oscura y dos líneas claras en el dorso, así como una banda clara en cada flanco. Vive sobre numerosas plantas bajas, sobre todo acedera *(Rumex acetosa)*, así como diente de león, *Stellaria media*, etc.

• NUMEROSAS LÍNEAS SINUOSAS BLANCAS Y MARRONES • ESTRECHA BANDA SINUOSA PARDA CON REBORDE BLANCO • LA ORUGA ES MUY VARIABLE.

PANTERA MANCHADA

Pseudopanthera macularia L. (Geométridos)

Características: envergadura: 25-30 mm. El color de fondo de las alas varía entre amarillo pálido y amarillo anaranjado, con numerosas manchas irregulares de color marrón o negro, más o menos dispuestas en líneas discontinuas, sobre todo en las alas posteriores.

Hábitat: lindes y claros, bosques aclarados, setos, campos sin cultivar. Especie común.

Distribución geográfica: Europa y Asia templada, hasta China.

Observaciones: vuela de marzo a julio. La pantera manchada suele volar de día y gusta de posarse en el suelo para beber en los charcos de agua. La oruga se desarrolla sobre diversas plantas bajas, principalmente achicoria y ortiga fétida, pero también sobre la menta, la salvia y la gatuña.

• AMARILLO PÁLIDO A AMARILLO ANARANJADO • NUMEROSAS MANCHAS MARRONES O NEGRAS • LA ORUGA SE DESARROLLA SOBRE DIVERSAS PLANTAS BAJAS.

NOCTUIDO DE LA ALCACHOFA

Gortyna flavago Denis y Schiffermuller (Noctuidos)

Características: envergadura: 32-42 mm. El color de fondo de las alas anteriores es amarillento, con manchas y borde de color marrón púrpura. En el centro destaca una mancha redonda, de color claro, con el centro más oscuro. Las alas posteriores son de color ocre claro.

Hábitat: bosques aclarados, praderas, campos sin cultivar, pantanos, jardines. Especie bastante común.

Distribución geográfica: en casi toda Europa.

Observaciones: vuela de agosto a octubre. Esta mariposa se localiza principalmente en lugares frescos o húmedos. La oruga es de color amarillo claro, a veces de tonalidad rojiza o púrpura, con grandes puntos negruzcos repartidos por todo el cuerpo. Abre túneles en los tallos de numerosas plantas herbáceas o arbustos, tanto silvestres como cultivados. Los brotes de las plantas atacadas se marchitan y mueren.

• MANCHA REDONDA DE COLOR CLARO CON EL CENTRO MÁS OSCURO • BORDE MARRÓN PÚRPURA • LA ORUGA SE DESARROLLA EN LOS TALLOS DE LAS PLANTAS.

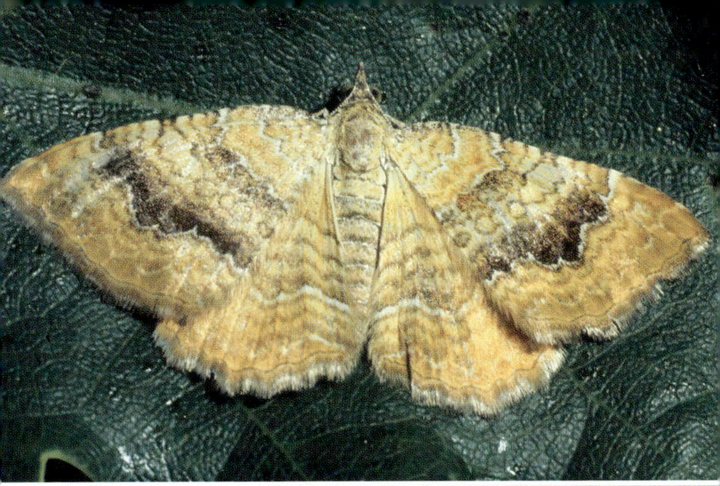
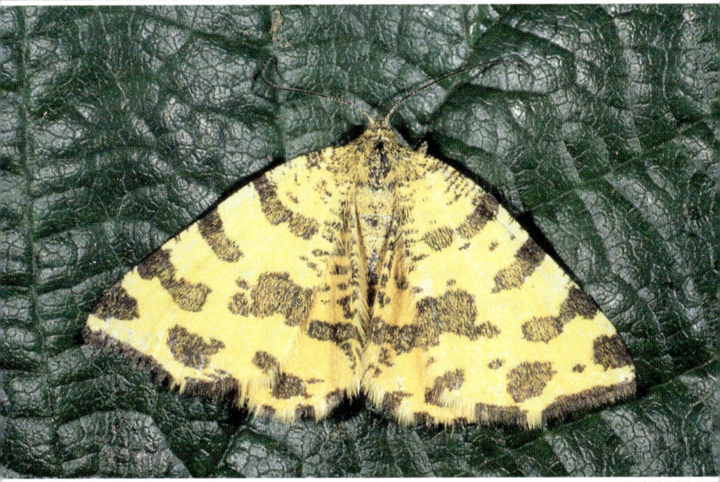
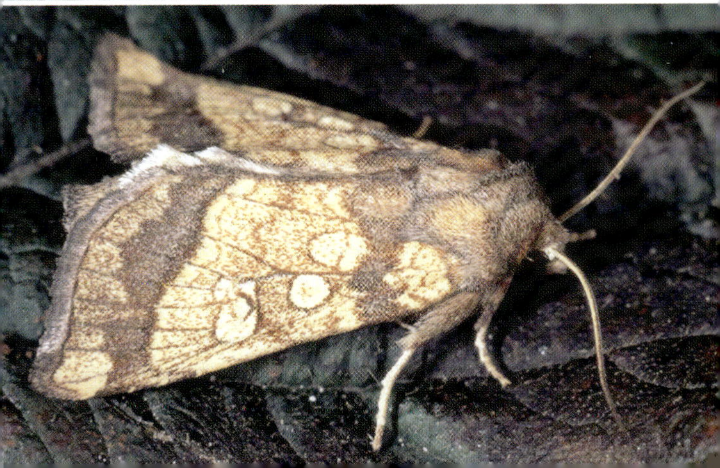

NOCTUIDO DE LOS SEMBRADOS

Agrotis segetum Denis y Schiffermuller (Noctuidos)

Características: envergadura: 38-44 mm. Las alas anteriores son amarillentas, con manchas de color marrón oscuro, algunas destacadas en negro, formando complejos dibujos. Las alas posteriores son de color blanco nacarado. Las hembras son, generalmente, más oscuras que los machos.

Hábitat: praderas, terrenos baldíos, cultivos, jardines. Especie común.

Distribución geográfica: Europa, África, Asia, América. Ampliamente extendida por el hombre.

Observaciones: vuela de mayo a julio. La oruga es de color marrón grisáceo brillante, con tintes amarillentos o rojizos, con puntos negros y líneas negras más o menos diferenciadas sobre el dorso. Comienza devorando las hojas de numerosas plantas bajas antes de penetrar en el suelo para roer las raíces.

• DIBUJOS COMPLEJOS EN TONOS OSCUROS, ALGUNOS DESTACADOS EN NEGRO • ALAS POSTERIORES DE COLOR BLANCO NACARADO • LA ORUGA COMPLETA SU FASE FINAL EN LA TIERRA.

Clostera curtula

Clostera curtula L. (Notodóntidos)

Características: envergadura: 25-35 mm. Las alas anteriores son de color pardo claro algo grisáceo, con cuatro líneas transversales blanquecinas, la última de las cuales rodea una enorme mancha de color chocolate en la punta de las alas. El tórax presenta un abultamiento de pelos grisáceos a ambos lados y por detrás, de color chocolate en la parte dorsal y anterior.

Hábitat: lindes y claros de bosques, setos, terrenos con maleza, parques con arbolado. Especie común.

Distribución geográfica: Europa y Asia templada, hasta Siberia.

Observaciones: vuela en abril y mayo (primera generación) y en julio y agosto (segunda generación). Esta mariposa, y particularmente el macho, es activo durante la noche, sobre todo después de medianoche. La oruga es de color verde claro, con finos motivos negros y manchas de color amarillo azufre. Se alimenta sobre sauces, chopos y otros árboles planifolios.

• CUATRO LÍNEAS TRANSVERSALES BLANQUECINAS • GRAN MANCHA COLOR CHOCOLATE EN EL EXTREMO DEL ALA • LA ORUGA SE DESARROLLA SOBRE SAUCES Y CHOPOS.

MACAÓN

Papilio machaon L. (Papiliónidos)

Características: envergadura: 50-75 mm. Las alas son de color amarillo o blanco crema, con numerosas líneas, manchas y franjas negras. Las alas posteriores presentan una amplia franja sinuosa negra, con manchas azules y una gran mancha roja. Al final de las alas posteriores presentan unas prolongaciones o «colas».

Hábitat: medios abiertos, jardines. Especie común en el sur y más rara en el norte.

Distribución geográfica: Europa, norte de África, Asia y América del Norte.

Observaciones: vuela de abril a septiembre. Esta mariposa vuela en dos (a veces tres) generaciones anuales. Se desplaza fácilmente con un vuelo potente, y su comportamiento migratorio permite observarla en un área bastante extensa. La oruga es muy llamativa, de color verde pálido, con anillos negros y puntitos naranjas. Se desarrolla sobre umbelíferas, principalmente hinojo y zanahoria.

• ALAS POSTERIORES CON UNA PEQUEÑA «COLA» • MANCHA ROJA CON REBORDE AZUL • LA ORUGA ES DE COLOR VERDE PÁLIDO, CON ANILLOS NEGROS.

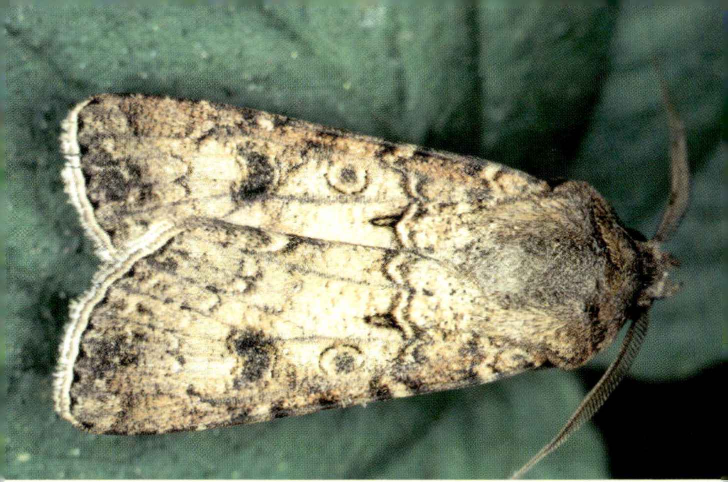
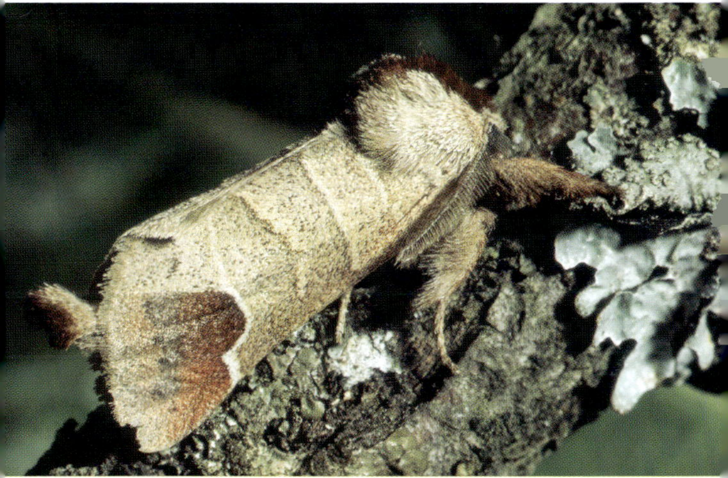
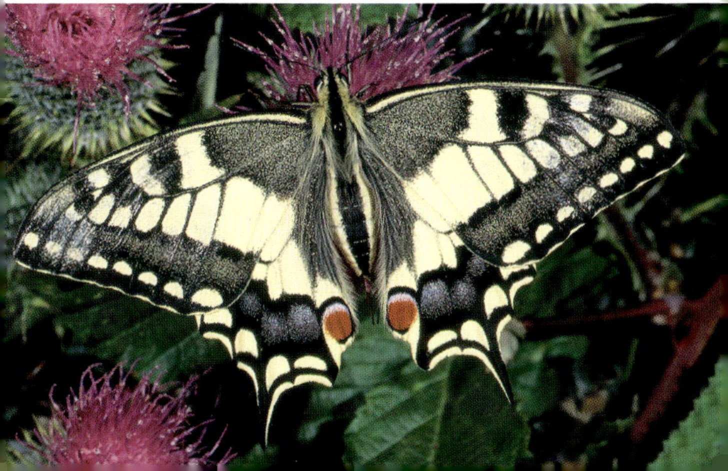

COLA DE GOLONDRINA MERIDIONAL

Papilio alexanor Esper (Papiliónidos)

Características: envergadura: 60-70 mm. El color de fondo de las alas es amarillo en las mariposas recién salidas, blanquecino en los individuos más viejos, con dibujos negros que forman bandas verticales. El borde exterior de las cuatro alas está recorrido por una banda azul entre dos líneas negras y termina en una mancha roja a la altura de la cola terminal de las alas posteriores.

Hábitat: laderas rocosas y soleadas, lechos secos de torrentes. Especie bastante rara.

Distribución geográfica: sur de Europa y Asia occidental.

Observaciones: vuela de abril a julio. El adulto muestra preferencia por las flores de color rosa o violeta, por lo que suele libar las flores de cardo y de *Centranthus*. La oruga es de color blanco crema, con manchas negras marcadas de rojo y un poco de azul. Se alimenta sobre algunas plantas de la familia de las umbelíferas.

• DIBUJOS NEGROS FORMANDO BANDAS VERTICALES • COLA DE TAMAÑO MEDIO • LA ORUGA ES DE COLOR BLANCO CREMA, NEGRO Y ROJO.

MARIPOSA DE LAS ARISTOLOQUIAS

Zerynthia polyxena Denis y Schiffermuller (Papiliónidos)

Características: envergadura: 40-52 mm. El color de fondo de las alas es amarillo blanquecino con numerosas bandas y líneas negras. En las alas posteriores presenta una sucesión de manchas rojas con reborde negro. La banda negra que recorre el borde exterior de las alas es muy ondulada. Carece de cola en las alas posteriores.

Hábitat: praderas, extensiones de hierba, brezales, laderas, terrenos baldíos. Especie bastante común, pero localizada.

Distribución geográfica: sur de Europa y Asia Menor.

Observaciones: vuela de marzo a abril. Suele buscar medios cálidos y con una buena exposición, hasta el punto de que habitualmente sólo vuela a pleno sol. La oruga es blanquecina o marrón claro, con dibujos marrones y cuatro filas de verrugas rojizas con el extremo negro. Se alimenta de aristoloquias.

• ALAS ANTERIORES SIN MANCHAS ROJAS • SIN COLA EN LAS ALAS POSTERIORES • LA ORUGA PRESENTA VERRUGAS ROJAS Y NEGRAS.

MARIPOSA ARLEQUÍN

Zerynthia rumina L. (Papiliónidos)

Características: envergadura: 45-50 mm. Las cuatro alas tienen un fondo amarillo, a veces blanquecino, con numerosas manchas negras y algunas manchas rojas. Carece de cola en las alas posteriores.

Hábitat: monte bajo con vegetación mediterránea (maquis, garriga) y laderas pedregosas de cerros soleados. Especie bastante común, pero localizada.

Distribución geográfica: en Europa únicamente se observa en el sur de Francia y en la península Ibérica. También en el norte de África.

Observaciones: vuela de marzo a junio. La mariposa arlequín parece beneficiarse de los incendios, que favorecen el que se desarrolle la formación de matorrales (garriga y maquis). La oruga es blanquecina a grisácea, con manchas negras y verrugas plumosas en dorso y flancos. Se alimenta únicamente de aristoloquias.

• GRANDES MANCHAS ROJAS EN LAS ALAS ANTERIORES • CARECE DE COLA EN LAS ALAS POSTERIORES • VERRUGAS BLANQUECINAS SOBRE EL CUERPO DE LA ORUGA.

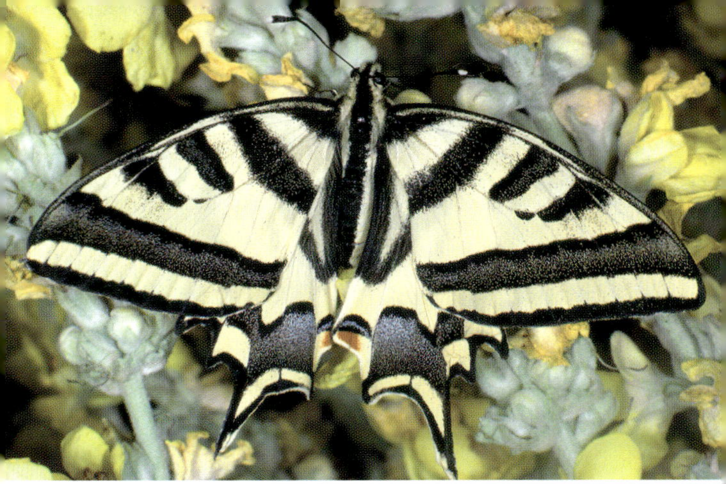
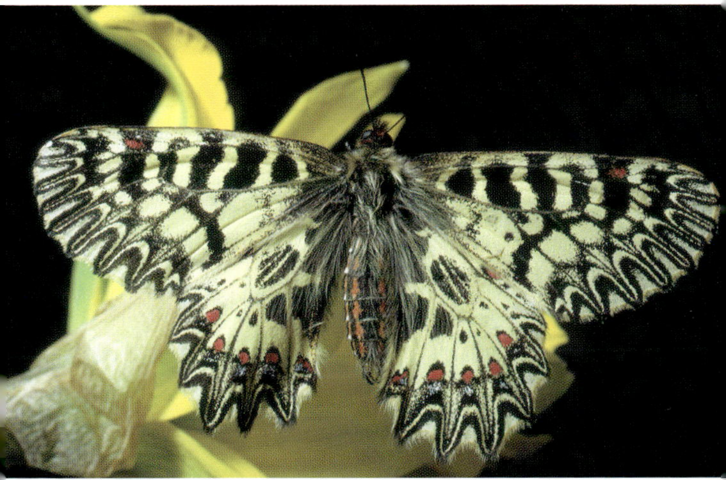
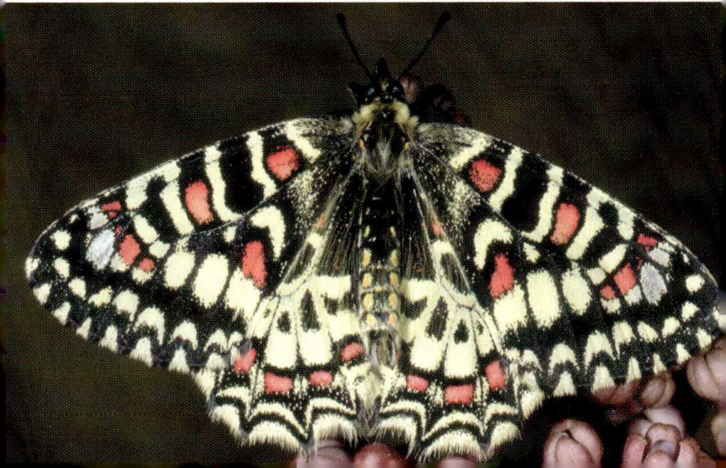

MANTO DE ORO (MACHO)

Heodes virgaureae L. (Licénidos)

Características: envergadura: 30-34 mm. Las alas del macho son de color rojo anaranjado, con un amplio reborde negro; las alas de la hembra son de color naranja, con el reborde marrón y manchas negras. El reverso de las alas posteriores, semejante en ambos sexos, es pardusco, con puntos negros y manchitas blancas irregulares.

Hábitat: lindes y claros de bosques, setos, praderas. Especie bastante común.

Distribución geográfica: Europa, Asia occidental y central, hasta Mongolia.

Observaciones: vuela de mayo a agosto. El imago liba las flores de la vara de oro *(Solidago virga-aurea)*, de ahí su nombre específico, pero también frecuenta las flores de otras plantas compuestas, como la margarita. La oruga es verde, cubierta de cortos pelos blancos, y se alimenta de la acedera.

• DE COLOR ROJO ANARANJADO CON EL BORDE NEGRO EN EL ANVERSO • DE COLOR PARDO AMARILLENTO, CON PEQUEÑAS MANCHAS BLANCAS EN EL REVERSO • LA ORUGA ES VERDE, CON PELOS BLANCOS.

MANTO DE COBRE

Palaeochrysophanus hippothoe L. (Licénidos)

Características: envergadura: 32-35 mm. Las alas del macho son de color rojo anaranjado, con un amplio reborde negro; las alas de la hembra son de color naranja y pardo, con manchas negras. El reverso de las alas posteriores, similar en ambos sexos, es gris, con una banda naranja y numerosos puntos negros con reborde blanco.

Hábitat: claros, prados, pastizales. Esta especie ha pasado a ser más escasa en la llanura y más común en la montaña.

Distribución geográfica: Europa y Asia templada, hasta el río Amur.

Observaciones: vuela de junio a agosto. Esta mariposa, ausente en las llanuras a baja altitud, vive en colinas y montañas a partir de los 400 m. Los machos defienden un pequeño territorio durante el periodo reproductor. La oruga es de color verde, con cortos pelos oscuros, y se alimenta sobre la acedera.

• DE COLOR ROJO ANARANJADO CON EL BORDE NEGRO • LAS ALAS INFERIORES SON DE COLOR GRIS Y NARANJA, CON PUNTOS NEGROS RODEADOS DE BLANCO • LA ORUGA ES VERDE, CON PELOS OSCUROS.

LOBITO AGRESTE

Pyronia tithonus L. (Ninfálidos)

Características: envergadura: 32-40 mm. Las alas son de color leonado anaranjado, con amplio reborde pardo; hacia la base de las alas presenta una zona de color también pardo que en la hembra, sin embargo, está ausente. En el extremo de las alas anteriores muestra un ocelo negro con dos puntitos blancos en el centro.

Hábitat: lindes y claros de bosques, setos, praderas y campos sin cultivar con abundante maleza, jardines. Especie común.

Distribución geográfica: Europa, norte de África y Asia Menor.

Observaciones: vuela de julio a septiembre. Esta mariposa frecuenta los lugares con abundante matorral, donde encuentra refugio para sus larvas, particularmente entre las zarzas. La oruga es de color gris blanquecino, con una línea oscura en el dorso y pelos blanquecinos muy cortos.

• AMPLIO REBORDE DE COLOR PARDO • OCELO NEGRO CON DOS PUNTITOS BLANCOS • LA ORUGA ES GRISÁCEA, CON UNA LÍNEA DORSAL OSCURA.

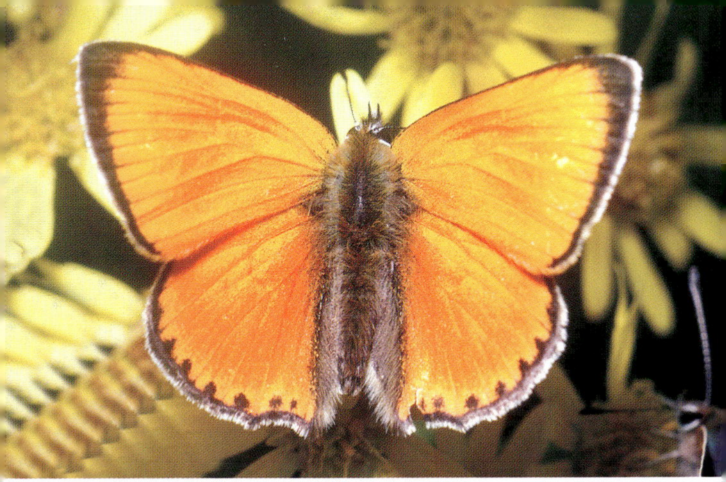
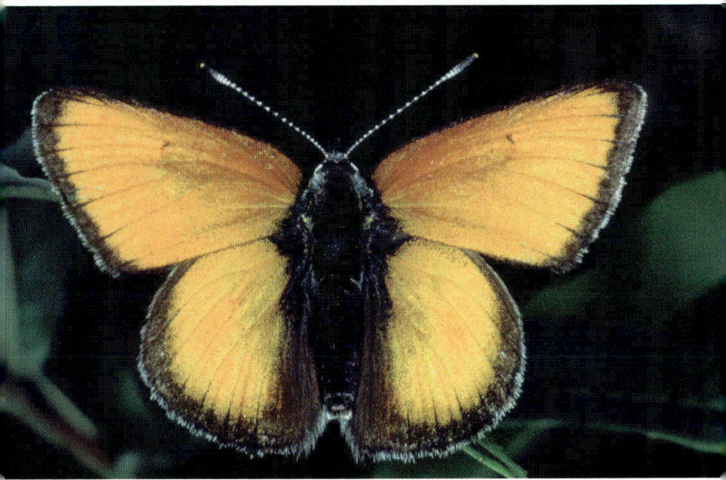
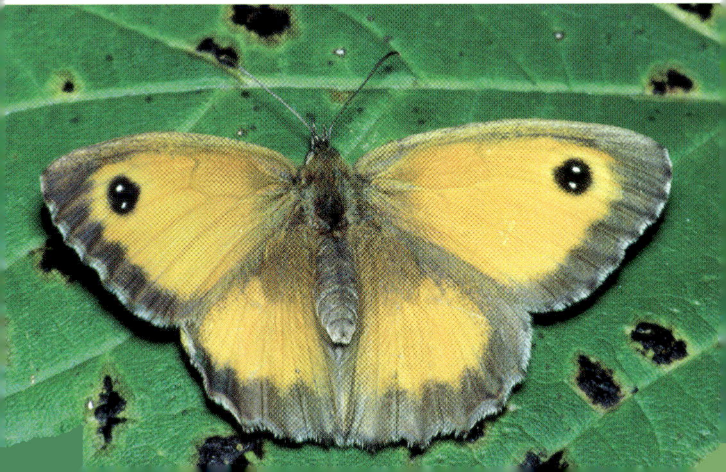

COLIAS COMÚN (MACHO)

Colias crocea Geoffroy (Piéridos)

Características: envergadura: 45-55 mm. Las alas son de color naranja, con un amplio reborde negro. Las alas anteriores presentan una mancha negra y las alas posteriores una mancha naranja. La hembra se distingue del macho por unas manchas amarillas en el reborde negro.

Hábitat: lindes, claros, praderas, campos sin cultivar y otros medios abiertos. Especie común.

Distribución geográfica: centro y sur de Europa, norte de África, Asia occidental.

Observaciones: vuela de abril a octubre. Esta mariposa, de marcado comportamiento migratorio, se encuentra allí donde crezcan flores para libar. La oruga es verde, con una banda clara marcada de rojo y destacada con puntos negros en cada flanco. Se desarrolla sobre leguminosas.

• AMPLIO REBORDE NEGRO • MANCHA NEGRA DELANTE Y NARANJA DETRÁS • ORUGA VERDE.

MARIPOSA TIGRE

Danaus chrysippus L. (Ninfálidos)

Características: envergadura: 70-85 mm. Las alas son de color naranja leonado, con las finas nervaduras destacadas en negro. En el centro de las alas posteriores muestra una mancha grande y dos más pequeñas de color negro. Todas las alas presentan una banda marginal negra con puntos blancos.

Hábitat: campos sin cultivar, jardines y otros medios abiertos costeros. Especie bastante escasa.

Distribución geográfica: sur de Europa, África, península arábiga, Asia tropical y Australia.

Observaciones: vuela de agosto a noviembre. Esta mariposa tropical ha llegado recientemente a Europa desde Egipto. La oruga es de color verde, con dos pequeñas elipses dorsales amarillas por segmento y tres pares de largos apéndices dorsales. Sus plantas nutricias corresponden en su mayoría a la familia de las asclepiadáceas.

• FINAS NERVADURAS NEGRAS • BANDA MARGINAL NEGRA CON PUNTOS BLANCOS EN LAS CUATRO ALAS • LA ORUGA PRESENTA TRES PARES DE APÉNDICES DORSALES.

MARIPOSA MONARCA

Danaus plexippus L. (Ninfálidos)

Características: envergadura: aproximadamente 100 mm. Las alas son de color naranja leonado, con las nervaduras fuertemente destacadas en negro. En medio de las alas posteriores presenta una pequeña mancha negra integrada en una nervadura. La banda marginal negra que rodea las alas muestra dos hileras de manchas blancas en la parte inferior.

Hábitat: visitante ocasional. Especie rara.

Distribución geográfica: América del Norte, Australia, Nueva Zelanda, Nueva Guinea, islas Canarias.

Observaciones: esta mariposa, oriunda de América del Norte, es conocida por sus largas migraciones. En otoño se reúne en grandes grupos de varios millones de individuos y desciende a lo largo de la costa americana hacia el sur; a veces, sin embargo, algunos individuos son arrastrados por violentas tempestades y arrojados sobre las costas atlánticas europeas.

• MARCADAS NERVADURAS NEGRAS • DOS HILERAS DE MANCHAS BLANCAS EN LA BANDA MARGINAL DE LAS ALAS • VISITANTE OCASIONAL.

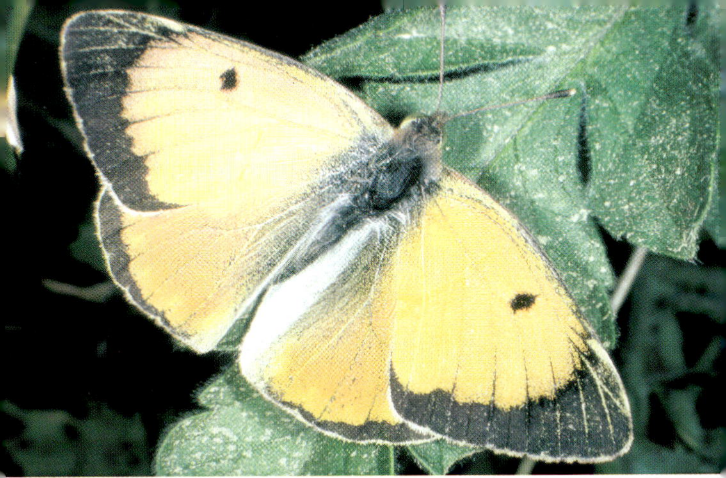
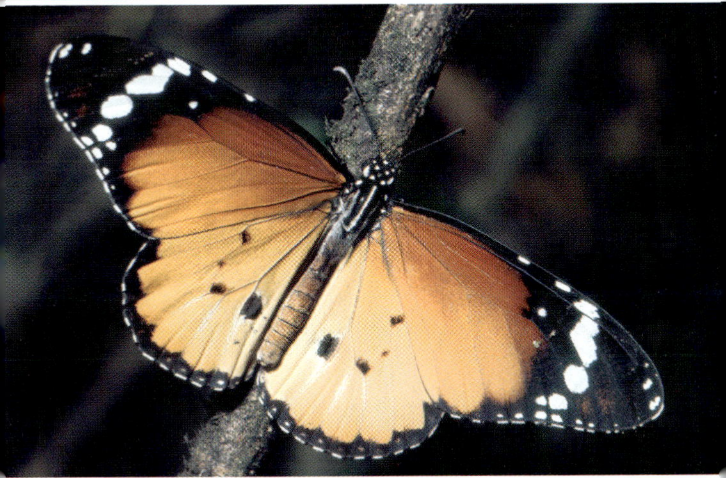
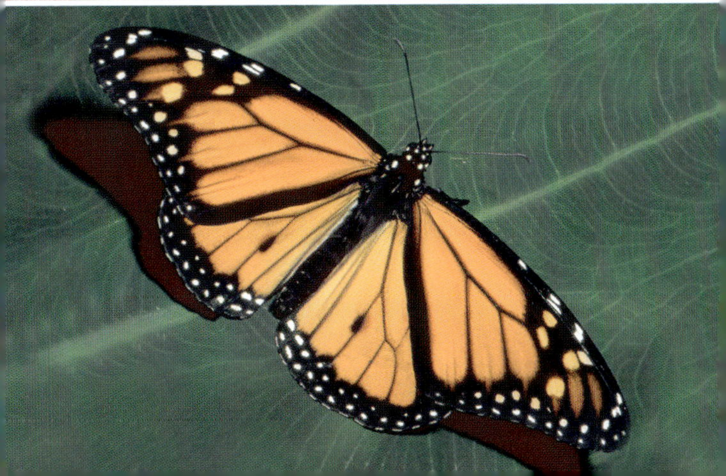

DORADA LÍNEA LARGA

Thymelicus sylvestris Poda (Hespéridos)

Características: envergadura: 26-30 mm. El anverso de las alas es de color naranja leonado, con fino reborde negro. El macho presenta, además, una gruesa línea negra en medio de las alas anteriores. El extremo de las antenas es de color leonado por debajo.

Hábitat: claros de bosques, praderas, caminos forestales, terraplenes con matorral. Especie bastante común.

Distribución geográfica: centro y sur de Europa, norte de África, Asia occidental.

Observaciones: vuela de mayo a septiembre. Provista de una larga trompa, esta especie liba preferentemente flores de cáliz profundo, como silenes o clavellinas. Su largo periodo de vuelo responde al conjunto de toda su área, ya que únicamente vuela unas semanas en cada sitio. La oruga es verde, con bandas más claras y más oscuras. Se alimenta de gran variedad de gramíneas.

• FINO REBORDE NEGRO • LAS ANTENAS SON DE COLOR LEONADO POR EL REVERSO • LA ORUGA ES VERDE, ALTERNANDO BANDAS CLARAS Y OSCURAS.

Ochlodes faunus (MACHO)

Ochlodes faunus Turati (Hespéridos)

Características: envergadura: 25-32 mm. Las cuatro alas son de color naranja leonado. Las alas anteriores del macho presentan una gruesa línea oblicua de color negro, ausente en la hembra. El reverso de las alas está marcado con difusas manchas amarillentas.

Hábitat: bosques aclarados, praderas y claros próximos a zonas boscosas. Especie común, si bien empieza a rarificarse en algunas zonas.

Distribución geográfica: Europa y Asia templada, hasta Japón.

Observaciones: vuela de junio a agosto. En reposo, la mariposa dispone sus alas posteriores en posición horizontal y mantiene las alas anteriores entrecerradas. Suele buscar las flores de zarza. La oruga es de color verde claro, con la cabeza marrón, y se desarrolla únicamente sobre gramíneas.

• ALAS DE COLOR NARANJA LEONADO • LÍNEA NEGRA SOBRE EL ALA ANTERIOR DEL MACHO • LA ORUGA ES DE COLOR VERDE CLARO, CON LA CABEZA MARRÓN.

MANTO BICOLOR

Lycaena phlaeas L. (Licénidos)

Características: envergadura: 22-27 mm. Las alas anteriores son de color naranja vivo, con reflejos cobrizos, salpicadas de manchas negras y con una banda externa de color marrón negruzco. Las alas posteriores son pardo negruzcas, con una banda exterior naranja.

Hábitat: praderas, campos sin cultivar y otros medios abiertos, principalmente sobre suelo arenoso. Especie muy común en algunas zonas.

Distribución geográfica: Europa, norte de África, Asia templada, América del Norte.

Observaciones: vuela de abril a octubre. El macho tiene un vuelo activo y defiende su pequeño territorio frente a otros machos de la misma especie. La oruga, redondeada por delante y puntiaguda por detrás, es de color verde a rojiza, normalmente con una línea dorsal roja. Se alimenta de las hojas de acedera.

• ALAS ANTERIORES DE COLOR NARANJA COBRIZO CON MANCHAS NEGRAS • ALAS POSTERIORES CON BORDE ANARANJADO • LA ORUGA SE DESARROLLA SOBRE LA ACEDERA.

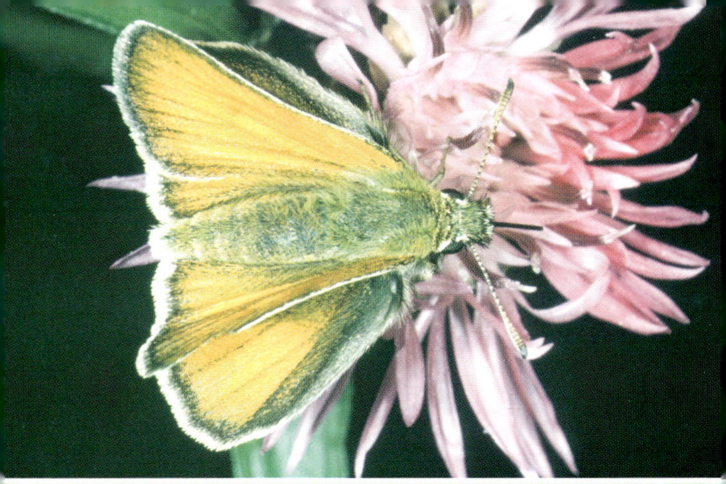
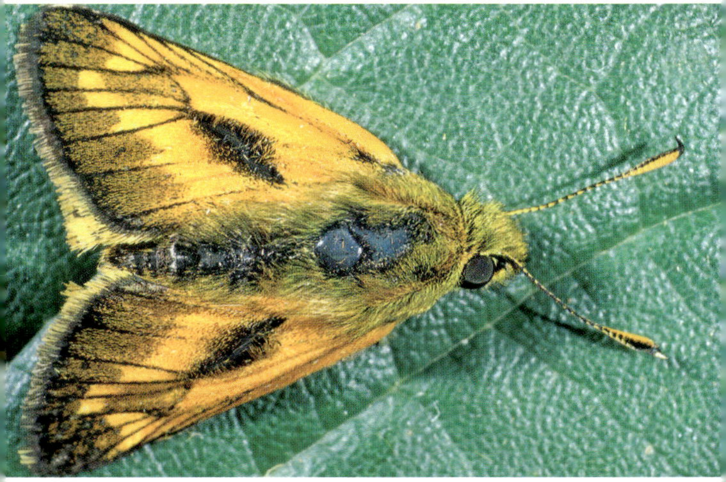
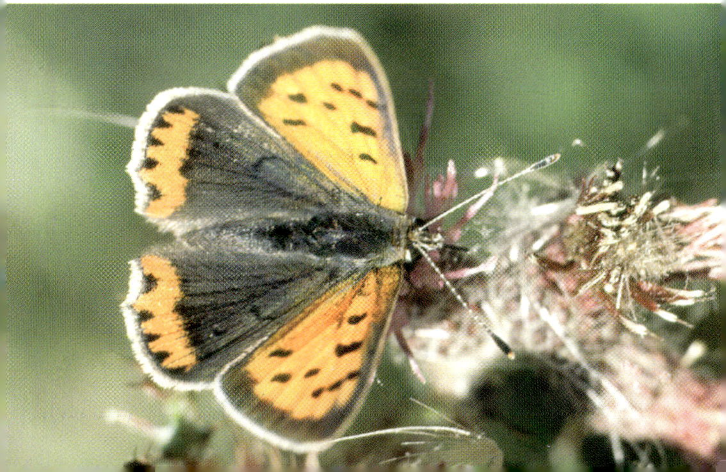

MANTO PÚRPURA

Heodes alciphron Rottemburg (Licénidos)

Características: envergadura. 32-38 mm. El anverso de las alas es de color anaranjado, con grandes puntos negros sobre las alas anteriores, con reflejos violetas más o menos acentuados en el macho. El reverso de las alas posteriores es grisáceo, salpicado de manchas negras de reborde blanco, con una banda marginal anaranjada.
Hábitat: lindes y prados floridos, brezales y zonas arbustivas y de matorral. Especie poco común y localizada.
Distribución geográfica: sur y centro de Europa, norte de África, Asia occidental.
Observaciones: vuela de mayo a agosto. Esta mariposa busca lugares cálidos y soleados, a menudo arenosos o rocosos, con abundantes flores, y gusta particularmente de las flores del tomillo serpol. La oruga es verde, con cortos pelos blanquecinos y parduscos.

• DE COLOR NARANJA CON MANCHAS NEGRAS • REFLEJOS VIOLÁCEOS EN EL MACHO • LA ORUGA ES VERDE Y SE DESARROLLA SOBRE LA ACEDERA.

MANTO OSCURO (HEMBRA)

Heodes tityrus Poda (Licénidos)

Características: envergadura: 28-32 mm. Las alas anteriores son de color leonado, con manchas negras; las alas posteriores son de color pardo, con una hilera de manchas en media luna de color naranja. El reverso de las alas posteriores es gris amarillento, con puntos negros y, en ocasiones, una fila de manchas naranjas. El anverso de las alas del macho es de color pardo oscuro con manchas negras.
Hábitat: lindes y claros de bosques, praderas, brezales, campos sin cultivar. Especie común, pero bastante localizada.
Distribución geográfica: centro y sur de Europa, Asia hasta el oeste de Siberia.
Observaciones: vuela de mayo a octubre. En la montaña, así como en el centro de Europa, se dan dos generaciones muy marcadas y desaparece en junio. La oruga es de color verde, con cortos pelos marrones.

• ALAS ANTERIORES DE COLOR LEONADO CON MANCHAS NEGRAS • MANCHAS NARANJAS EN FORMA DE MEDIA LUNA SOBRE LAS ALAS POSTERIORES • LA ORUGA ES VERDE, CON CORTOS PELOS MARRONES.

FALENA DEL CIRUELO (MACHO)

Angerona prunaria L. (Geométridos)

Características: envergadura: 36-40 mm. El fondo de las alas del macho es anaranjado, mientras que el de las hembras es amarillo ocráceo, con abundantes estrías marrones y franjas entrecortadas del mismo tono. En algunos individuos se pueden observar en las alas unas zonas más anchas de color marrón como resultado de la fusión de las estrías.
Hábitat: bosques aclarados, setos, campos de maleza, pantanos, jardines. Especie bastante común.
Distribución geográfica: Europa y Asia templada, hasta Japón.
Observaciones: vuela de mayo a julio. Esta mariposa se muestra activa después de atardecer y durante el crepúsculo. Le atrae la luz. La oruga es de color pardusco claro a pardo grisáceo, con dos largas protuberancias cónicas en el dorso hacia el extremo del abdomen. Cuando permanece inmóvil se asemeja a una ramita. Se alimenta de las hojas de numerosos árboles, principalmente frutales.

• PEQUEÑAS Y NUMEROSAS ESTRÍAS MARRONES • EL MACHO ES NARANJA, Y LA HEMBRA, AMARILLA • LA ORUGA PRESENTA DOS LARGAS PROTUBERANCIAS.

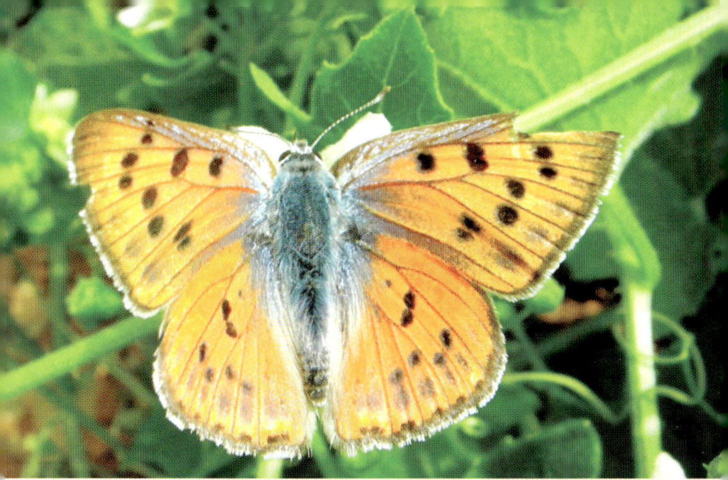
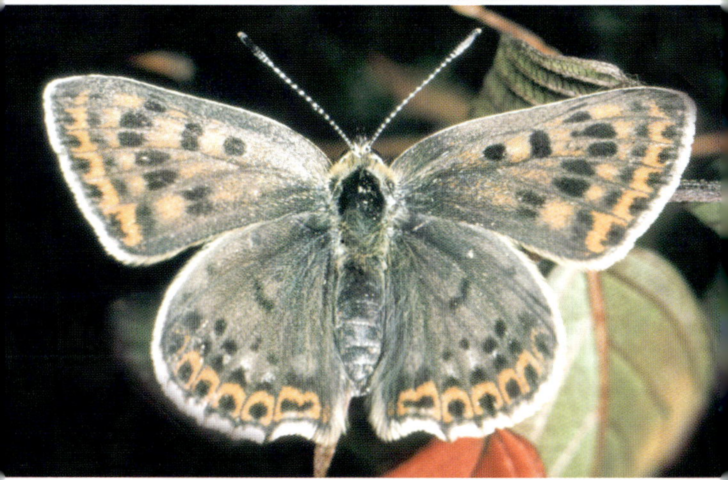
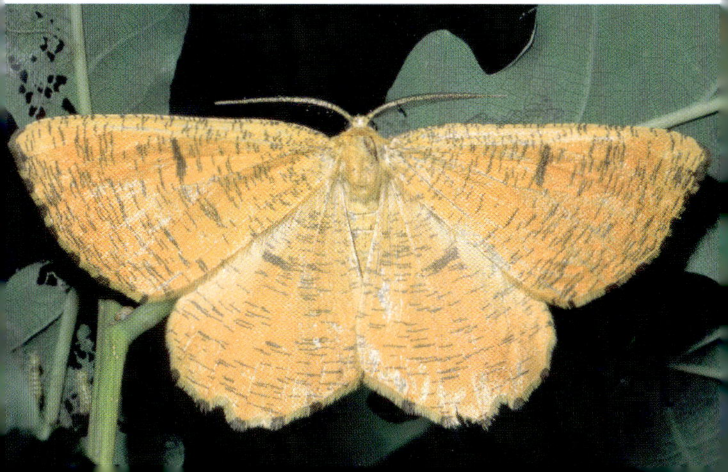

LOBITO LISTADO

Pyronia bathseba Fabricius (Ninfálidos)

Características: envergadura: 36-48 mm. El anverso de las alas es leonado anaranjado, con reborde marrón; presenta una mancha negra con el centro blanco en las alas anteriores, tres manchas en las posteriores. El macho presenta más parte marrón en las alas. El reverso de las alas posteriores es pardo grisáceo, con una banda blanca y varios puntos negros con el centro blanco.

Hábitat: bosques aclarados, lindes, setos, monte bajo, prados secos. Especie común.

Distribución geográfica: península Ibérica, sur de Francia, norte de África.

Observaciones: vuela de abril a julio. Esta mariposa es común sólo en las zonas de clima mediterráneo. La oruga es de color amarillo sucio, con líneas de color pardo púrpura, algunas de ellas interrumpidas. Se alimenta del follaje de diversas gramíneas, especialmente de *Brachypodium*.

• De color leonado anaranjado con reborde marrón • Banda blanca que cruza el reverso de las alas posteriores • Oruga amarillenta, con bandas de color pardo púrpura.

SALTACERCAS (MACHO)

Lasiommata megera L. (Ninfálidos)

Características: envergadura: 36-50 mm. El anverso de las alas es leonado anaranjado, con líneas marrones sinuosas y un ocelo negro (con centro blanco) en las alas anteriores y tres o cuatro en las posteriores. Las alas anteriores están atravesadas oblicuamente por una amplia banda de color marrón oscuro.

Hábitat: medios abiertos y soleados, sobre todo en lugares arenosos o rocosos. Especie común, pero localizada.

Distribución geográfica: Europa, norte de África, Asia occidental y central.

Observaciones: vuela de abril a octubre. Los machos planean a menudo a lo largo de los escarpes rocosos, con las alas más o menos inmóviles y aprovechando las corrientes ascendentes de aire caliente para desplazarse. A veces se concentran en gran número sobre las crestas rocosas. La oruga es de color verde azulado, con líneas blancas, y vive sobre las gramíneas.

• Amplia banda de color marrón oscuro • Un ocelo negro con el centro blanco en las alas anteriores y tres o cuatro en las posteriores • La oruga se desarrolla sobre gramíneas.

SALTACERCAS (HEMBRA)

Lasiommata megera L. (Ninfálidos)

Características: envergadura: 40-50 mm. El anverso de las alas es leonado anaranjado, con líneas marrones sinuosas más o menos marcadas, una de las cuales atraviesa el ala por completo; presenta un ocelo negro con centro blanco en las alas anteriores y tres o cuatro en las posteriores.

Hábitat: medios abiertos y soleados, sobre todo en lugares arenosos o rocosos. Especie común, pero localizada.

Distribución geográfica: Europa, norte de África, Asia occidental y central.

Observaciones: vuela de abril a octubre. El vuelo de la hembra es muy vivo, pero vacilante, como a pequeños saltos. Evita volar en las horas más cálidas del día y se refugia en lugares umbríos; por las tardes se calienta sobre rocas y muros. La oruga es de color verde azulado, con líneas blancas, y vive sobre gramíneas.

• El anverso de las alas es leonado anaranjado, con dibujos negros • Una línea sinuosa atraviesa el ala • Oruga de color verde azulado, con líneas blancas.

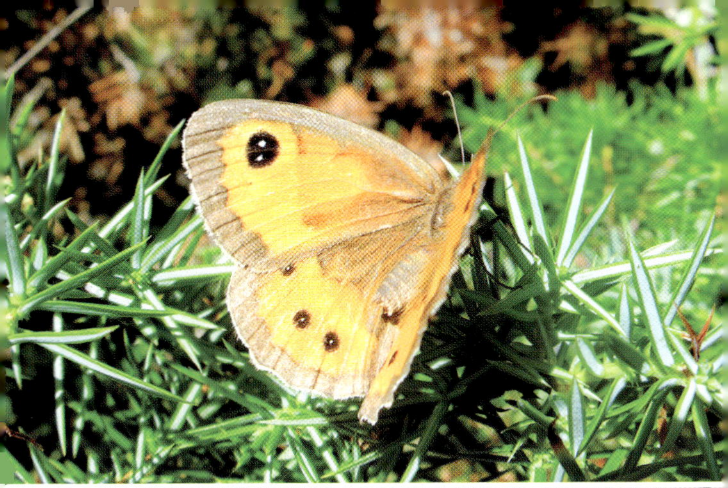

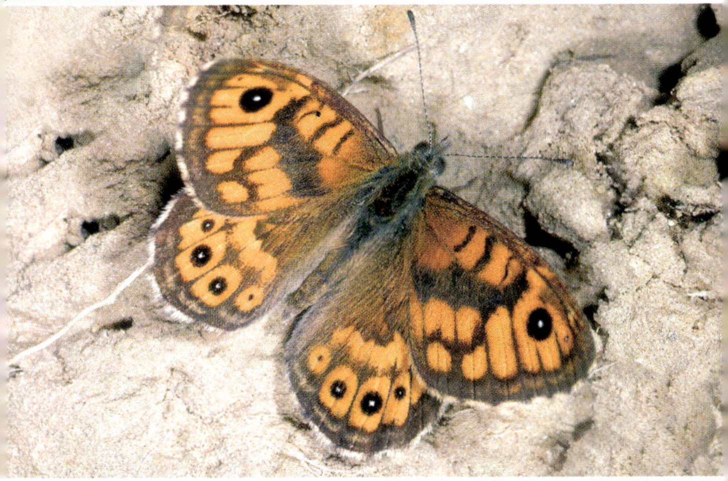

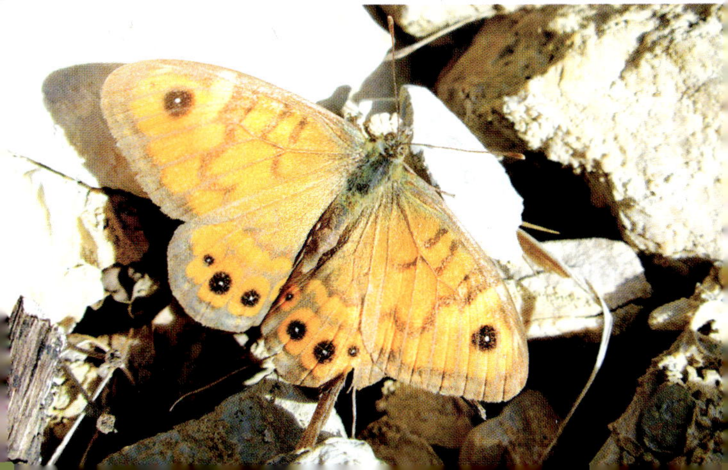

MARIPOSA DE LOS MUROS (FORMA MERIDIONAL)

Pararge aegeria L. (Ninfálidos)

Características: envergadura: 32-42 mm. El anverso de las alas es pardo oscuro, con manchas naranjas en las poblaciones del sur, amarillas en las poblaciones del norte (*ver* pág. 60). Las alas anteriores presentan un punto negro con el centro blanco; las alas posteriores presentan tres o cuatro.

Hábitat: bosques aclarados, setos, parques y jardines con arbolado. Especie bastante común.

Distribución geográfica: Europa, norte de África y Asia occidental.

Observaciones: vuela de marzo a septiembre. Esta mariposa busca preferentemente lugares con semisombra. El macho suele posarse al sol, sobre una hoja elevada para vigilar un pequeño territorio del que expulsa a todos sus rivales. La oruga es de color verde claro, con bandas dorsales oscuras. Vive sobre numerosas especies de gramíneas.

• EL ANVERSO DE LAS ALAS ES PARDO OSCURO CON MANCHAS NARANJAS • TRES O CUATRO PUNTOS NEGROS CON EL CENTRO CLARO EN LAS ALAS POSTERIORES • ORUGA DE COLOR VERDE CLARO CON BANDAS OSCURAS.

C-BLANCA

Polygonia c-album (Ninfálidos)

Características: envergadura: 42-50 mm. Las alas, de color pardo anaranjado con manchas negras, presentan el borde muy recortado, destacado con una banda marrón y manchitas más claras. El reverso es pardo amarillento a pardo oscuro, con un motivo blanco en forma de C.

Hábitat: bosques aclarados, lindes y setos. Especie bastante común.

Distribución geográfica: Europa, norte de África, Asia templada, hasta Japón.

Observaciones: vuela de febrero a octubre. La mariposa comienza a libar las primeras flores del invierno, ya que hiberna en el estado adulto. A principios de la primavera se suele observar posada sobre un tocón, una piedra grande o la misma tierra, disfrutando de los rayos del sol. La oruga es de color leonado anaranjado, con manchas negras y una gran zona blanca dorsal en la parte posterior. Se alimenta de numerosas plantas.

• ALAS DE BORDES MUY RECORTADOS • EN EL REVERSO PRESENTA UNA C BLANCA • LA ORUGA EXHIBE UNA GRAN MANCHA BLANCA EN EL DORSO.

VANESA DE LOS CARDOS

Vanessa cardui L. (Ninfálidos)

Características: envergadura: 45-60 mm. El anverso de las alas es leonado rosado, con manchas negras. El extremo de las alas anteriores es negro, con manchas blancas.

Hábitat: medios abiertos, terrenos baldíos, cultivos, parques y jardines, incluso urbanos. Especie más o menos común según los años.

Distribución geográfica: en todos los continentes, salvo en América del Sur.

Observación: vuela de abril a octubre. Esta mariposa sólo tiene poblaciones permanentes en el norte de África. Se trata de una especie migradora que todos los años invade Europa desde África. Según las condiciones meteorológicas puede ser rara o muy abundante. La oruga, entre amarillenta y verdosa, vive principalmente sobre los cardos, pero también frecuenta la viborera y la malva.

• ALAS DE COLOR LEONADO ROSADO CON MANCHAS NEGRAS • LA ORUGA SE ALIMENTA PRINCIPALMENTE SOBRE LOS CARDOS • NO RESISTE LOS INVIERNOS MUY FRÍOS.

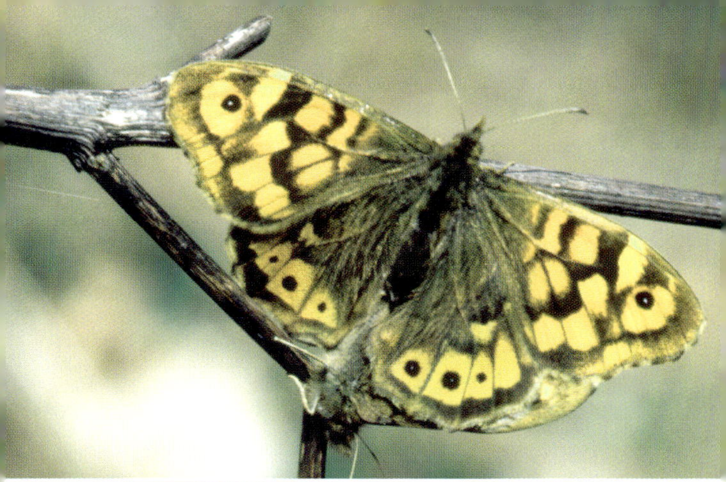

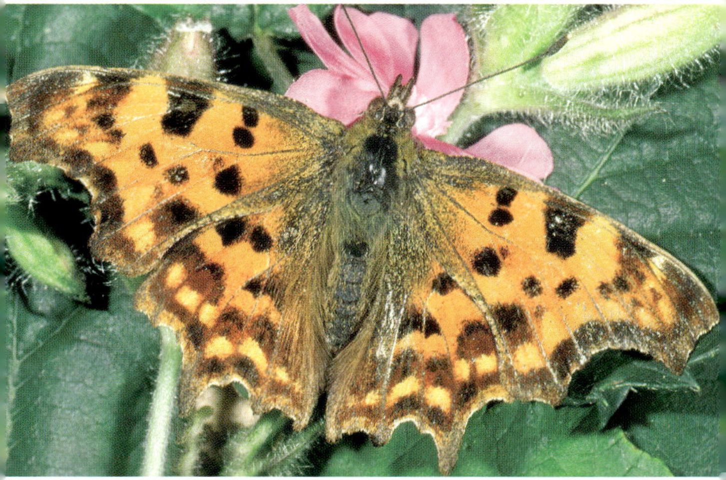

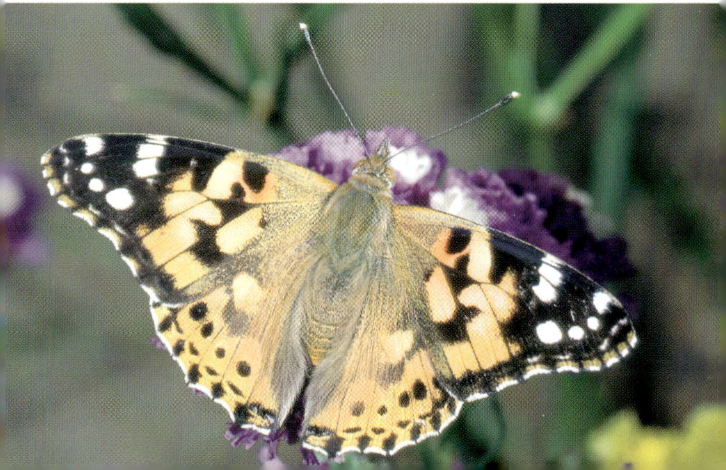

OLMERA

Nymphalis polychloros L. (Ninfálidos)

Características: envergadura: 50-55 mm. Las alas son de color leonado anaranjado, con varias manchas negras de distinto tamaño sobre las alas anteriores y una sola en las posteriores; estas últimas presentan una banda negra marginal con grandes manchas azules.

Hábitat: bosques aclarados, lindes, setos, huertos, jardines. Especie bastante común, sobre todo en el sur.

Distribución geográfica: sur y centro de Europa, norte de África, Asia templada, hasta Siberia.

Observaciones: vuela de febrero a agosto. Esta mariposa hiberna en estado adulto, a menudo en construcciones, y a veces vuela hasta principios del otoño. La oruga es negra, con moteado blanco, zonas de color amarillo anaranjado y apéndices plumosos de color pardo anaranjado. Vive formando comunidades sobre numerosos árboles y arbustos silvestres o cultivados, preferentemente cerezos y membrilleros.

• UNA SOLA MANCHA NEGRA EN LAS ALAS POSTERIORES • BORDE NEGRO CON MANCHAS AZULES • LA ORUGA ES NEGRA, CON ZONAS DE COLOR AMARILLO ANARANJADO.

MARIPOSA DE LOS SAUCES

Nymphalis xanthomelas Esper (Ninfálidos)

Características: envergadura: 55-60 mm. El anverso de las alas es naranja rojizo vivo, con zonas más claras muy reducidas. Las alas posteriores muestran una pequeña cola muy marcada. Las patas son de color amarillo.

Hábitat: bosques húmedos de caducifolios, sobre todo en los valles.

Distribución geográfica: este de Europa, Asia Menor.

Observaciones: vuela en mayo (después de que los adultos hayan hibernado), y más tarde entre julio y septiembre. Esta mariposa realiza grandes migraciones. Puede observarse un poco por todas partes al este de una línea trazada entre Venecia y Szczecin (Polonia), pero su área de reproducción es más reducida y fragmentada. Las orugas se desarrollan sobre el follaje de sauces y chopos.

• FONDO NARANJA ROJIZO VIVO CON ZONAS CLARAS MUY REDUCIDAS • PATAS AMARILLAS • LA ORUGA SE DESARROLLA SOBRE SAUCES Y CHOPOS.

NACARADA (MACHO)

Argynnis paphia L. (Ninfálidos)

Características: envergadura: 55-65 mm. Las alas son de color naranja leonado vivo, con estrías y puntos negros. Las estrías de las alas anteriores son más gruesas en el macho. El reverso de las alas posteriores es verde, con reflejos metálicos, cruzado por estrías de color blanco plateado.

Hábitat: claros y lindes de bosques. Especie común.

Distribución geográfica: Europa, norte de África, Asia templada, hasta Japón.

Observaciones: vuela de junio a septiembre. Durante la noche, esta mariposa se refugia en la parte más alta de los árboles, bajando pronto por la mañana para calentarse sobre las flores de la zarza y de otros arbustos. La oruga es de color pardo negruzco, con dos líneas dorsales amarillas y espinas de color pardo amarillento por todo el cuerpo. Se alimenta del follaje de las violetas.

• CUATRO ESTRÍAS GRUESAS SOBRE LAS ALAS ANTERIORES DEL MACHO • EL REVERSO DE LAS ALAS POSTERIORES ES VERDE, CON ESTRÍAS PLATEADAS • LA ORUGA SE DESARROLLA SOBRE VIOLETAS.

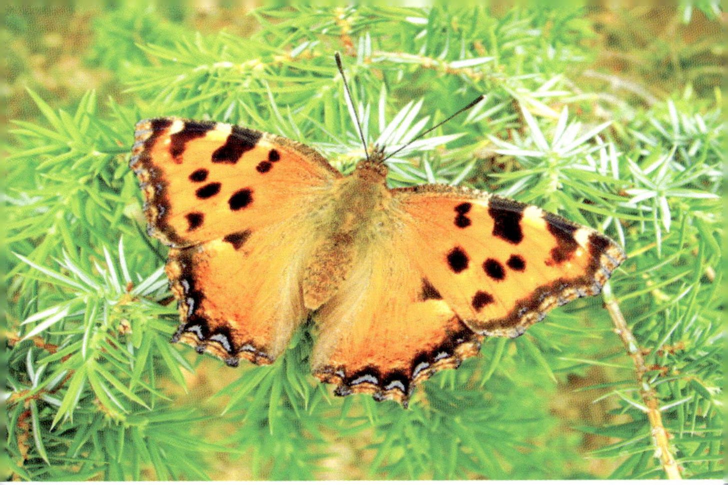
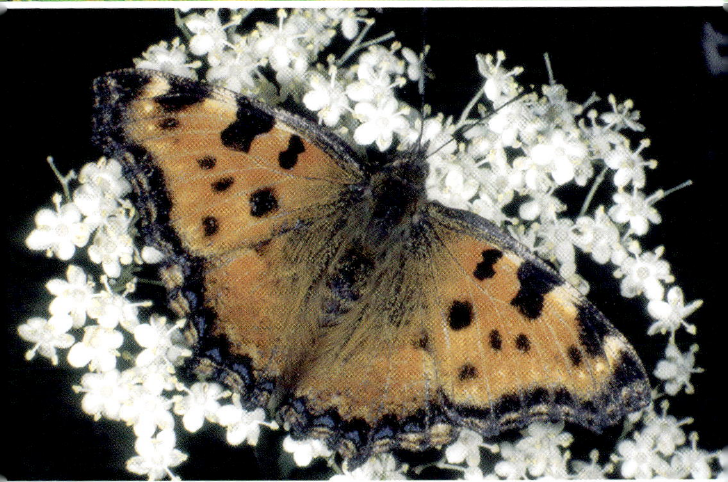
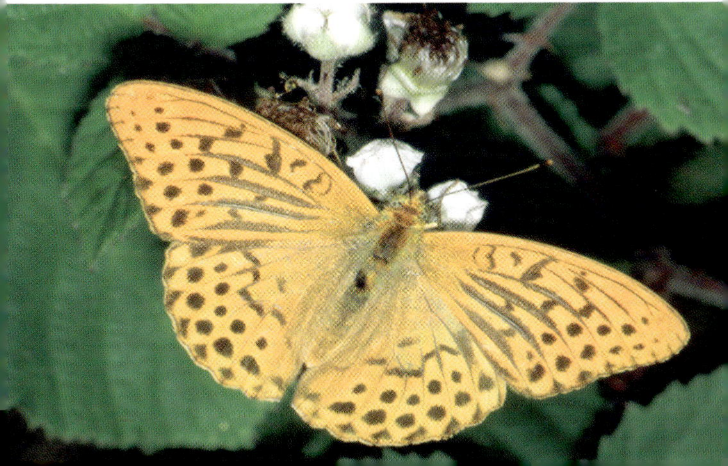

LUNARES DE PLATA

Mesoacidalia aglaja L. (Ninfálidos)

Características: envergadura: 50-65 mm. La cara superior de las alas es de color leonado intenso, con manchas negras cuadrangulares y una línea de puntos negros. La cara inferior de las alas posteriores es verdosa, con una banda amarillenta y numerosas manchas de color blanco nacarado.

Hábitat: lindes de bosques, praderas, herbazales, brezales. Especie bastante común.

Distribución geográfica: Europa, norte de África, Asia templada, hasta Japón.

Observaciones: vuela de junio a agosto. Esta especie es más común en los terrenos de naturaleza calcárea. La oruga es negra, con una línea de manchas rojas en cada flanco y dos filas de espinas dorsales negras. Se alimenta sobre las violetas.

• UNA LÍNEA DE PUNTOS NEGROS • EL REVERSO DE LAS ALAS POSTERIORES ES VERDOSO, CON UNA BANDA AMARILLA Y MANCHAS NACARADAS • LA ORUGA ES ROJA Y NEGRA.

ADIPE

Fabriciana adippe Denis y Schiffermuller (Ninfálidos)

Características: envergadura: 50-68 mm. La cara superior de las alas es de color leonado anaranjado, con manchas negras más acusadas en el macho, y una fila de puntos negros. La cara inferior de las alas posteriores es de color pardo ocráceo, con manchas blancas y una serie de puntos blancos con reborde pardo.

Hábitat: lindes y claros de bosques, setos, praderas, brezales. Especie menos común que en otras épocas y de presencia localizada.

Distribución geográfica: Europa y Asia templada, hasta Japón.

Observaciones: vuela de junio a agosto. Prefiere las zonas limítrofes entre herbazales y arbustos o árboles. Visita con frecuencia las flores de la zarza. La oruga es de color pardo grisáceo, con espinas bastante largas de color pardo amarillento. Se alimenta del follaje de las violetas.

• ANVERSO DE COLOR LEONADO ANARANJADO CON MANCHAS NEGRAS • REVERSO CON PUNTOS BLANCOS DE REBORDE PARDO • LA ORUGA POSEE UNAS ESPINAS MUY LARGAS.

SOFÍA

Issoria lathonia L. (Ninfálidos)

Características: envergadura: 35-45 mm. Las alas son de color anaranjado, con la base de color pardo oscuro en su anverso, y con numerosas manchas negras redondeadas. El reverso presenta grandes zonas de color blanco plateado.

Hábitat: campos en barbecho, terrenos baldíos, dunas y otros medio abiertos sin cultivar. Especie bastante común.

Distribución geográfica: Europa, norte de África y Asia templada, hasta Mongolia.

Observaciones: vuela de marzo a septiembre. Es una de las primeras mariposas que aparece al terminar el invierno. En el norte de Europa es una especie migradora, llegando a alcanzar casi el círculo polar. La oruga es de color pardo grisáceo, con espinas muy cortas pardo amarillentas. Se alimenta de las hojas de los pensamientos, sobre todo del pensamiento silvestre, a veces de la borraja.

• ANVERSO NARANJA, CON MANCHAS NEGRAS REDONDEADAS • REVERSO CON AMPLIAS ZONAS DE COLOR BLANCO PLATEADO • LA ORUGA PRESENTA UNAS ESPINAS MUY CORTAS.

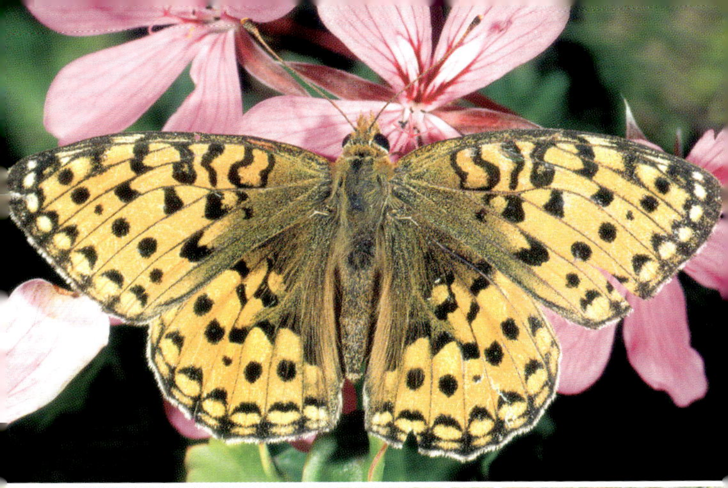
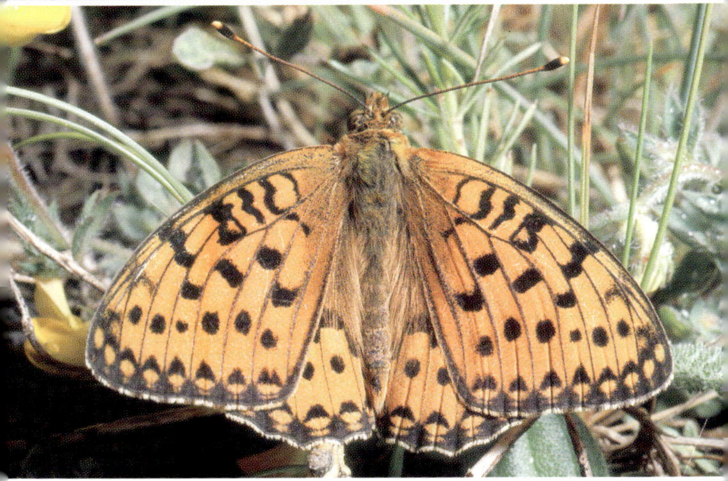
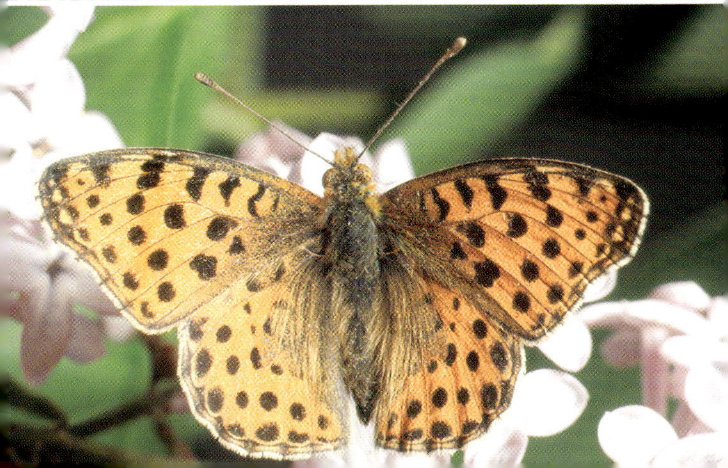

LAUREL

Brenthis daphne Denis y Schiffermuller (Ninfálidos)

Características: envergadura: 42-52 mm. La cara superior de las alas es de color leonado anaranjado vivo, con manchas negras cuadrangulares más o menos alineadas, y dos filas de puntos negros. La cara inferior de las alas posteriores presenta un jaspeado amarillo verdoso y pardo violáceo.

Hábitat: lindes, setos, terrenos con maleza. Especie común.

Distribución geográfica: sur y este de Europa, Asia templada, hasta Japón.

Observaciones: vuela de mayo a agosto. Esta mariposa se reconoce por la suavidad de su vuelo y su marcada preferencia por las flores de la zarza. La oruga es blanquecina, con líneas negras y grises en dorso y flancos, así como dos filas de gruesas espinas amarillas con sedas negras. Se alimenta de las hojas de zarza.

• FONDO NARANJA CON DOS FILAS DE PUNTOS NEGROS EN EL ANVERSO • ZONAS DE COLOR PARDO VIOLÁCEO EN EL REVERSO • LAS ORUGAS PRESENTAN ESPINAS AMARILLAS.

HECHICERA

Brenthis hecate Denis y Schiffermuller (Ninfálidos)

Características: envergadura: 40-50 mm. La cara superior de las alas es naranja leonado, con dibujos negros y dos filas de puntos negros. Estas dos filas están también presentes en el reverso, dominantemente naranja en las alas anteriores, amarillento y blanco en las posteriores.

Hábitat: lindes con buena exposición, praderas, herbazales, brezales secos. Especie muy escasa y localizada.

Distribución geográfica: sur y este de Europa, Asia templada, hasta Japón.

Observaciones: vuela de mayo a julio. Esta mariposa gusta del calor y vuela en lugares cálidos y soleados. La oruga es negra, con manchas blancas más o menos grandes, y apéndices plumosos parduscos. Se alimenta exclusivamente de la filipéndula común.

• DOS FILAS DE PUNTOS NEGROS POR AMBAS CARAS • LAS ALAS POSTERIORES SON DE COLOR AMARILLO Y BLANCO POR DETRÁS • LA ORUGA ES NEGRA, CON MARCAS BLANCAS.

LAUREL MENOR

Brenthis ino Rottemburg (Ninfálidos)

Características: envergadura: 35-45 mm. Las alas son de color leonado anaranjado con dibujos negros y dos filas de puntos negros. Esta doble fila no se encuentra, sin embargo, en el reverso de las alas posteriores, que es amarillento y sin manchas blancas.

Hábitat: lindes, claros y praderas húmedas, pantanos y turberas.

Distribución geográfica: Europa y Asia templada, hasta Japón.

Observaciones: vuela de junio a agosto. Las mariposas se reúnen a veces por la tarde en importante número. La oruga es negruzca, con puntos y líneas blancas, y una serie de apéndices plumosos amarillentos. Se alimenta de las hojas de la reina de los prados y de la sanguisorba.

• DOS FILAS DE PUNTOS NEGROS SÓLO EN EL ANVERSO DE LAS ALAS • EL REVERSO DE LAS ALAS POSTERIORES ES AMARILLO • LA ORUGA ES NEGRA CON MARCAS BLANCAS.

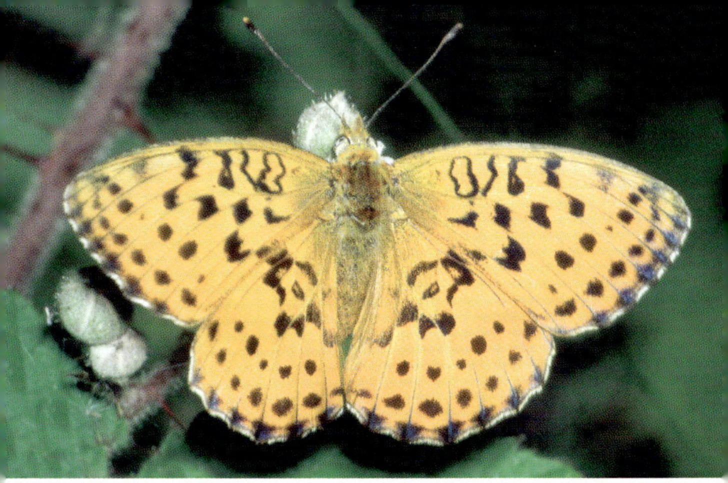
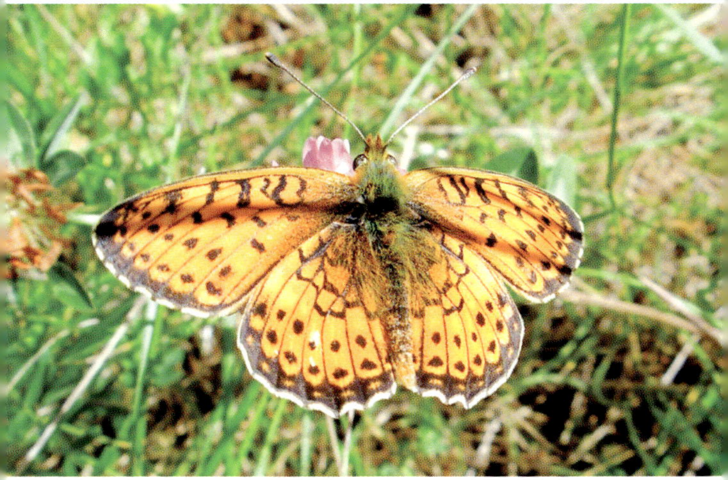
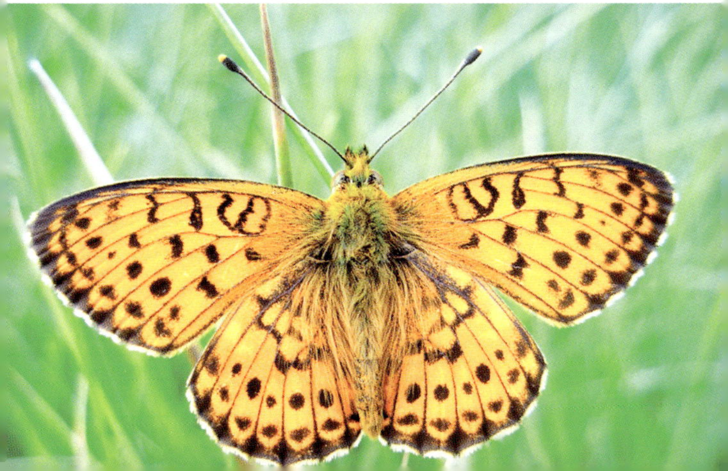

PERLADA ALPINA

Boloria pales Denis y Schiffermuller (Ninfálidos)

Características: envergadura: 32-42 mm. La cara superior de las alas es de color leonado anaranjado, con trazos gruesos y dos filas de puntos negros. Las alas anteriores son alargadas, con los extremos terminados en punta. La cara inferior de las alas posteriores es de color gris amarillento, jaspeado de pardo rojizo, con manchas blancas.

Hábitat: herbazales y brezales por debajo de 1.600 m de altitud. Especie común.

Distribución geográfica: montañas europeas, desde los Pirineos hasta el Cáucaso, Asia templada, hasta China.

Observaciones: vuela de junio a agosto. Los adultos frecuentan en gran número las praderas a cierta altitud y suelen agruparse en la hierba húmeda para pasar la noche. La oruga es grisácea, con una banda verdosa destacada en negro sobre el dorso y seis filas de apéndices plumosos.

• ALAS ANTERIORES ALARGADAS, CON EL EXTREMO APUNTADO • GRUESOS TRAZOS NEGROS • LA ORUGA PRESENTA UNA BANDA DORSAL VERDE.

PERLADA DE MONTAÑA (MACHO)

Boloria napaea Hoffmannsegg (Ninfálidos)

Características: envergadura: 36-46 mm. Las alas del macho son de color naranja por encima, mientras que en la hembra suelen ser grisáceas, con un tinte violáceo. Las alas anteriores presentan dos líneas de puntos negros. Las alas posteriores son de color gris amarillento jaspeado de pardo rojizo, con manchas blancas, en el reverso.

Hábitat: praderas y pastizales a cierta altitud. Especie bastante común, pero localizada.

Distribución geográfica: Escandinavia, montes Altai, Siberia, América del Norte.

Observaciones: vuela de junio a agosto. Frecuenta los mismos sitios que la especie anterior, aunque a menor altitud. La oruga es pardusca, con una banda dorsal negra destacada en verde y seis filas de apéndices plumosos. Se desarrolla sobre las violetas y las centinodias.

• DE COLOR NARANJA, A VECES TEÑIDO DE GRIS VIOLÁCEO • TRAZOS NEGROS MUY FINOS • LA ORUGA ES PARDUSCA, CON BANDA DORSAL NEGRA.

PERLADA DE LAS BISTORTAS

Clossiana titania Esper (Ninfálidos)

Características: envergadura: 38-50 mm. El anverso de las alas es de color anaranjado, con trazos negros bastante gruesos y una línea de puntos negros. El reverso de las alas posteriores muestra un jaspeado amarillo y pardo rojizo sin manchas nacaradas, con una fila de pequeños círculos negros.

Hábitat: lindes y claros, praderas a mediana altitud. Especie común, pero localizada.

Distribución geográfica: montañas y extremo norte de Europa, Siberia, América del Norte.

Observaciones: vuela de junio a agosto. La presencia de esta mariposa, que frecuenta de manera especial los lugares abiertos con abundantes flores, suele estar restringida entre 800 y 2.100 m. La oruga es negra, salpicada de puntitos grises con apéndices plumosos oscuros, teniendo los del dorso la base verde. Se desarrolla sobre la bistorta.

• TRAZOS NEGROS GRUESOS Y UNA FILA DE PUNTOS NEGROS • CÍRCULOS NEGROS POR EL REVERSO • LA ORUGA PRESENTA APÉNDICES NEGROS CON LA BASE VERDE.

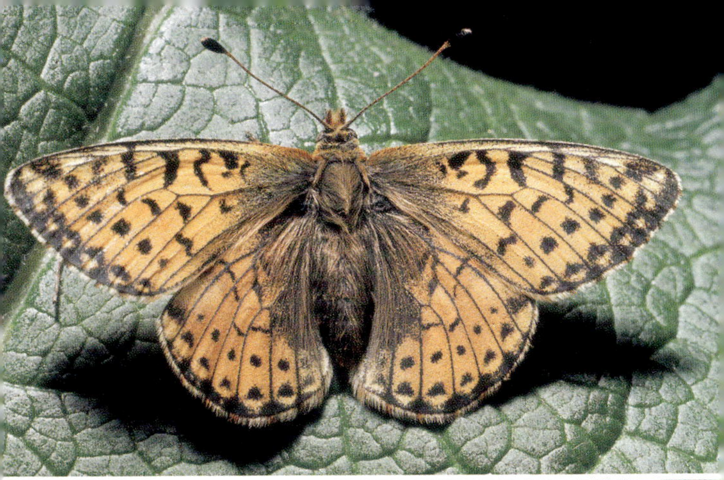
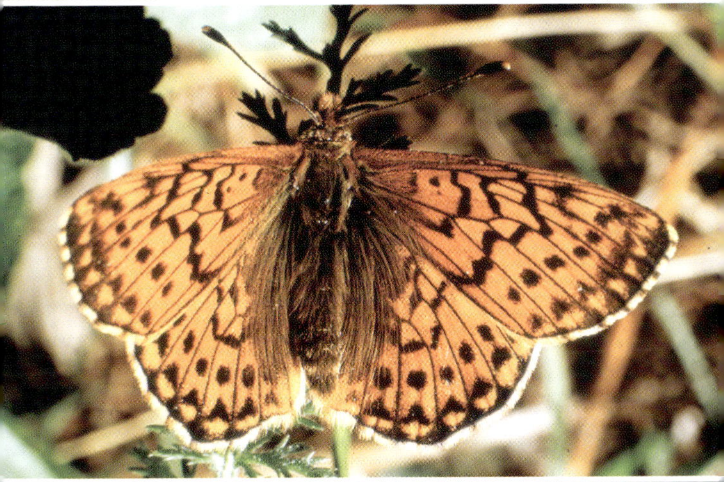
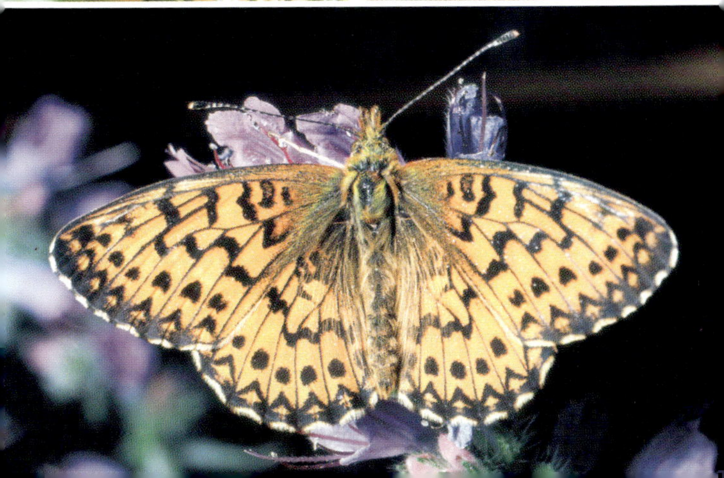

PERLADA CASTAÑA

Clossiana selene Denis y Schiffermuller (Ninfálidos)

Características: envergadura: 36-42 mm. El anverso de las alas es de color leonado anaranjado vivo, con líneas negras interrumpidas y una fila de puntos negros. El reverso de las alas posteriores es de color naranja, con venas negras y tres manchas nacaradas.

Hábitat: lindes, praderas pobres, brezales, turberas. Especie común, pero localizada.

Distribución geográfica: centro y norte de Europa, Asia templada, hasta Corea, América del Norte.

Observaciones: vuela en mayo y junio. Esta mariposa se observa muy especialmente en lugares húmedos, como márgenes de ríos o lindes y claros de valles. La oruga es de color pardo rosado a pardo negruzco, con varias filas de espinas parduscas a amarillo rosado con pelos negros. Se alimenta sobre las violetas.

• DE COLOR NARANJA, CON UNA FILA DE PUNTOS NEGROS • TRES MANCHAS NACARADAS EN EL REVERSO • LAS ORUGAS PRESENTAN ESPINAS DE COLOR PARDUSCO A AMARILLO ROSADO.

PERLADA VIOLETA

Clossiana dia L. (Ninfálidos)

Características: envergadura: 32-36 mm. La cara superior de las alas es de color pardo anaranjado, con dibujos negros de trazo grueso y una línea de puntos negros ovalados. El reverso de las alas posteriores presenta marcas de color pardo violáceo con grandes manchas nacaradas.

Hábitat: lindes y claros, bosques aclarados, praderas, herbazales, brezales. Especie bastante común, pero muy localizada.

Distribución geográfica: Europa y Asia templada, hasta China.

Observaciones: vuela de abril a septiembre. Esta mariposa prefiere los lugares frescos o húmedos y a menudo vuela en los claros del bosque. La oruga es de color gris oscuro, con una línea dorsal blanca discontinua y una línea amarilla rojiza en cada flanco. Se alimenta del follaje de las violetas, a veces de las zarzas.

• UNA FILA DE PUNTOS NEGROS OVALADOS • EL REVERSO DE LAS ALAS PRESENTA MARCAS DE COLOR PARDO VIOLÁCEO • LA ORUGA PRESENTA LÍNEAS BLANCAS Y DE COLOR AMARILLO ROJIZO.

PERLADA ROJIZA

Clossiana euphrosyne L. (Ninfálidos)

Características: envergadura: 40-50 mm. El anverso de las alas es pardo anaranjado por encima, con dibujos negros de trazo grueso, una línea de puntos negros y otra formada por triángulos o espiguillas. El reverso de las alas posteriores es pardo rojizo en la base, con una mancha blanca plateada en el centro.

Hábitat: lindes y claros de bosques, bordes de cursos de agua. Especie bastante común, pero localizada.

Distribución geográfica: Europa y Asia templada, hasta Corea.

Observaciones: vuela de abril a agosto. La hembra vuela a ras del suelo en busca de lugares donde realizar la puesta. La oruga es negruzca, con puntos blancos y apéndices plumosos negros, parduscos o blanquecinos. Se alimenta sobre las violetas.

• UNA LÍNEA DE PUNTOS NEGROS EN EL ANVERSO • LA BASE DE LAS ALAS POSTERIORES ES DE COLOR PARDO ROJIZO POR EL REVERSO • LA ORUGA ES NEGRA, CON PUNTOS BLANCOS.

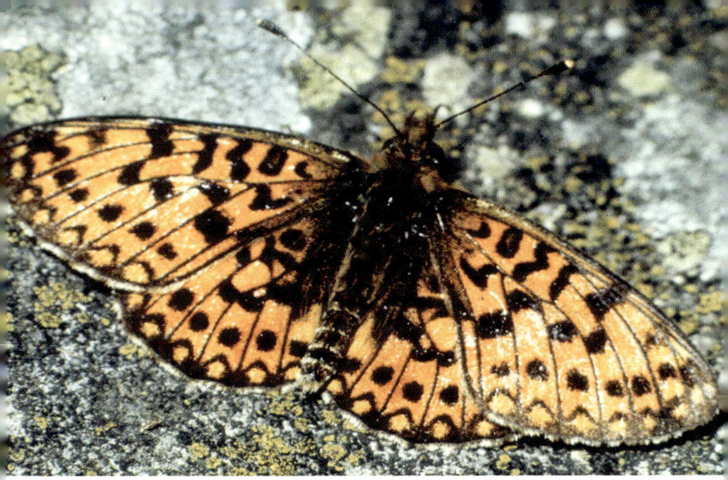
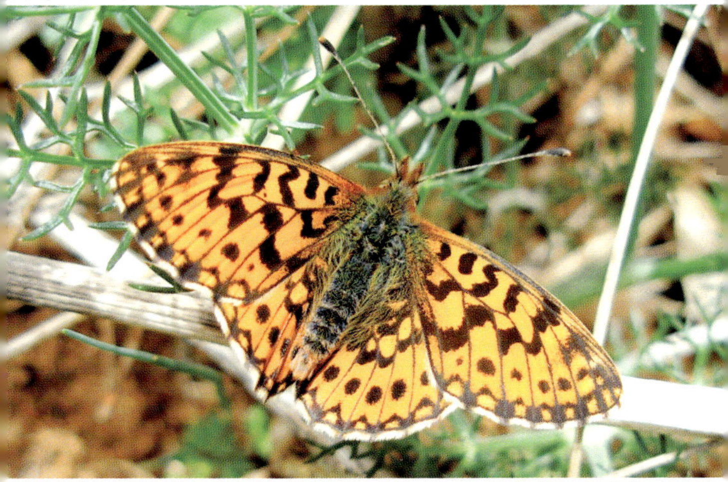
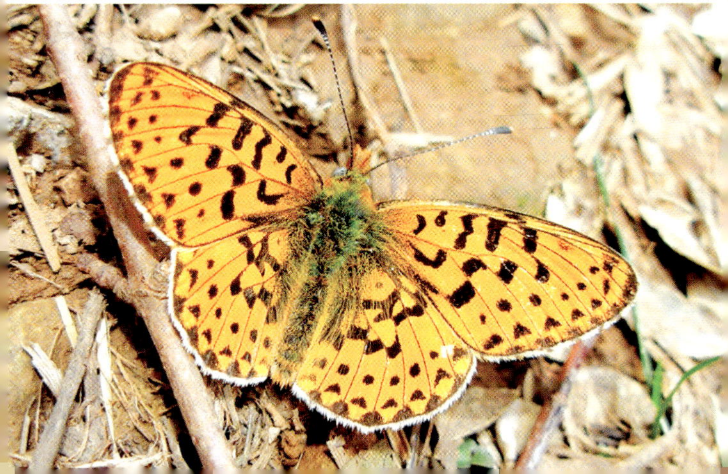

DONCELLA TÍMIDA (MACHO)

Melitaea didyma didyma Esper (Ninfálidos)

Características: envergadura: 30-40 mm. Las alas son de color leonado rojizo vivo en el macho, de color leonado anaranjado lavado de gris en la hembra, salpicado de manchas negras a veces fusionadas en líneas. Por debajo son de color blanco crema, con bandas naranjas y manchas negras (*ver* la subespecie *meridionalis*, pág. 174).

Hábitat: herbazales, bordes de cultivos. Especie común en el sur, rara en el norte.

Distribución geográfica: sur y centro de Europa, norte de África y Asia templada, hasta Mongolia.

Observaciones: vuela de junio a agosto. Es una mariposa típica de sitios abiertos, cálidos y soleados, sobre todo en las regiones de marcado relieve. La oruga es blanca, con manchas leonadas. Vive sobre diversas plantas herbáceas, como *Linaria*, *Plantago* y *Stachys*.

• EL MACHO ES DE COLOR LEONADO ROJIZO INTENSO • LA HEMBRA SUELE PRESENTAR UN TONO GRIS DESCOLORIDO • LA ORUGA ES BLANCA, CON MANCHAS LEONADAS.

DONCELLA PUNTEADA O DONCELLA DEL LLANTÉN

Melitaea cinxia L. (Ninfálidos)

Características: envergadura: 30-40 mm. Las alas son de color leonado anaranjado, con líneas más o menos sinuosas que dibujan una especie de entramado de celdas. Las alas posteriores presentan, además, una fila de puntos negros; por el reverso muestran una alternancia de bandas naranjas y blanco crema con marcas negras.

Hábitat: lindes y claros, praderas, herbazales, bordes de cultivos. Especie común.

Distribución geográfica: Europa, norte de África y Asia templada, hasta Mongolia.

Observaciones: vuela de abril a septiembre. Este largo periodo de vuelo se aplica únicamente a las poblaciones del sur, que presentan dos generaciones anuales. En el norte, esta mariposa desaparece a mediados del verano. La oruga es negra, con la cabeza roja y cortos apéndices plumosos negros.

• RED DE LÍNEAS NEGRAS SOBRE FONDO NARANJA • UNA FILA DE PUNTOS NEGROS POR DETRÁS • ORUGA NEGRA CON CABEZA ROJA.

DONCELLA COMÚN

Melitaea athalia Rottemburg (Ninfálidos)

Características: envergadura: 36-40 mm. El color de fondo de las alas es leonado anaranjado casi uniforme, con dibujos negros de aspecto irregular, de trazado por lo general más denso en la hembra. La punta de las antenas también es de color leonado.

Hábitat: bosques aclarados, lindes, claros, setos, praderas y herbazales secos. Especie todavía bastante común, pero menos que en otros tiempos.

Distribución geográfica: Europa y Asia templada, hasta Japón.

Observaciones: vuela de mayo a julio. Esta mariposa, que frecuenta los lindes entre medio abierto y medio boscoso ha empezado a ser una especie rara en todas las regiones donde la concentración parcelaria ha hecho retroceder fuertemente las zonas boscosas. La oruga es negra, con marcas blancas y apéndices anaranjados, más largos y plumosos sobre el dorso.

• DIBUJOS NEGROS DE ASPECTO IRREGULAR • EXTREMO DE LAS ANTENAS DE COLOR LEONADO • LA ORUGA ES NEGRA, CON MARCAS BLANCAS.

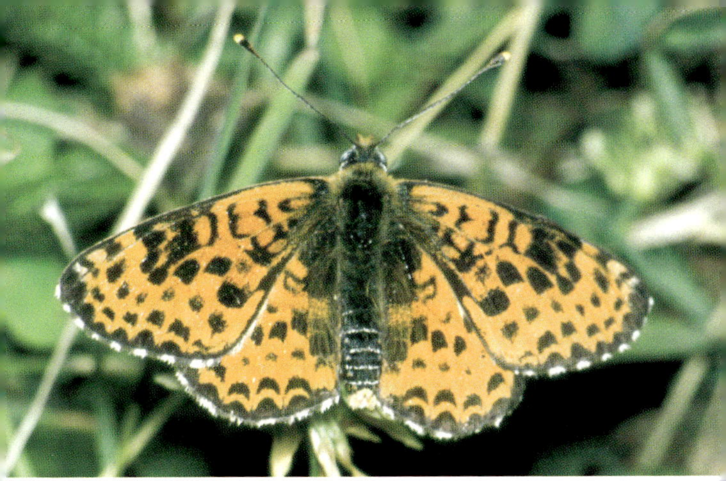
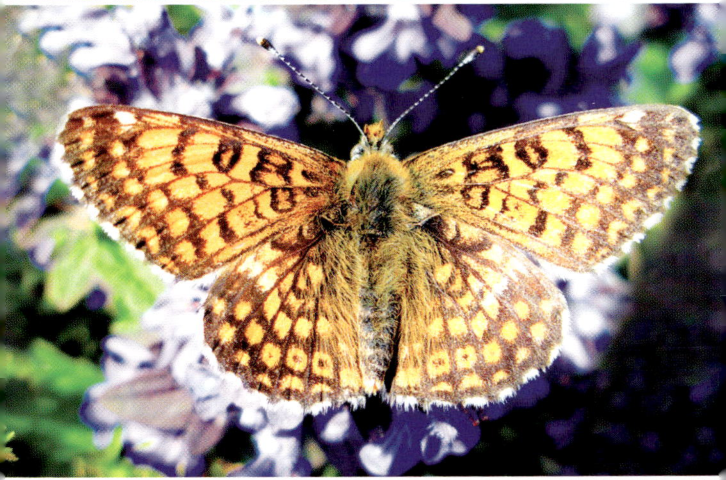
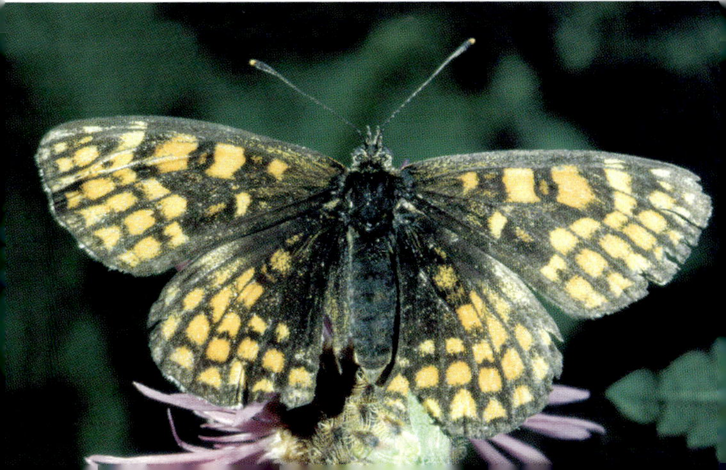

DONCELLA MAYOR O DONCELLA DE LA CENTAURA

Melitaea phoebe Denis y Schiffermuller (Ninfálidos)

Características: envergadura: 40-50 mm. El anverso de las alas está recorrido por líneas negras muy marcadas que delimitan bandas de color leonado anaranjado más o menos oscuro. El reverso de las alas posteriores es blanco, con marcas marrones y negras, así como una línea de grandes puntos naranjas.
Hábitat: lindes y claros de bosques, praderas, terrenos baldíos, herbazales secos. Especie bastante común en la montaña, más escasa en la llanura.
Distribución geográfica: Europa, norte de África y Asia templada, hasta China.
Observaciones: vuela de abril a septiembre. Es una de las mariposas más grandes dentro del género *Melitaea*. La oruga es negra, con dibujos blancos, el vientre claro y varias filas de verrugas amarillas con cortos pelos negros. Se alimenta sobre la centaura, la bardana y el llantén.

• BANDAS DE COLOR NARANJA MÁS O MENOS OSCURO • LÍNEA DE GRANDES PUNTOS LEONADOS EN LA CARA INFERIOR • LA ORUGA ES NEGRA, CON MARCAS BLANCAS Y EL VIENTRE CLARO.

DONCELLA DE ONDAS ROJAS

Euphydryas aurinia Rottemburg (Ninfálidos)

Características: envergadura: 30-50 mm. La cara superior de las alas es una combinación de zonas de color naranja vivo y amarillo ocre con un dibujo negro más o menos marcado. Una amplia zona oscura ocupa el borde interno del ala posterior, adornada con una línea de puntitos negros a lo largo del borde exterior.
Hábitat: lindes y setos soleados, praderas, herbazales, turberas. Especie bastante común, pero localizada.
Distribución geográfica: Europa, norte de África y Asia templada, hasta Corea.
Observaciones: vuela de mayo a julio. Esta mariposa frecuenta hábitats muy variados y parece indiferente a la sequía y la humedad. La oruga es negruzca, jaspeada de gris, con manchas blancas en cada flanco formando una banda discontinua. Se desarrolla sobre numerosas plantas bajas.

• ZONAS DE COLOR NARANJA VIVO Y AMARILLO OCRE • LÍNEA DE PUNTITOS NEGROS EN LAS ALAS POSTERIORES • LA ORUGA ES NEGRUZCA, CON FLANCOS BLANCOS.

ZIGENA DE CINCO MANCHAS

Zygaena trifolii Esper (Zigénidos)

Características: envergadura: 32-36 mm. Las alas anteriores son negras, con reflejos metálicos y cinco manchas de color rojo intenso: dos en la articulación, dos en el centro y una en el extremo, que pueden estar más o menos fusionadas en algunos individuos. Las alas posteriores son rojas, con un amplio reborde negro azulado.
Hábitat: claros, praderas húmedas, zonas pantanosas y otros medios abiertos. Especie bastante común.
Distribución geográfica: Europa y norte de África.
Observaciones: vuela de mayo a agosto. La mariposa, con frecuencia una de las primeras zigenas visibles del año, es activa durante el día. Visita preferentemente flores de color lila o violeta, como las del cardo o la escabiosa. La oruga es de color verde azulado, con una doble hilera de manchas dorsales negras.

• CINCO MANCHAS ROJAS SOBRE FONDO NEGRO CON REFLEJOS METÁLICOS • ALAS POSTERIORES ROJAS, CON AMPLIO REBORDE NEGRO • LA ORUGA SE DESARROLLA SOBRE EL CUERNECILLO O TRÉBOL DE CUERNOS *(LOTUS CORNICULATUS)*.

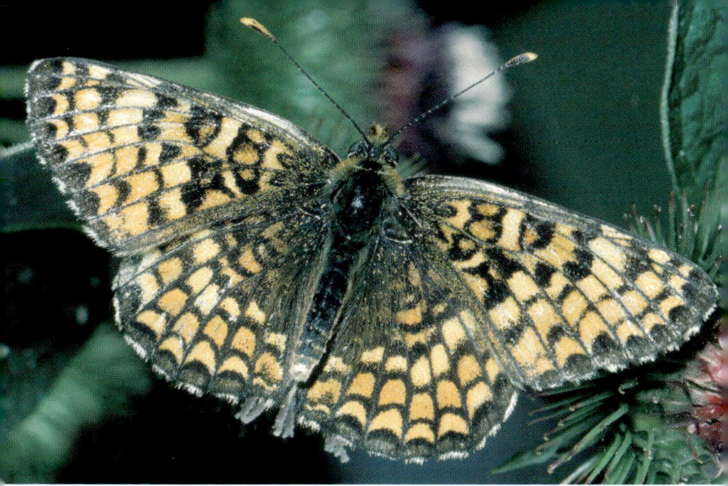
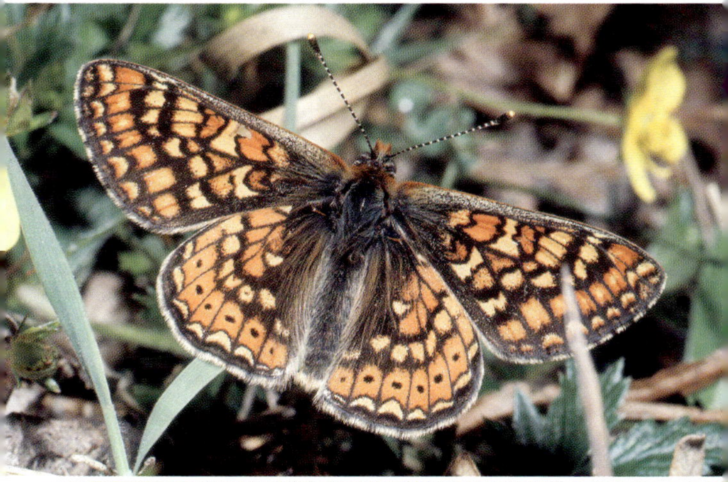
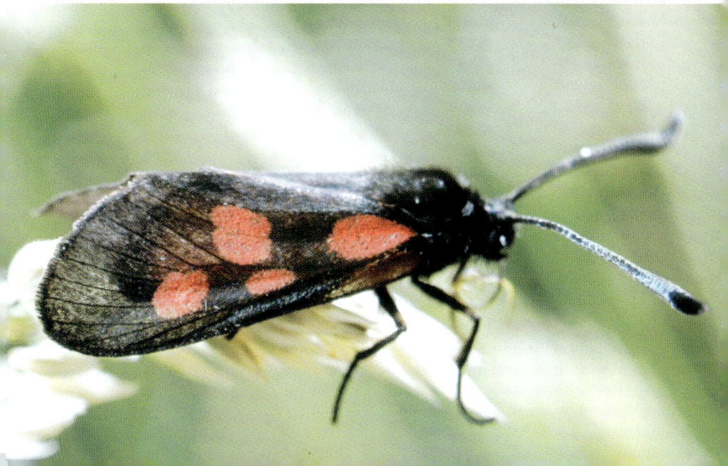

Zygaena carniolica

Zygaena carniolica Scopoli (Zigénidos)

Características: envergadura: 25-32 mm. Las alas anteriores presentan seis manchas rojas con reborde amarillo claro. Una línea blanca separa la cabeza del tórax.
Hábitat: praderas secas sobre terreno calcáreo. Especie común en algunas zonas.
Distribución geográfica: sur y centro de Europa, Asia Menor y Asia central.
Observaciones: vuela de mayo a agosto. Esta mariposa visita principalmente las flores de escabiosas y centauras, existiendo a menudo varios congéneres sobre la misma flor. Por la tarde suelen reunirse para pasar la noche sobre una flor o un tallo alto de gramínea. La oruga es de color verde a amarillo pálido, con dos pares de manchas negras en cada segmento. Frecuenta sobre todo el pipirigallo, aunque a veces se observa sobre otras plantas de la misma familia.

• SEIS MANCHAS ROJAS CON REBORDE AMARILLO CLARO • COLLAR BLANCO SOBRE EL TÓRAX • LA ORUGA SE DESARROLLA SOBRE EL PIPIRIGALLO.

ZIGENA PÚRPURA

Zygaena purpuralis Brünnich (Zigénidos)

Características: envergadura: 28-35 mm. Las alas anteriores son negruzcas, con tres grandes manchas alargadas de color rojo intenso, la del medio en forma de hacha. El tórax es negro y velloso.
Hábitat: lugares herbosos secos en la llanura y praderas de montaña. Especie común, pero con frecuencia localizada.
Distribución geográfica: Europa (desde los Pirineos hasta el Cáucaso), Asia templada, hasta China.
Observaciones: vuela de mayo a agosto. La mariposa prefiere libar las flores azules y violetas, como las de la viborera, las escabiosas o el botón azul *(Jasione laevis)*. Es normal que varios individuos se reúnan sobre la misma flor para pasar la noche. La oruga es de color verde oliva a pardo amarillento, con dos manchas negras y una mancha amarilla sobre cada segmento del cuerpo. Se alimenta de las hojas del tomillo serpol.

• TRES MANCHAS ALARGADAS ROJAS • MANCHA INTERMEDIA EN FORMA DE HACHA • LA ORUGA SE DESARROLLA SOBRE EL TOMILLO SERPOL.

Zygaena exulans

Zygaena exulans Hohenwarth (Zigénidos)

Características: envergadura: 25-32 mm. Las alas anteriores presentan cinco manchas de color rojo vivo, la primera de ellas tan alargada que alcanza la tercera. El color de fondo de las alas es negruzco, con reflejos metálicos y aspecto translúcido.
Hábitat: praderas alpinas o boreales, por encima del límite del arbolado. Especie común.
Distribución geográfica: Escandinavia, Pirineos, Alpes, Abruzos, Balcanes, Altai.
Observaciones: vuela en julio y agosto. La mariposa vuela al sol, a veces en masa, y se posa en cuanto se nubla. Visita preferentemente las flores de color violeta o amarillo. La oruga es negra, con tintes azulados, y presenta dos filas de manchas ovaladas de color amarillo. Se alimenta sobre numerosas plantas, principalmente heliantemos, sauces y vulnerarias.

• CINCO MANCHAS DE COLOR ROJO VIVO • LA MANCHA DE LA BASE ES MUY ALARGADA Y SE JUNTA CON LA TERCERA MANCHA • LA ORUGA PRESENTA MANCHAS OVALADAS AMARILLAS.

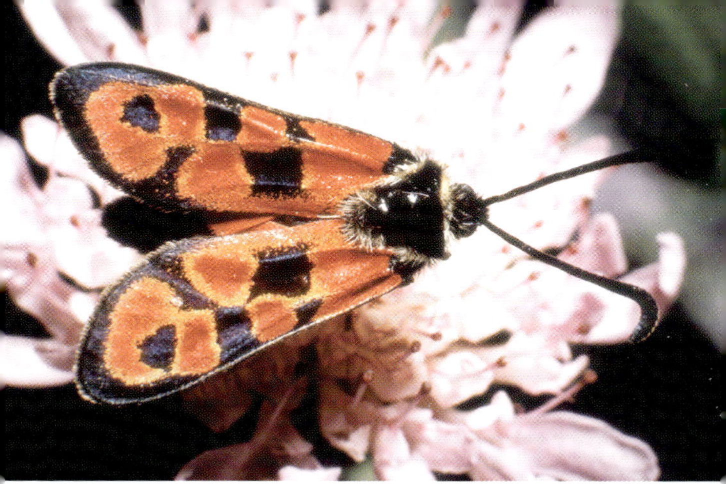
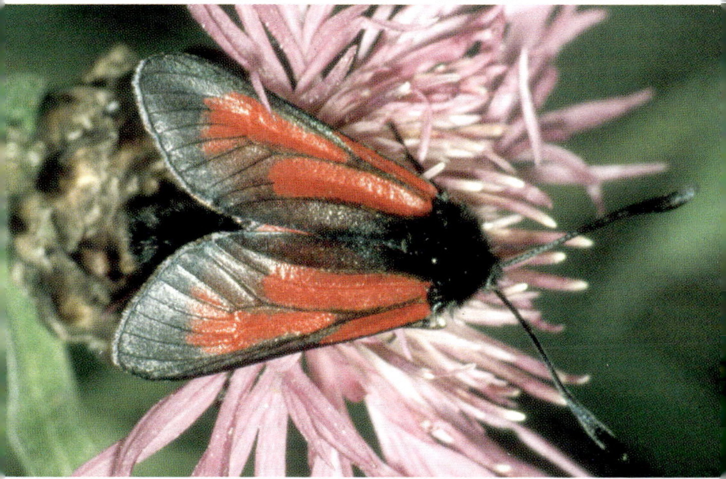
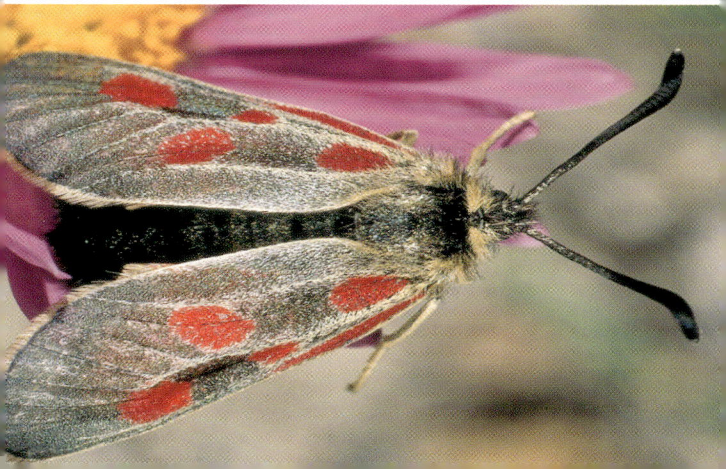

Zygaena fausta

Zygaena fausta L. (Zigénidos)

Características: envergadura: aproximadamente 25 mm. Las alas anteriores muestran cinco manchas de color rojo anaranjado con borde amarillo claro, con las de la base del ala fusionadas. Una línea rojo anaranjado separa la cabeza del tórax.

Hábitat: zonas cálidas calizas con vegetación dispersa, a menudo sobre las laderas de colinas y montañas. Especie bastante común en algunas zonas.

Distribución geográfica: del sur de España al sur de Alemania y Austria.

Observaciones: vuela en julio y agosto. La mariposa muestra preferencia por las flores de *Knautia arvensis*, *Scabiosa columbaria*, *Centaurea jacea* y orégano. Al atardecer se pueden observar en ocasiones grupos de machos revoloteando al sol. La oruga es de color verde oliva claro, con dos líneas blancas barradas de amarillo y acompañadas de manchas negras. Se desarrolla principalmente sobre distintas especies de coronilla, a veces sobre el trébol de cuernos.

• CINCO MANCHAS ROJAS CON REBORDE AMARILLO CLARO • COLLAR ROJO ANARANJADO • LA ORUGA SE DESARROLLA SOBRE LA CORONILLA.

Zygaena loti

Zygaena loti Denis y Schiffermuller (Zigénidos)

Características: envergadura: 30-38 mm. Las alas anteriores son de color grisáceo o negro, con reflejos metálicos y cinco o seis manchas rojas. Las dos manchas situadas en el extremo de las alas suelen estar fusionadas dibujando un hacha. Las alas posteriores son rojas, con fino reborde negro.

Hábitat: praderas, herbazales, brezales, campos sin cultivar. Especie menos común que en otras épocas.

Distribución geográfica: Europa y Asia occidental.

Observaciones: vuela de mayo a agosto. La mariposa prefiere las flores de color lila y violeta, pero también visita las flores amarillas y ciertas orquídeas. La oruga es de color verde amarillento, con dos filas de manchas dorsales marrones y una a cada lado del cuerpo. Se alimenta del follaje del trébol de cuernos y de otras leguminosas.

• MANCHA ROJA EN FORMA DE HACHA EN EL EXTREMO DE LAS ALAS ANTERIORES • LAS ALAS POSTERIORES SON ROJAS, CON FINO REBORDE NEGRO • LA ORUGA SE DESARROLLA SOBRE TODO EN EL TRÉBOL DE CUERNOS.

Zygaena rhadamanthus

Zygaena rhadamanthus Esper (Zigénidos)

Características: envergadura: aproximadamente 30 mm. Las alas anteriores son de color gris azulado, con seis grandes manchas rojas más o menos fusionadas entre sí y destacadas con marcas negras. Las alas posteriores son rojas, con un fino reborde negro.

Hábitat: praderas floridas, zonas de hierba, pastizales. Especie rara y protegida en Francia.

Distribución geográfica: península Ibérica y sur de Francia.

Observaciones: vuela de mayo a julio. Esta especie vive sobre un pequeño territorio, pero muestra una gran variabilidad cromática según las regiones. La oruga es grisácea, salpicada de trazos amarillos y blancos, con un collar rojo. Se desarrolla sobre diversas plantas de la familia de las leguminosas, principalmente sobre la gatuña.

• SEIS MANCHAS ROJAS MÁS O MENOS FUSIONADAS Y MARCADAS EN NEGRO • ALAS POSTERIORES ROJAS • LA ORUGA ES GRISÁCEA, CON COLLAR ROJO.

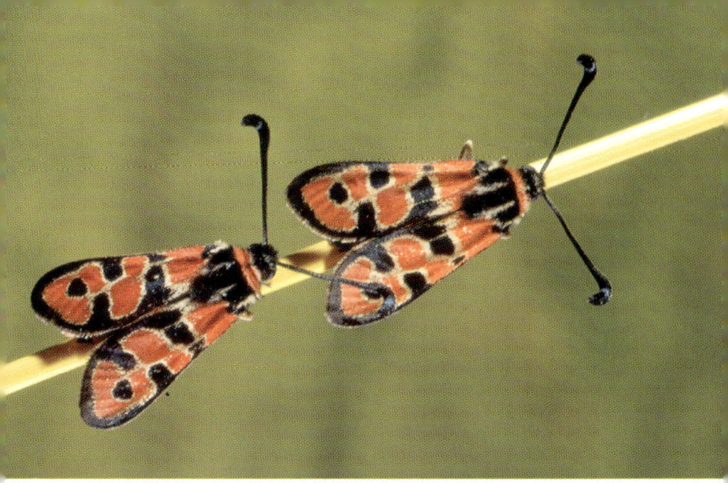
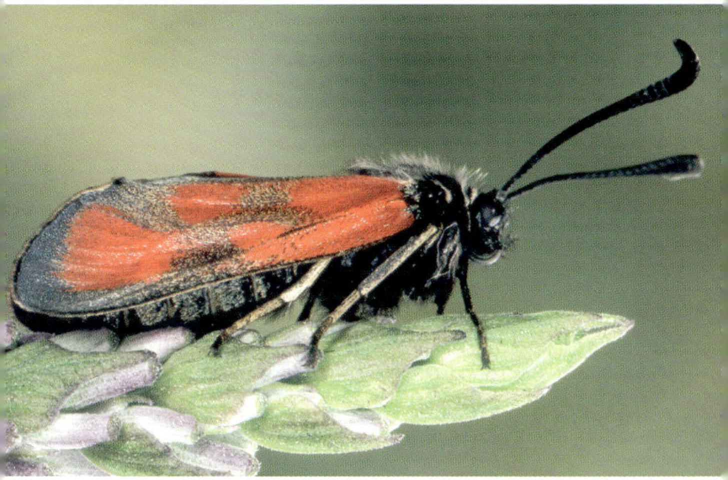
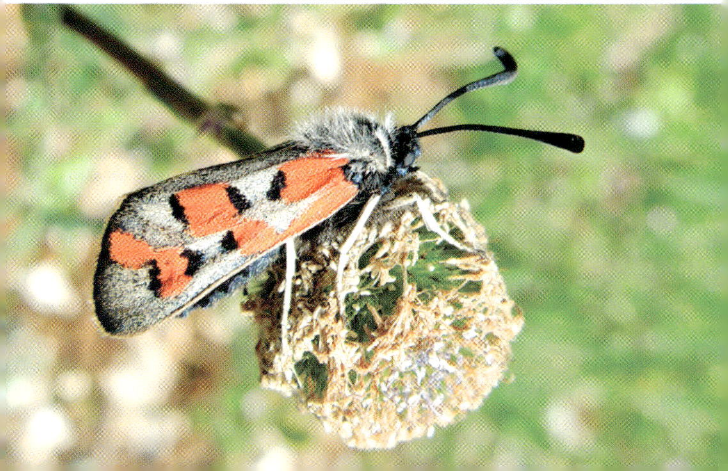

ORTIGUERA

Aglais urticae L. (Ninfálidos)

Características: envergadura: 40-50 mm. Las alas son de color leonado rojizo, ribeteadas de negro con manchas azules en forma de media luna. Las alas anteriores presentan varias manchas de color negro y amarillo anaranjado. Las alas posteriores son negruzcas en su base.

Hábitat: bosques aclarados, lindes, setos, praderas, cultivos, jardines. Especie menos común que en otras épocas.

Distribución geográfica: Europa y Asia templada, hasta China.

Observaciones: vuela de febrero a octubre. Esta mariposa hiberna en estado adulto, principalmente en construcciones sin calefacción, y hace su aparición al final del invierno, visitando los amentos del sauce, las prímulas y otras flores tempranas. Presenta dos o tres generaciones anuales. La oruga es negra, con líneas amarillas y apéndices plumosos. Vive sobre las ortigas.

• ALAS CON REBORDE NEGRO Y MANCHAS AZULES EN FORMA DE MEDIA LUNA • ALAS POSTERIORES CON LA BASE NEGRA • LA ORUGA SE DESARROLLA SOBRE LAS ORTIGAS.

PAVO REAL

Inachis io L. (Ninfálidos)

Características: envergadura: 50-55 mm. Las alas son de color rojo oscuro con zonas negras y una enorme mancha redonda con reborde azul y crema en cada ala. El reverso de las alas es negro, con jaspeado gris oscuro.

Hábitat: praderas, pastos, cultivos, terrenos baldíos, parques y jardines. Especie muy común.

Distribución geográfica: Europa y Asia templada, hasta Japón.

Observaciones: vuela de febrero a octubre. Esta mariposa hiberna en estado adulto, a menudo en construcciones sin calefacción, y puede observarse durante todo el año, siendo una de las primeras en reaparecer durante el buen tiempo. Visita a menudo las flores de los jardines. La oruga es negra, con un fino punteado blanco y apéndices plumosos. Vive en grupo sobre su planta nutricia: las ortigas.

• DE COLOR ROJO OSCURO, CON UN GRAN OCELO NEGRO, AZUL Y CREMA EN CADA ALA • REVERSO NEGRO CON JASPEADO GRIS OSCURO • LA ORUGA SE DESARROLLA SOBRE LAS ORTIGAS.

ANTÍOPE

Nymphalis antiopa L. (Ninfálidos)

Características: envergadura: 55-75 mm. Las alas son de color pardo rojizo oscuro, con una amplia banda marginal de color blanco crema y por encima una fila de manchitas azules. El reverso de las alas es negro, con un jaspeado gris oscuro y ribete blanco.

Hábitat: bosques húmedos de caducifolios, lindes, setos. Esta especie se ha rarificado considerablemente en casi todas partes.

Distribución geográfica: Europa, Asia templada, y América del Norte.

Observaciones: vuela de febrero a octubre. El adulto hiberna y en primavera busca las flores del sauce. También gusta de aspirar la savia que brota de las heridas de los árboles y el jugo azucarado de las frutas podridas caídas al suelo. La oruga es negra, con una fila de manchas dorsales rojizas. Vive en colonias sobre abedules y sauces.

• ALAS DE COLOR PARDO ROJIZO OSCURO CON BANDA MARGINAL DE COLOR AMARILLO CLARO • FILA DE MANCHITAS AZULES • LA ORUGA SE DESARROLLA SOBRE SAUCES Y ABEDULES.

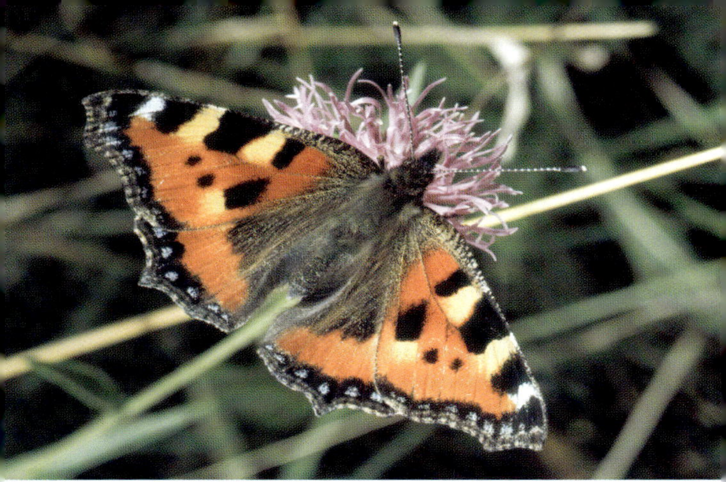
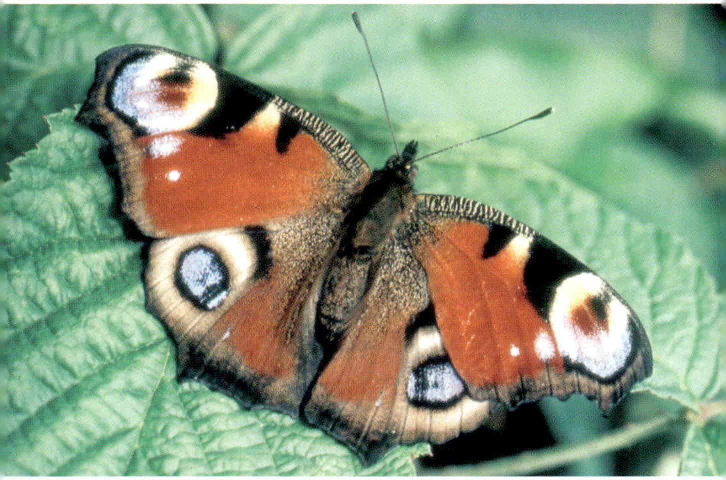
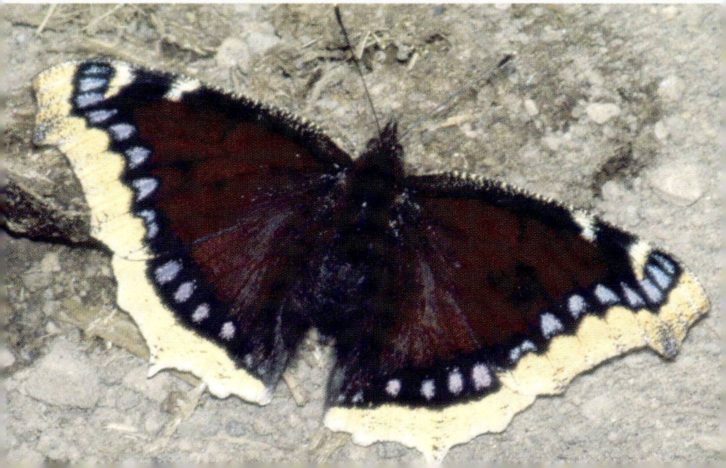

ESFINGE MAYOR DE LA VID

Deilephila elpenor L. (Esfíngidos)

Características: envergadura: 45-60 mm. El cuerpo y las alas anteriores son de color verde oliváceo, con franjas y bandas marginales de color rosa intenso. Las alas posteriores son rosas, con una zona negra en la base.

Hábitat: bosques y praderas húmedas, jardines. Especie bastante común.

Distribución geográfica: Europa, Asia templada, hasta Japón.

Observaciones: vuela de mayo a septiembre. La mariposa se muestra activa durante el crepúsculo y visita la valeriana, la madreselva y otras flores olorosas. La oruga es verde o pardo negruzca, con manchas redondas en la parte anterior, y se desarrolla sobre *Epilobium* y otras especies ornamentales como la onagra o la alegría. En caso de peligro, retrae su cabeza en el tórax y adquiere una actitud amenazante.

• DE COLOR VERDE OLIVÁCEO CON BANDAS ROSAS • LA ORUGA PRESENTA UNAS MANCHAS REDONDAS EN LA PARTE ANTERIOR • LA ORUGA SE DESARROLLA SOBRE *EPILOBIUM* Y *FUCHSIA*.

ESFINGE MENOR DE LA VID

Deilephila porcellus L. (Esfíngidos)

Características: envergadura: 40-55 mm. Las alas anteriores son de color verde amarillento con un amplio reborde rojizo, a menudo sinuoso. Las antenas son blancas, y el abdomen, verde amarillento, con un número variables de marcas rojizas según los individuos.

Hábitat: praderas y herbazales secos, taludes, canteras, viñedos. Especie poco común.

Distribución geográfica: Europa, norte de África y Asia occidental.

Observaciones: vuela de mayo a julio. El adulto vuela sobre el mismo sitio durante el crepúsculo para libar las flores de *Silene*, viboreras, salvia y otras flores ricas en néctar. La oruga es pardo grisácea, más raramente verde o negruzca, con manchas redondas de centro blanco en forma de media luna. El cuerno abdominal es minúsculo. Vive sobre cuajaleches y otras plantas.

• ALAS ANTERIORES DE COLOR VERDE AMARILLENTO Y ROJIZO CON DIBUJOS SINUOSOS • ANTENAS BLANCAS • LA ORUGA VIVE SOBRE CUAJALECHES *(GALIUM)*.

Miltochrista miniata

Miltochrista miniata Forster *(Árctidos)*

Características: envergadura: aproximadamente 30 mm. Las alas anteriores presentan un reborde rosa intenso enmarcando una zona central de color más claro atravesada por una fina línea en zigzag y una línea de puntos negros. Las alas posteriores son de color amarillo anaranjado más o menos uniforme.

Hábitat: bosques caducifolios o mixtos. Especie común.

Distribución geográfica: en casi toda Europa.

Observaciones: vuela de mayo a agosto. Esta mariposa se muestra particularmente activa por la noche, pero se detecta fácilmente durante el día por sus vistosos colores. La oruga es gris, con una densa corona de largos pelos en cada segmento que le confieren el aspecto de un limpiatubos. Se alimenta de los líquenes que crecen sobre el tronco de los árboles, principalmente sobre el liquen de los muros *(Xanthoria parietina)*.

• ALAS CON REBORDE ROSA INTENSO • LÍNEA NEGRA EN ZIGZAG Y SERIE DE PUNTOS NEGROS • LA ORUGA SE DESARROLLA SOBRE LOS LÍQUENES DE LOS TRONCOS.

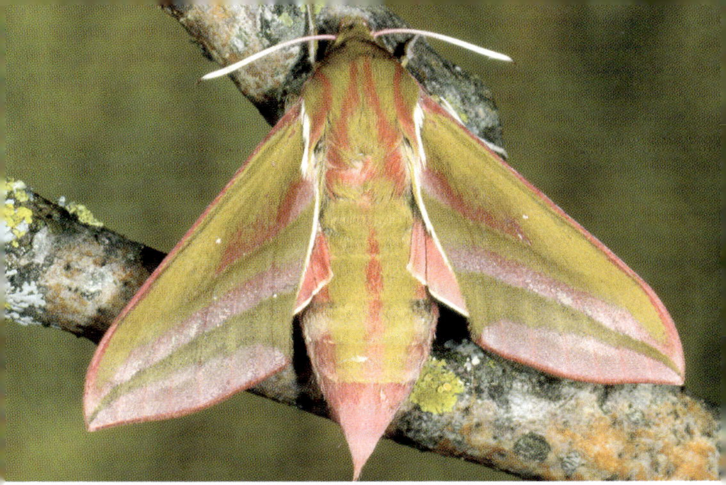

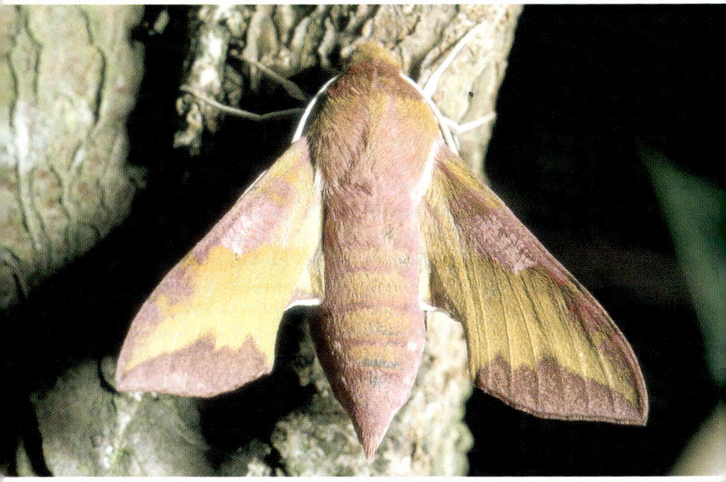

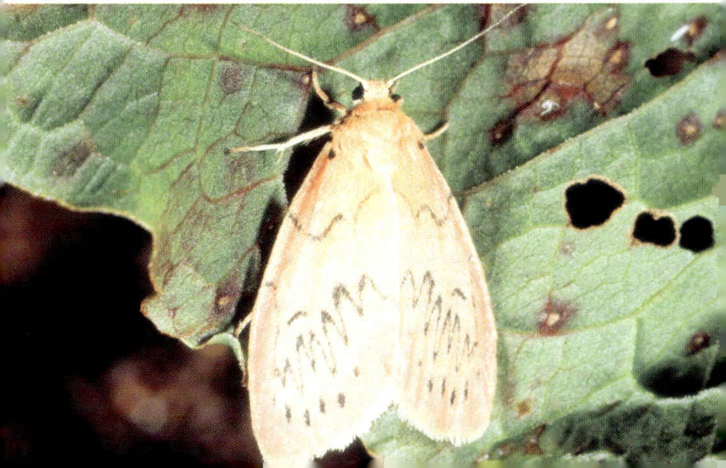

ESMERALDA PERLADA

Campaea margaritata L. (Geométridos)

Características: envergadura: 29-35 mm. Las alas son de color blanco verdoso y están atravesadas por una línea oscura con reborde blanco. Las alas anteriores presentan otra línea similar, menos ancha, y terminan en punta.

Hábitat: bosques aclarados, setos, terrenos baldíos y parques con arbolado. Especie bastante común.

Distribución geográfica: Europa y Asia Menor.

Observaciones: vuela de mayo a junio (primera generación) y de agosto a septiembre (segunda generación). Esta mariposa es sobre todo activa por la noche y le atrae la luz, pero en ocasiones también vuela de día. La oruga es pardo amarillenta a pardo púrpura, con una fila de pelos en la parte baja de los flancos. Vive sobre diversos árboles y arbustos caducifolios.

• LÍNEA OSCURA CON REBORDE BLANCO EN LAS CUATRO ALAS • ALAS ANTERIORES PUNTIAGUDAS • LA ORUGA ES PARDA.

Thetidia smaragdaria

Thetidia smaragdaria Fabricius (Geométridos)

Características: envergadura: aproximadamente 20 mm. El color de fondo de las alas es verde. Las alas anteriores presentan dos líneas sinuosas blancas, más o menos bien marcadas, y un punto blanco central que no siempre se distingue bien.

Hábitat: bosques aclarados, setos, praderas, terrenos con maleza. Especie bastante común.

Distribución geográfica: sur y centro de Europa, Asia templada, hasta Japón.

Observaciones: vuela en junio y julio. Es una mariposa básicamente nocturna que acude a la luz, aunque también se puede observar a plena luz del día libando alguna flor. La oruga es grisácea, con líneas más oscuras, pero su cuerpo suele estar oculto bajo un camuflaje de fragmentos vegetales. Vive sobre numerosas plantas bajas.

• DOS LÍNEAS BLANCAS ATRAVIESAN LAS ALAS ANTERIORES • UN PUNTO BLANCO EN CADA ALA ANTERIOR QUE NO SIEMPRE SE DISTINGUE • LA ORUGA SE CAMUFLA BAJO RESTOS VEGETALES.

ESMERALDA DE LA HIERBA

Pseudoterpna pruinata Hufnagel (Geométridos)

Características: envergadura: 25-28 mm. La tonalidad verde de las alas es más o menos pálida según los individuos, a veces con tintes azulados. Las alas anteriores presentan dos líneas sinuosas oscuras y una clara, mientras que las posteriores presentan una oscura y otra clara.

Hábitat: lindes de bosques aclarados, praderas, pantanos, terrenos herbosos. Especie bastante común.

Distribución geográfica: Europa y Asia Menor.

Observaciones: vuela en junio y julio. Los adultos vuelan durante el día, atraídos por las flores de zarza, cardo y eupatorio. La oruga es verde, con una línea dorsal oscura y dos líneas claras en cada flanco. Se alimenta de las hojas de la retama, el tojo y otras leguminosas.

• DOS LÍNEAS SINUOSAS OSCURAS Y UNA CLARA EN LAS ALAS ANTERIORES • LA ORUGA ES VERDE, CON UNA BANDA DORSAL OSCURA.

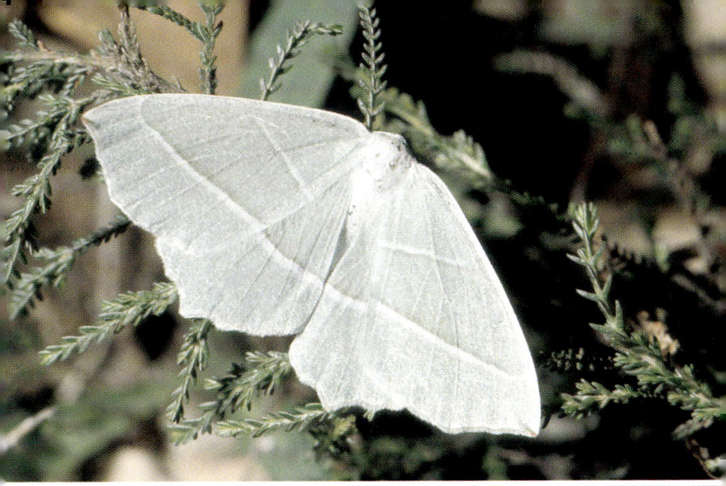
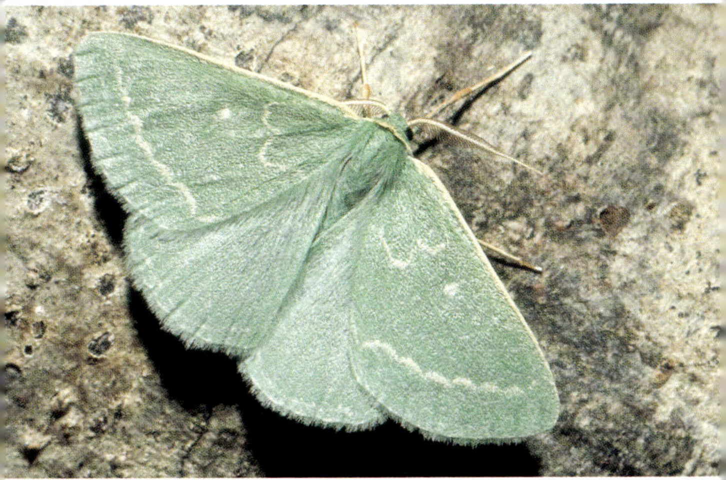
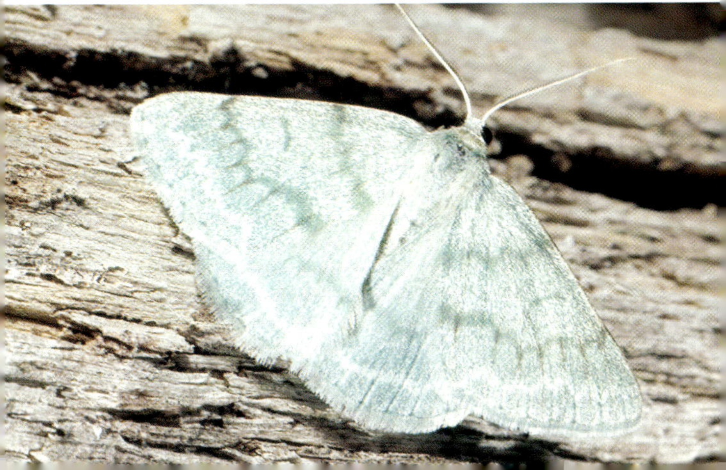

Thalera fimbrialis

Adscita statices L. (Geométridos)

Características: envergadura: aproximadamente 30 mm. El color de fondo de las alas es verde, tirando a parduzco, con el borde zigzagueante y unas características marcas rosadas. Dos líneas sinuosas de color claro cruzan las alas anteriores y sólo una las alas posteriores.

Hábitat: praderas secas, taludes rocosos, campos sin cultivar, jardines soleados. Especie común.

Distribución geográfica: Europa y Asia templada, hasta Corea.

Observaciones: vuela de julio a septiembre. Los adultos son principalmente nocturnos y acuden a la luz, pero en ocasiones vuelan de día. La oruga se alimenta sobre un gran número de arbustos y plantas bajas, como retamas, ciruelos, la zanahoria silvestre o la milenrama.

• Dos líneas sinuosas claras en las alas anteriores • Una línea en las alas posteriores • La oruga se desarrolla sobre numerosas plantas.

PROCRIS COMÚN

Adscita statices L. (Zigénidos)

Características: envergadura: aproximadamente 20 mm. Las alas anteriores son de color verde metálico uniforme, mientras que las posteriores son de color pardo grisáceo. El macho presenta antenas en forma de peine (pectinadas), mientras que las de la hembra son sencillas.

Hábitat: praderas, tanto secas como húmedas. Especie bastante común.

Distribución geográfica: en casi toda Europa, hasta Kazajistán.

Observaciones: vuela de mayo a agosto, apareciendo en los lugares húmedos antes que en los secos. La mariposa visita las flores de escabiosa menor, centaureas y campánulas. La oruga vive sobre la acedera silvestre y otras *Rumex*. Cuando es joven, destruye el interior de las hojas y termina por hacer agujeros. Es de color amarillo claro por encima, con barras gris oscuro; los flancos son vellosos y de color pardo grisáceo.

• Alas anteriores de color verde metálico • El macho tiene antenas pectinadas • La oruga se desarrolla sobre la acedera.

Jordanita globulariae

Jordanita globulariae Hubner (Zigénidos)

Características: envergadura: 20-30 mm. El fondo de las alas anteriores es verde o verde azulado metálico en los machos recién salidos, mientras que las alas posteriores son de color pardo grisáceo uniforme. Sus antenas terminan en punta. Las hembras son más pequeñas y más verdes que los machos.

Hábitat: praderas, campos de maleza, brezales, terrenos pantanosos.

Distribución geográfica: sur y centro de Europa, Asia Menor.

Observaciones: vuela en junio y julio. Esta mariposa se muestra poco activa, vuela distancias cortas y se posa preferentemente sobre las flores violetas o en la vegetación. La oruga es de color pardo grisáceo a marrón claro, con unos dibujos en forma de triángulo o T sobre el dorso; además, está cubierta de verrugas provistas de pelos cortos. Se alimenta de globularias y centaureas.

• Alas posteriores de color pardo grisáceo • Las antenas del macho son puntiagudas • La oruga presenta dibujos en T sobre el dorso.

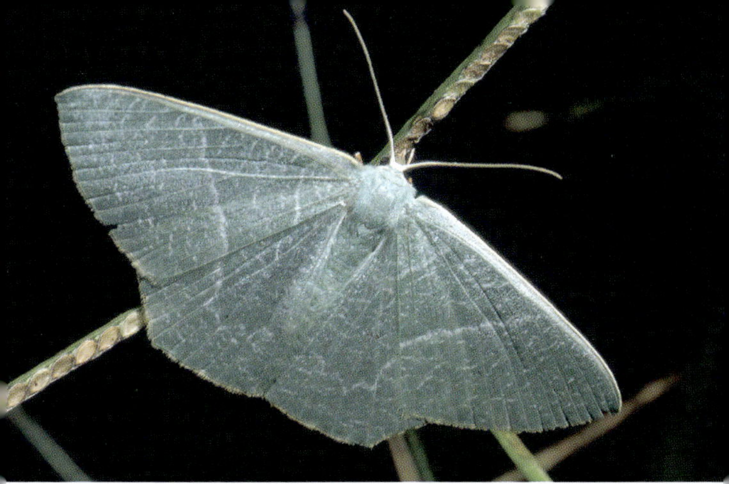
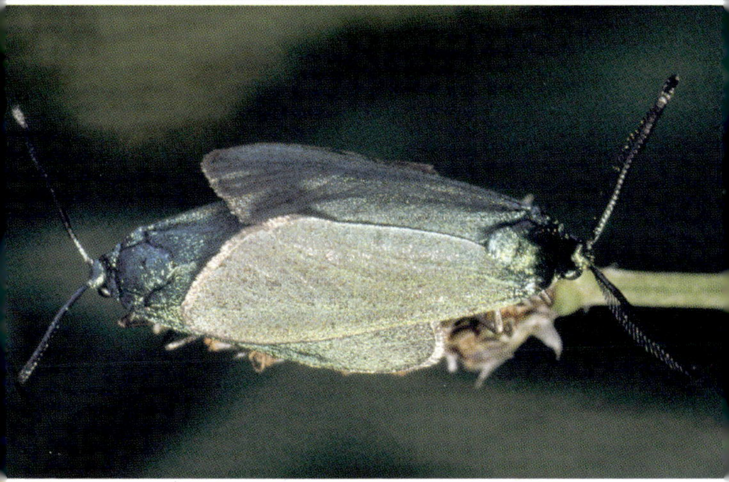
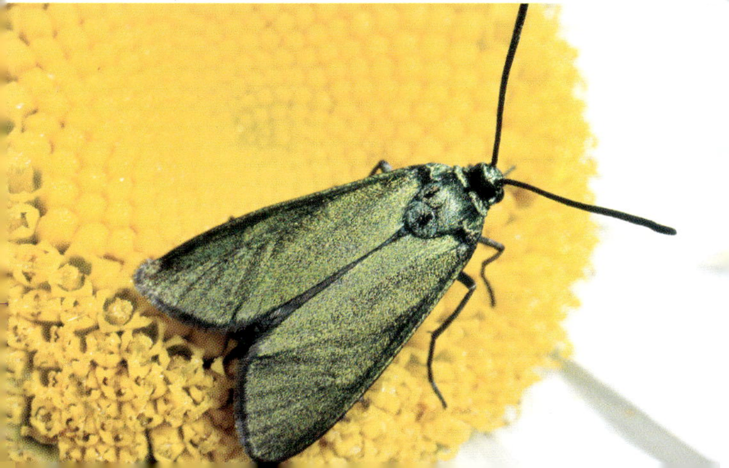

LAGARTA DE LA ENCINA

Tortrix viridiana L. (Tortrícidos)

Características: envergadura: aproximadamente 40 mm. Las alas anteriores son de un bello color verde claro, a veces verde amarillento. Las alas posteriores son grises, con nervaduras más oscuras y una franja blanca. La cabeza es blanquecina y el tórax verde.

Hábitat: bosques, setos, parques con arbolado, encinares y robledales. Especie común.

Distribución geográfica: Europa, norte de África y Asia Menor.

Observaciones: vuela de mayo a agosto. La mariposa tiene una vida muy corta y no suele alejarse mucho de los robles y encinas. La oruga es de color pardo amarillento, con puntos negros y pelos cortos y poco numerosos. Vive principalmente sobre robles y encinas y fabrica refugios con las hojas enrolladas. Causa grandes daños en brotes y hojas, en las que se enrolla para protegerse. En España constituye una plaga para robledales y encinares, ya que devora los brotes y las hojas.

• ALAS ANTERIORES DE BONITO COLOR VERDE CLARO • CABEZA BLANCA Y TÓRAX VERDE • LA ORUGA ES DE COLOR PARDO AMARILLENTO, CON PUNTEADO NEGRO.

Adela reaumurella

Adela reaumurella L. (Adélidos)

Características: envergadura: aproximadamente 18 mm. Las alas anteriores son verdes, con reflejos metálicos. Las alas posteriores son de color marrón púrpura, con una franja de pelos bien visible. La cabeza y el tórax son negros y muy vellosos. Los machos están provistos de unas antenas muy largas: más del doble de la longitud de su cuerpo.

Hábitat: bosques, lindes, setos, parques y jardines con arbolado. Especie muy común.

Distribución geográfica: en casi toda Europa.

Observaciones: vuela de abril a junio. Los machos resultan muy visibles, volando en gran número alrededor de árboles y arbustos, subiendo y bajando sin cesar, pero sin desplazarse en la horizontal y posándose de vez en cuando. La oruga se alimenta de las hojas muertas del suelo, protegida por un estuche hecho con fragmentos de hojas e hilos de seda.

• ALAS POSTERIORES DE COLOR MARRÓN PÚRPURA, CON UNA MARCADA FRANJA • LAS ANTENAS DEL MACHO SON MUY LARGAS • LA ORUGA SE FABRICA UN REFUGIO.

CEJIALBA

Callophrys rubi L. (Licénidos)

Características: envergadura: 28-32 mm. El anverso de las alas es de color pardo, con una pequeña mancha gris, pero el reverso presenta un llamativo y característico color verde metálico, con una fina línea blanca en las alas posteriores que a veces está reducida a una sucesión de pequeños puntos blancos. Alrededor del ojo presenta unas marcas blancas, y la frente es verde.

Hábitat: lindes y claros de bosques, setos, praderas, brezales, zonas de matorral. Especie bastante común.

Distribución geográfica: Europa, norte de África, Asia templada, hasta Corea.

Observaciones: vuela de abril a julio. El macho, posado sobre un arbusto, suele vigilar su territorio. Tiene un vuelo vivo y saltarín. La oruga es verde, con bandas oblicuas amarillas. Se alimenta sobre numerosas plantas, como retamas, trébol de cuernos *(Lotus corniculatus)*, zarzamora o brezos.

• DE COLOR PARDO CON MANCHA GRIS EN EL ANVERSO • CARACTERÍSTICO COLOR VERDE METALIZADO EN EL REVERSO, CON UNA LÍNEA O MANCHAS BLANCAS • LA ORUGA ES VERDE, CON BANDAS OBLICUAS AMARILLAS.

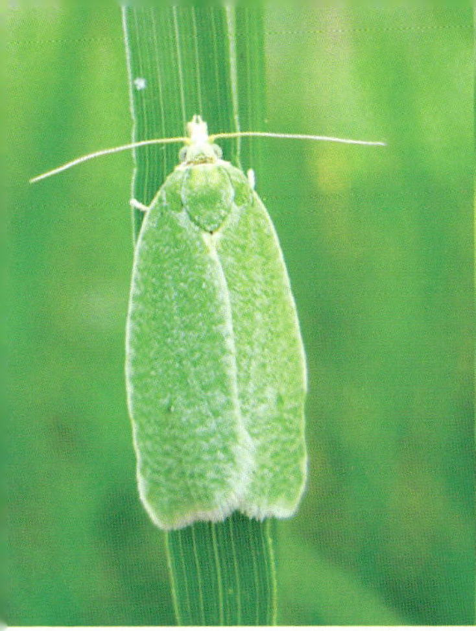
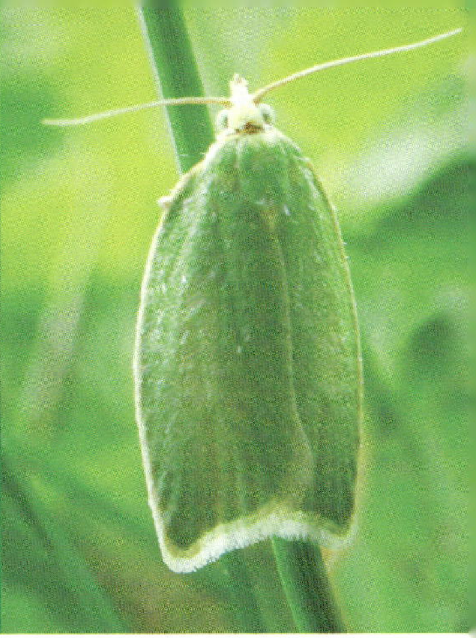
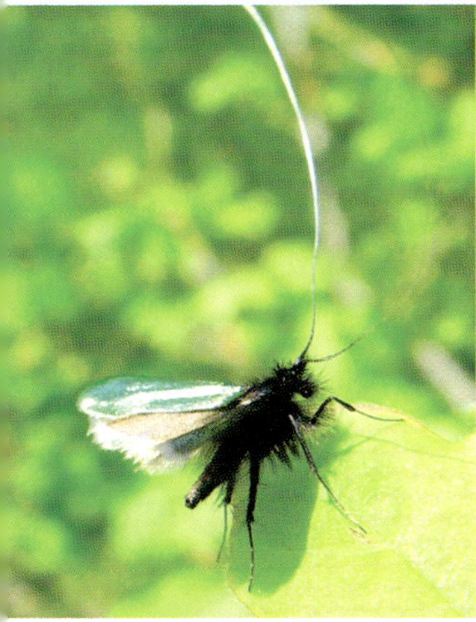
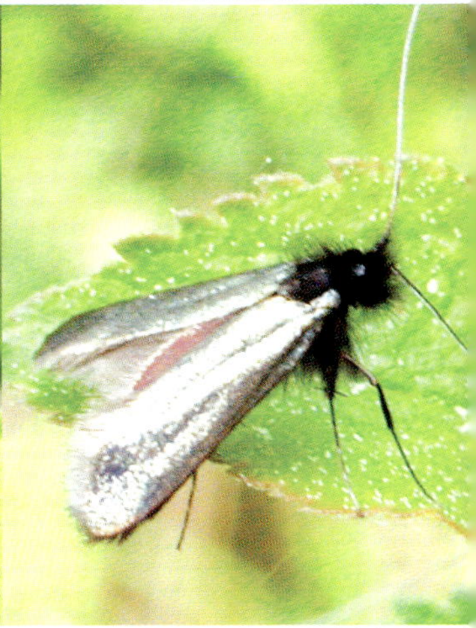
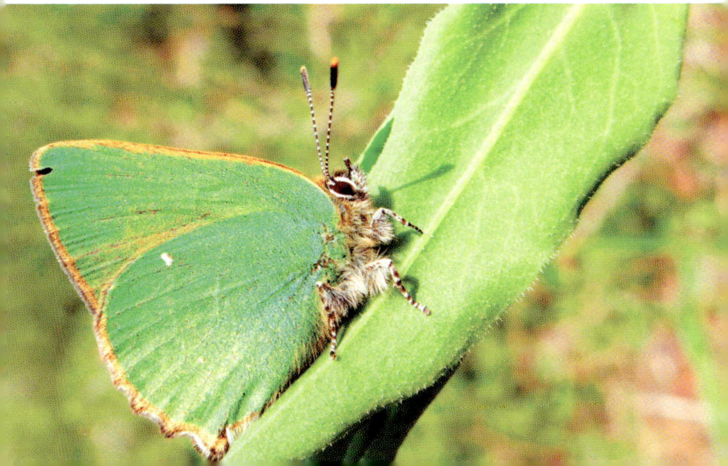

Colostygia pectinataria

Colostygia pectinataria Knoch (Geométridos)

Características: envergadura: aproximadamente 20 mm. El color de fondo de las alas es verde en la mariposa recién salida de la crisálida, pero se torna marrón en los individuos de más edad. Las alas anteriores presentan una banda blanca en el centro que rápidamente se divide en dos y delimitan una zona verde claro con reborde verde oscuro. Las alas posteriores son de color blanco grisáceo.

Hábitat: lindes, setos, praderas, terrenos baldíos, bordes de cultivos, jardines. Especie común.

Distribución geográfica: Europa y Asia templada, hasta los montes Altai.

Observaciones: vuela de mayo a septiembre. Esta mariposa vuela al final del verano únicamente cuando presenta una segunda generación, por lo general desaparece después de julio. La oruga se alimenta sobre *Galium*, *Lamium* y *Rumex*.

• FONDO DE COLOR VERDE QUE SE VA TORNANDO PARDO • BANDA BLANCA BIFURCADA EN Y • LA ORUGA SE DESARROLLA SOBRE NUMEROSAS PLANTAS BAJAS.

ESFINGE DEL TILO

Mimas tiliae L. (Esfíngidos)

Características: envergadura: 55-75 mm. Las alas anteriores son de color verdoso a grisáceo, a veces pardo rosado, con motivos degradados y una banda central. Presenta un borde exterior irregular. El tórax es oscuro en el centro y los laterales, con dos bandas intercaladas más claras.

Hábitat: bosques de caducifolios, lindes y claros, parques y jardines, incluso sobre alineamientos de tilos plantados en las ciudades. Especie común.

Distribución geográfica: Europa y Asia templada, hasta Siberia.

Observaciones: vuela de abril a agosto. La mariposa se muestra activa por la noche, mientras que durante el día se mantiene inmóvil sobre un tronco, un poste o entre el follaje. La oruga es verde, a veces de color blanco azulado, con bandas oblicuas amarillas ribeteadas de rojo en la parte superior. El cuerno es azul o verde. Se alimenta sobre diferentes árboles, principalmente tilos.

• ALAS ANTERIORES GROSERAMENTE DENTADAS • TÓRAX OSCURO CON DOS BANDAS MÁS CLARAS • LA ORUGA PRESENTA BANDAS OBLICUAS AMARILLAS Y ROJAS.

ESFINGE DE LAS ADELFAS

Daphnis nerii L. (Esfíngidos)

Características: envergadura: 90-120 mm. Las alas son verdes, con bandas y rayas de color verde oscuro, blanco, rosa y violeta. El cuerpo es también de tonos verdes; el tórax presenta una zona oscura a cada lado y una más clara en el centro.

Hábitat: al ser una especie migradora, la podemos observar en cualquier medio, incluyendo jardines, donde crece su planta nutricia, la adelfa. Especie poco común.

Distribución geográfica: África tropical y Asia occidental, hasta la India, visitante regular en Europa.

Observaciones: vuela de mayo a octubre. Esta mariposa vuela de noche para desplazarse y libar las flores. La oruga, que puede alcanzar hasta 12 cm de longitud, es de color verde, a veces rosa o amarilla, con el dorso más oscuro y una línea blanca, a veces ribeteada de azul, en cada flanco. El cuerno abdominal es amarillo y recurvado.

• ALAS PREDOMINANTEMENTE VERDES • TÓRAX OSCURO EN LOS LATERALES Y CLARO EN EL CENTRO • LA ORUGA SE DESARROLLA SOBRE LA ADELFA.

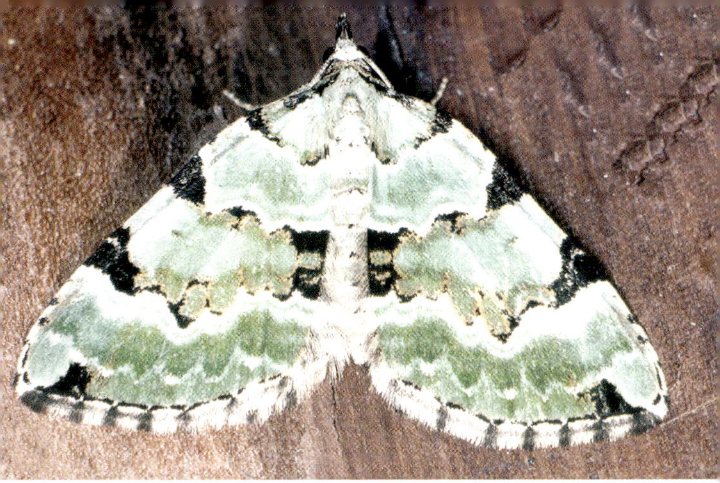

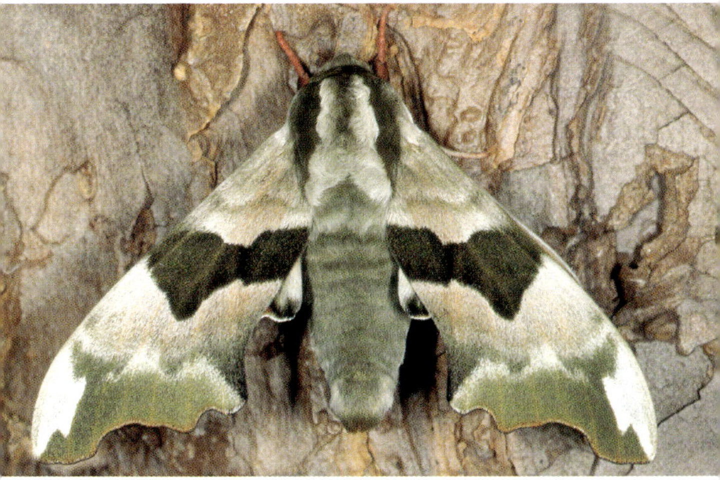

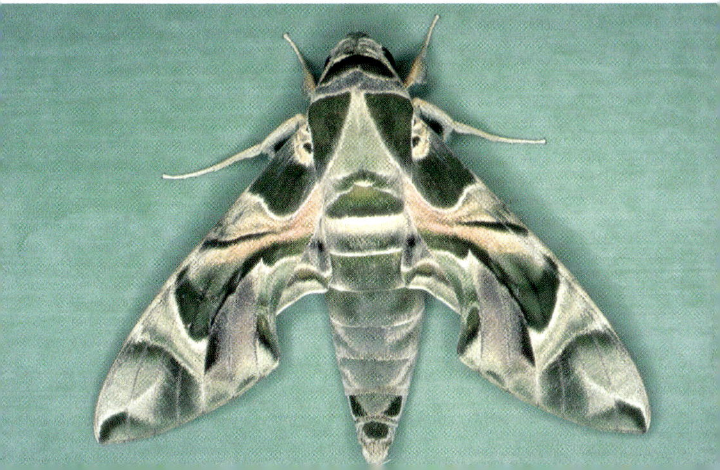

ESFINGE PROSERPINA

Proserpinus proserpina Pallas (Esfíngidos)

Características: envergadura: 40-45 mm. Las alas anteriores son de color verde, con una banda más oscura en el centro acompañada de una mancha negruzca. Las alas posteriores son de color amarillo ocre, con un amplio reborde negro. El borde de las alas es dentado.

Hábitat: plantaciones de bosques, riberas, pantanos. Especie rara y protegida.

Distribución geográfica: sur y centro de Europa, norte de África, Asia occidental.

Observaciones: vuela en mayo y junio. Esta esfinge vuela únicamente durante el crepúsculo, posándose principalmente sobre flores azules o violetas, como la salvia o la viborera. La oruga es de color gris pardusco, con dibujos negros, y en lugar del característico cuerno de las esfinges presenta una mancha negra con reborde blanco. Vive sobre epilobios y onagras.

• BANDA DE COLOR VERDE OSCURO CON MANCHA NEGRA • CUATRO ALAS DENTADAS • LA ORUGA ES DE COLOR GRIS PARDUSCO, CON DIBUJOS NEGROS, Y CARECE DE CUERNO.

Anaplectoides prasina

Anaplectoides prasina Denis y Schiffermuller (Noctuidos)

Características: envergadura: 48-52 mm. Las alas anteriores son de color verde, con líneas sinuosas negras y zonas parduscas más o menos claras. Las alas posteriores son de color pardo liso, con un estrecho reborde más claro. La cabeza y el tórax son verdes; el abdomen es marrón.

Hábitat: bosques húmedos, brezales, turberas. Especie poco común.

Distribución geográfica: norte y centro de Europa, Asia templada, hasta Japón, América del Norte.

Observaciones: vuela de mayo a julio. Esta mariposa de regiones frías está confinada a las montañas del sur de su área de distribución en Europa. La oruga es de color chocolate o pardo grisáceo oscuro, con el vientre más claro. Se alimenta de diversas plantas bajas y arbustos, particularmente prímulas.

• DE COLOR VERDE CON ZONAS PARDAS • TÓRAX VERDE Y ABDOMEN MARRÓN • LA ORUGA ES DE COLOR MARRÓN, CON EL VIENTRE CLARO.

Trachea atriplicis

Trachea atriplicis L. (Noctuidos)

Características: envergadura: 38-44 mm. Las alas anteriores son de color verde, mezclado con zonas pardas y, en el centro, una mancha alargada de color blanco rosado. Las alas posteriores son marrones, ligeramente más oscuras hacia el borde exterior.

Hábitat: terrenos baldíos, bordes de cultivos, pantanos, riberas fluviales, jardines. Especie común.

Distribución geográfica: Europa.

Observaciones: vuela de mayo a octubre. Esta mariposa presenta dos generaciones anuales y con frecuencia desaparece al final de la primavera y a principios del verano. Durante el día permanece quieta sobre su soporte, ya sea una piedra o un tronco musgoso, lo que unido a su coloración críptica, hace que sea difícil de localizar. La oruga es entre gris y pardusca, con una línea dorsal oscura y una banda amarilla a rojiza en los flancos. Se alimenta de armuelles *(Atriplex hortensis)*, *Chenopodium* y otras plantas bajas.

• FONDO DE COLOR VERDE MEZCLADO CON PARDO • MANCHA ALARGADA DE COLOR BLANCO ROSADO • LA ORUGA ES OSCURA, CON UNA BANDA CLARA EN LOS FLANCOS.

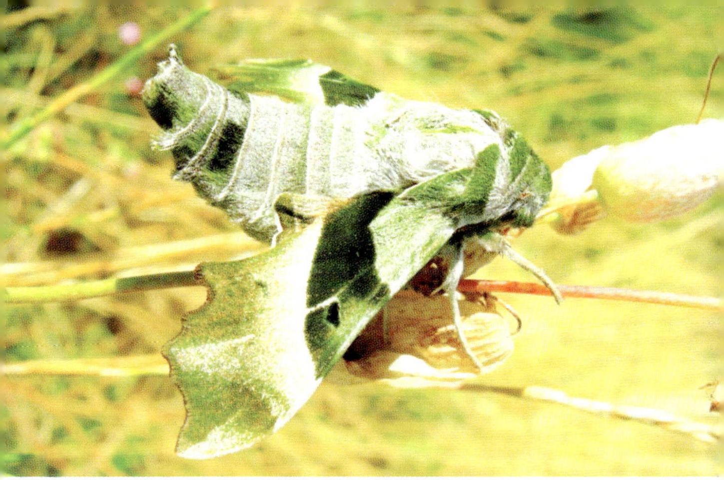
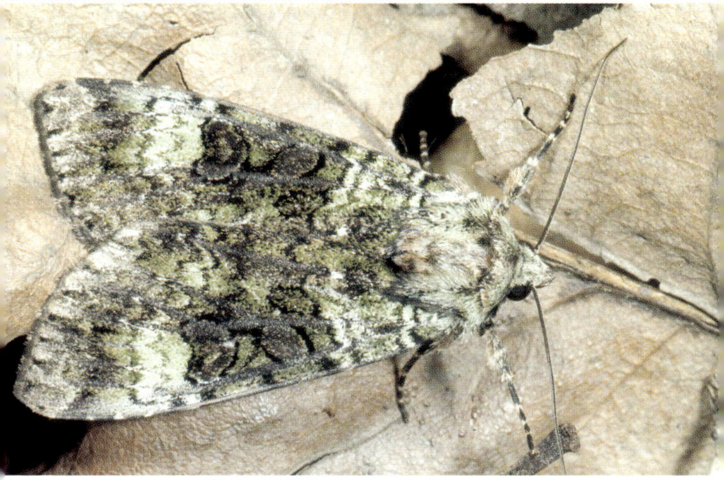
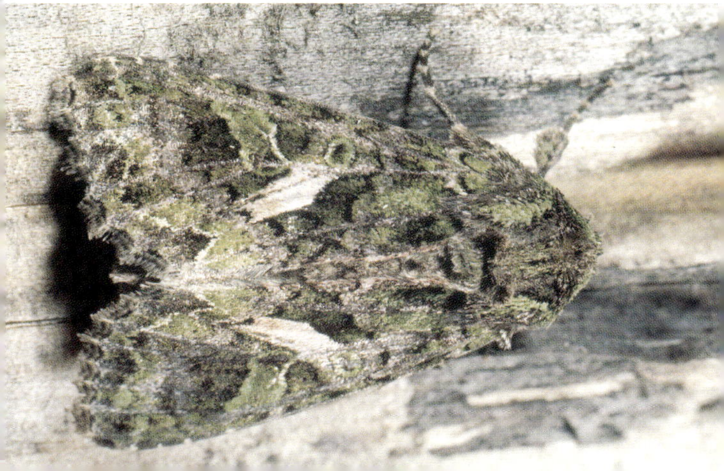

ÍCARO O DOS PUNTOS (MACHO)

Polyommatus icarus L. (Licénidos)

Características: envergadura: 25-30 mm. Esta especie muestra un marcado dimorfismo sexual. La coloración típica del macho es azul violeta claro, con un fino reborde negro y una franja blanca en el borde de las cuatro alas. La hembra es marrón, con manchas anaranjadas. El reverso de las alas posteriores es gris pardusco, con manchas naranjas y manchas negras con reborde blanco, la de en medio en forma de punta de lanza.

Hábitat: lindes y claros, praderas, campos sin cultivar, jardines. Especie muy común.

Distribución geográfica: Europa, norte de África y Asia templada, hasta China.

Observaciones: vuela de abril a octubre. Es la más frecuente de los licénidos azules, visitando en gran número los lugares con flores. La oruga es verde, con una línea clara en la parte baja de los flancos. Se alimenta de leguminosas.

• FINO BORDE NEGRO Y FRANJA BLANCA • MANCHA NEGRA CON REBORDE BLANCO EN EL REVERSO • LA ORUGA ES VERDE, CON FLANCOS CLAROS.

FALSA LIMBADA (MACHO)

Cyaniris semiargus Rottemburg (Licénidos)

Características: envergadura: 28-35 mm. El anverso de las alas es de color azul oscuro con reborde marrón en el macho, mientras que en la hembra son totalmente marrones. El reverso de las alas es gris pardusco, con manchas negras ribeteadas de blanco en ambos sexos.

Hábitat: lindes y claros, setos, praderas húmedas. Especie bastante común, pero localizada.

Distribución geográfica: Europa, norte de África y Asia templada, hasta Corea.

Observaciones: vuela de abril a septiembre. Suelen reunirse en gran número por la tarde en lo alto de los tallos de gramíneas o en torno a un charco de agua para beber. La oruga es verde, con una línea clara en la parte baja de los flancos, y cubierta de finos pelos claros. Se alimenta de trébol y depende de varias especies de hormiga para completar su desarrollo.

• DE COLOR AZUL OSCURO CON REBORDE MARRÓN EN EL ANVERSO • DE COLOR GRIS PARDUSCO CON MANCHAS NEGRAS Y BLANCAS EN EL REVERSO • LA ORUGA SE DESARROLLA SOBRE EL TRÉBOL.

NIÑA HOCECILLAS (MACHO)

Plebejus argus L. (Licénidos)

Características: envergadura: 20-32 mm. Las alas del macho son de color azul violeta, con un reborde oscuro marrón, a veces teñido de azul en la base, con manchas naranjas en la hembra. El reverso de las alas posteriores es gris, con manchas negras rodeadas de blanco y una serie de manchas naranjas con reborde negro y azul.

Hábitat: lindes y claros de bosques, praderas, herbazales secos, brezales. Especie bastante común, pero localizada.

Distribución geográfica: Europa y Asia templada, hasta Japón.

Observaciones: vuela de mayo a septiembre. Dado que suele presentar dos generaciones, la mariposa puede desaparecer un tiempo a comienzos del verano. La oruga es de color blanco rosado, con líneas más oscuras y muy pocos pelos. Se alimenta sobre diversas plantas bajas, sobre todo leguminosas, y depende de las hormigas para completar su desarrollo.

• ALAS DE COLOR AZUL VIOLETA CON AMPLIO REBORDE OSCURO • EL REVERSO DE LAS ALAS ES GRIS, CON REBORDE NARANJA • LA ORUGA ES DE COLOR BLANCO ROSADO CON RAYAS OSCURAS.

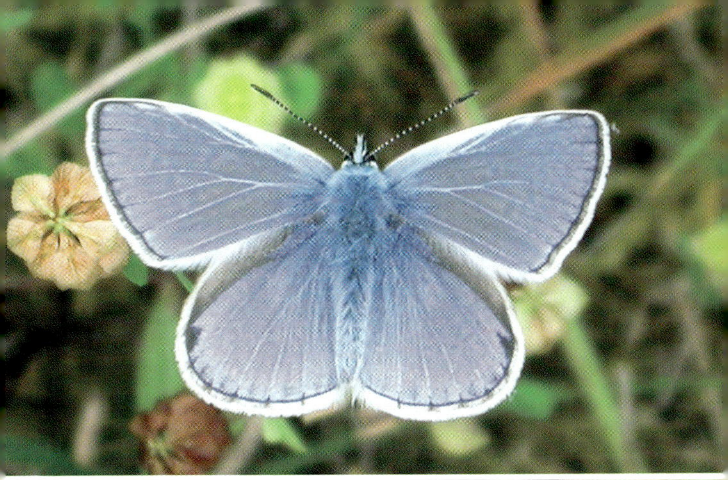
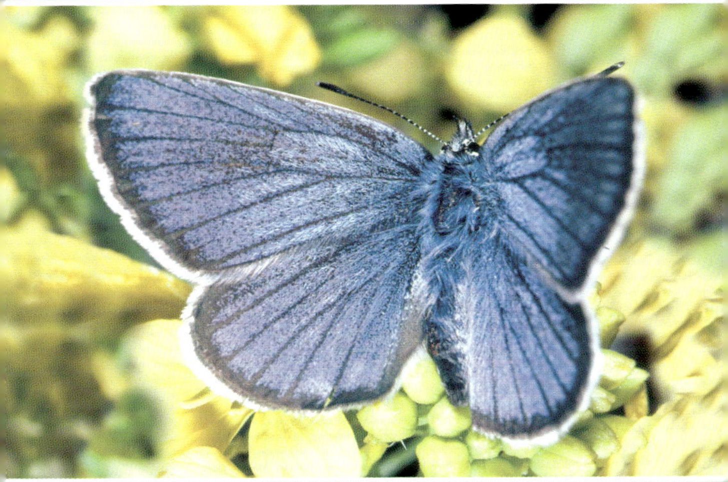
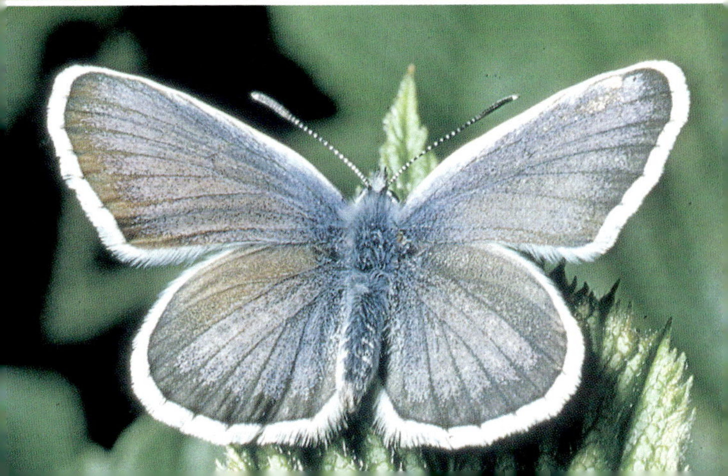

NIÑA CELESTE (MACHO)

Lysandra bellargus Rottemburg (Licénidos)

Características: envergadura: 30-35 mm. Las alas del macho son de color azul cielo brillante por encima, con un fino reborde negro y una franja blanca interrumpida por trazos negros. La hembra es marrón, con escamas azules en la base y manchas naranjas en las alas posteriores. El reverso de las alas es marrón, más oscuro en la hembra, con manchas negras bordeadas de blanco y manchas naranjas en las alas posteriores.

Hábitat: praderas, zonas con hierba, campos sin cultivar, normalmente sobre suelos calcáreos. Especie bastante común.

Distribución geográfica: centro y sur de Europa, Asia occidental.

Observaciones: vuela de mayo a septiembre. Esta mariposa presenta dos generaciones y suele desaparecer a comienzos del mes de julio. Los machos se reúnen a veces para beber o alimentarse sobre cadáveres. La oruga es verde, con flancos amarillos, y vive sobre la hierba de la herradura *(Hippocrepis)* y la vulneraria *(Anthyllis)*.

• ALAS DE COLOR AZUL BRILLANTE Y FINO REBORDE NEGRO • FRANJA BLANCA CON TRAZOS NEGROS • LA ORUGA ES VERDE, CON FLANCOS AMARILLOS.

NINFA CORIDÓN (MACHO)

Lysandra coridon Poda (Licénidos)

Características: envergadura: 32-38 mm. Las alas del macho son de color azul plateado, con borde gris oscuro sobre las alas anteriores y una serie de puntos negros en las alas posteriores. La hembra es marrón, con manchas naranjas sobre las alas posteriores. El reverso de las alas es marrón, más oscuro en la hembra, con manchas negras bordeadas de blanco.

Hábitat: praderas y terrenos secos de naturaleza calcárea. Especie bastante común.

Distribución geográfica: Europa, desde el norte de España hasta Ucrania.

Observaciones: vuela de julio a octubre. La oruga es de color verde, con los flancos amarillos y una gran mancha oscura en la parte posterior. Se alimenta sobre la hierba de la herradura *(Hippocrepis)*.

• ALAS DE COLOR AZUL PLATEADO CON REBORDE GRIS OSCURO • SERIES DE PUNTOS NEGROS SOBRE LAS ALAS POSTERIORES • LA ORUGA ES VERDE, CON UNA MANCHA OSCURA EN LA PARTE POSTERIOR.

HORMIGUERA (HEMBRA)

Maculinea alcon Denis y Schiffermuller (Licénidos)

Características: envergadura: 35-40 mm. Las alas del macho son de color azul pálido, con un amplio reborde marrón negruzco. La hembra es marrón, a veces con escamas azules en la base. El reverso de las alas de ambos sexos es gris pardusco claro, con manchas negras bordeadas de blanco.

Hábitat: praderas húmedas y turberas. Especie muy rara y protegida.

Distribución geográfica: centroeuropa y Asia templada, hasta el oeste de Siberia.

Observaciones: vuela de junio a agosto. La rareza de esta mariposa responde a dos factores: por un lado, está ligada a medios húmedos muy concretos, donde viven sus plantas nutricias (principalmente *Gentiana pneumonanthe*), y por otro necesita de las hormigas, que serán las encargadas de adoptarla en su fase larvaria y alimentarla hasta su transformación en imago. La oruga es marrón, con manchas blancas.

• ALAS DE COLOR AZUL PÁLIDO CON AMPLIO REBORDE MARRÓN NEGRUZCO • EL REVERSO DE LAS ALAS ES GRIS PARDUSCO, CON MANCHAS NEGRAS BORDEADAS DE BLANCO • LA ORUGA ES MARRÓN, CON MANCHAS BLANCAS.

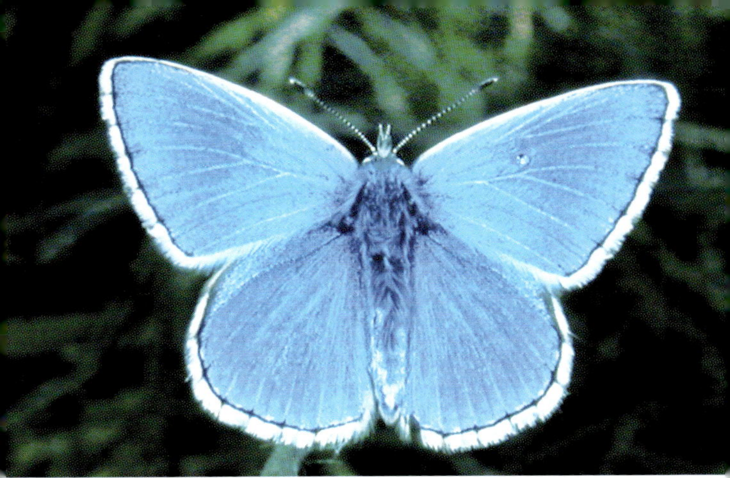
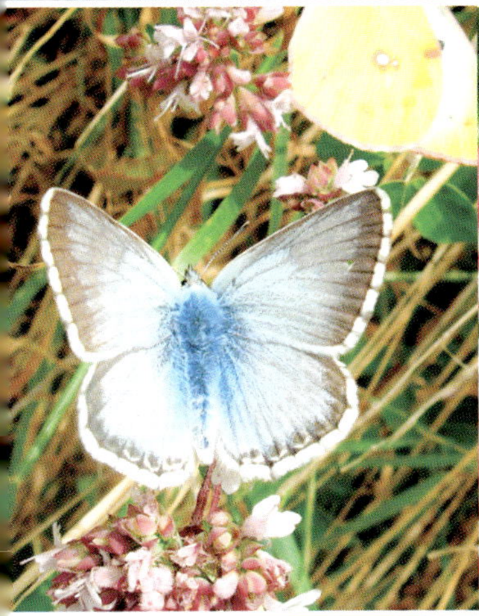
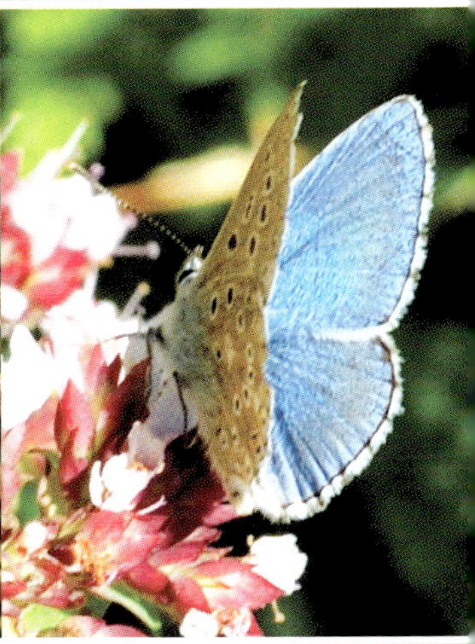
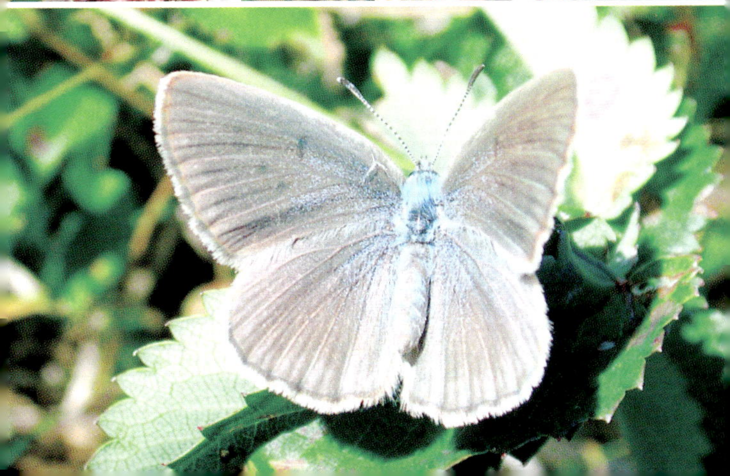

Glaucopsyche melanops (MACHO)

Glaucopsyche melanops Boisduval (Licénidos)

Características: envergadura: 22-26 mm. El macho tiene el fondo de las alas azul brillante, con un estrecho reborde negro. La hembra es pardo negruzca, con escamas azules en la base. El reverso de las alas es idéntico: gris, con manchas redondas negras rodeadas de blanco, más grandes sobre las alas anteriores que en las posteriores.

Hábitat: bosques aclarados, zonas de hierba, terrenos baldíos con maleza, brezales secos y monte bajo. Especie bastante común.

Distribución geográfica: península Ibérica y sur de Francia, norte de África.

Observaciones: vuela de marzo a junio. La oruga es verde, con líneas más oscuras y más claras, cubierta de cortos pelos claros. Se alimenta fundamentalmente de socarrillo *(Dorycnium pentaphyllum)*, a veces de otras plantas de la familia de las leguminosas, como la retama o el trébol de cuernos, y es adoptada por diversos tipos de hormigas del género *Camponotus*.

• ALAS DE COLOR AZUL BRILLANTE CON ESTRECHO REBORDE NEGRO • EL REVERSO DE LAS ALAS ES GRIS, CON CÍRCULOS NEGROS DE REBORDE BLANCO • LA ORUGA ES VERDE.

Agrodiaetus damon (MACHO)

Agrodiaetus damon Denis y Schiffermuller (Licénidos)

Características: envergadura: 25-35 mm. Las alas del macho son de color azul brillante, con un amplio reborde gris pardusco, mientras que la hembra es de color pardo oscuro. El reverso de las alas posteriores es pardo, atravesado por una ancha línea blanca y salpicado de puntos negros con reborde blanco.

Hábitat: bosques aclarados, praderas, zonas de hierba, campos sin cultivar. Especie bastante común en la montaña, más rara en otras zonas.

Distribución geográfica: sur y este de Europa, Asia templada, hasta los montes Altai.

Observaciones: vuela en julio y agosto. Esta mariposa está ampliamente distribuida, pero sus poblaciones están muy localizadas. La oruga es verde, con una línea dorsal oscura y una banda pardo purpúrea en la parte baja de los flancos. Se alimenta sobre la esparceta *(Onobrychis)*.

• ALAS DE COLOR AZUL BRILLANTE CON AMPLIO REBORDE GRIS PARDUSCO • EL REVERSO DE LAS ALAS MUESTRA UNA ANCHA BANDA BLANCA • LA ORUGA ES VERDE, CON LOS FLANCOS DE COLOR PARDO PURPÚREO.

Meleageria daphnis (HEMBRA)

Meleageria daphnis Denis y Schiffermuller (Licénidos)

Características: envergadura: 35-40 mm. La hembra es de color azul cielo, con un amplio reborde marrón. El anverso de las alas del macho es azul claro, con un estrecho reborde gris. En ambos sexos, la franja blanca de las alas posteriores presenta un contorno festoneado. El reverso es pardo grisáceo, con manchas negras ribeteadas de blanco.

Hábitat: lindes, bosques aclarados, zonas de hierba con abundante matorral, principalmente sobre suelo calcáreo. Especie bastante rara y localizada.

Distribución geográfica: centro y sur de Europa, Asia Menor.

Observaciones: vuela de junio a agosto. La oruga es verde, con punteado blanco, dos bandas dorsales amarillas con bordes más claros y otra banda amarilla en cada flanco. Sus plantas nutricias son leguminosas, como el astrágalo o la coronilla.

• ALAS DE COLOR AZUL CIELO, CON AMPLIO REBORDE GRIS • FRANJA FESTONEADA EN LAS ALAS POSTERIORES • LA ORUGA ES VERDE, CON BANDAS AMARILLAS.

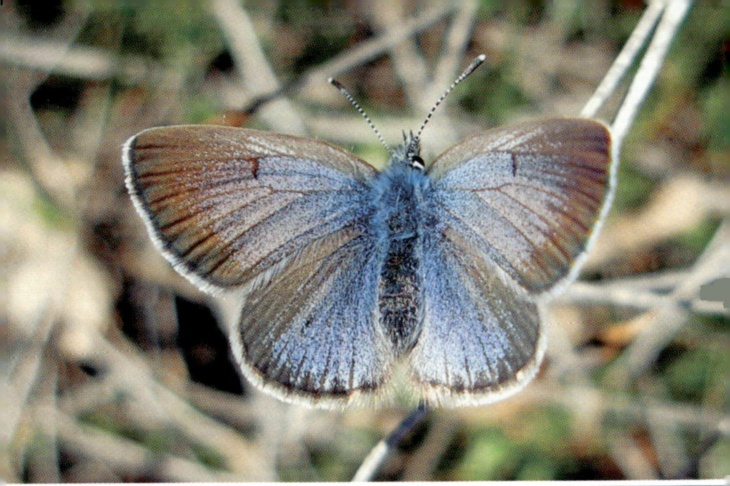
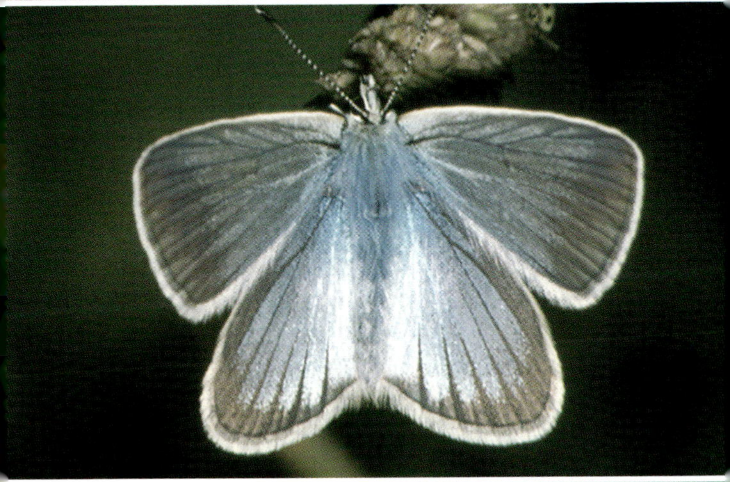
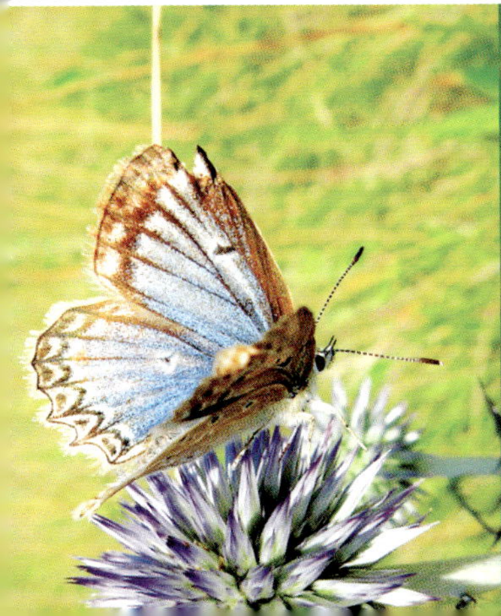
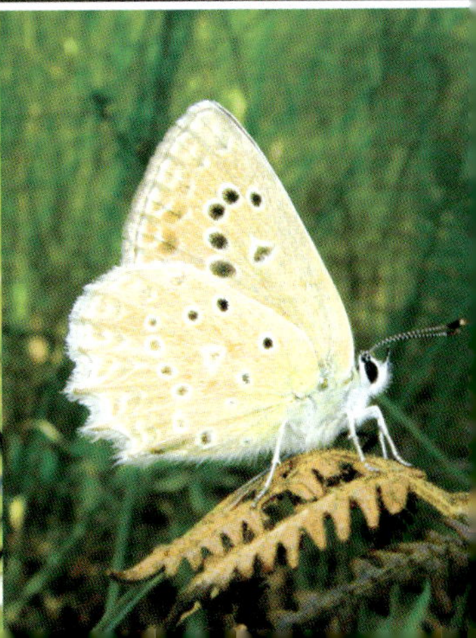

HORMIGUERA DE LUNARES

Maculinea arion L. (Licénidos)

Características: envergadura: 34-44 mm. Las alas son de color azul, con un amplio reborde gris, y manchas negras sobre las alas anteriores. El reverso de las alas posteriores es pardo grisáceo, con marcas azules y manchas negras de reborde blanco.
Hábitat: lindes de bosques aclarados, praderas y zonas de hierba seca, campos sin cultivar. Especie más escasa que en otros tiempos y más localizada.
Distribución geográfica: Europa y Asia templada, hasta Japón.
Observaciones: vuela de junio a agosto. Víctima de la agricultura intensiva y la creciente urbanización, la hormiguera de lunares ha experimentado una seria regresión, hasta el punto de ser especie protegida. La oruga es de color blanco amarillento, con puntos marrones, algunas sedas y cortos pelos. Vive principalmente sobre el tomillo serpol y el orégano, dependiendo de las hormigas para completar su desarrollo.

• ALAS DE COLOR AZUL CON AMPLIO REBORDE GRIS • VARIAS MANCHAS NEGRAS • LA ORUGA ES DE COLOR BLANCO AMARILLENTO.

Rhagades pruni

Rhagades pruni Denis y Schiffermuller (Zigénidos)

Características: envergadura: 20-22 mm. Las alas anteriores son de color verde azulado metálico oscuro, mientras que las posteriores son de color negro grisáceo. En los imagos recientes, las cuatro alas presentan una franja bien visible en el borde. Las mariposas de más edad son generalmente de color gris o pardo grisáceo uniforme.
Hábitat: lindes y setos con buena exposición, praderas, brezales soleados. Especie bastante rara.
Distribución geográfica: sur de Europa y Asia templada, hasta Japón.
Observaciones: vuela de junio a agosto. Con tiempo cálido y soleado, esta zigena vuela alrededor de los arbustos de ciruelo. La oruga es de color azul grisáceo, bordeada de negro en el dorso, con una sucesión de bandas naranjas, negras y marrones en los flancos; además, presenta verrugas con mechones de cortos pelos claros. Se alimenta de las hojas de diversos arbustos, principalmente del ciruelo.

• LAS ALAS SON DE COLOR VERDE AZULADO METÁLICO OSCURO • FRANJA BLANCA SOBRE LAS CUATRO ALAS • LA ORUGA TIENE LOS FLANCOS DE COLOR NARANJA, NEGRO Y MARRÓN.

TORNASOLADA CHICA (MACHO)

Apatura ilia Denis y Schiffermuller (Ninfálidos)

Características: envergadura: 50-60 mm. Las alas son de color pardo negruzco, con reflejos metálicos de color azul intenso, según la incidencia de la luz, y unas bandas de color blanco satinado o leonado anaranjado. En cada una de las cuatro alas presenta, además, una mancha redonda con el centro negro (*ver* la hembra en pág. 200).
Hábitat: bosques húmedos. Especie bastante común en algunas zonas.
Distribución geográfica: Europa y Asia templada, hasta China.
Observaciones: vuela en junio y julio. Esta mariposa no visita las flores, sino excrementos, cadáveres y otras materias en descomposición, de las que extrae las sales minerales que necesita. La oruga es de color verde pálido y sobre la cabeza presenta dos largos cuernos de color amarillo claro con forma de horquilla. Se alimenta sobre el álamo temblón, más raramente sobre el sauce cabruno.

• BANDAS BLANCAS O ANARANJADAS • MANCHA REDONDA CON EL CENTRO NEGRO EN LAS ALAS ANTERIORES • LA ORUGA SE DESARROLLA PRINCIPALMENTE SOBRE EL ÁLAMO TEMBLÓN.

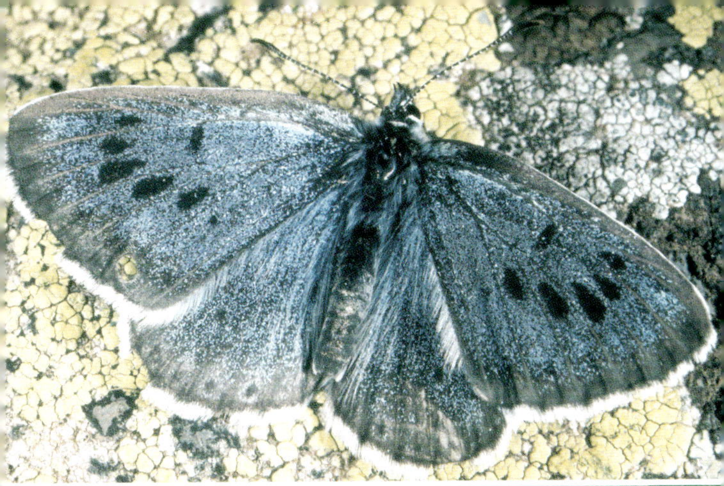
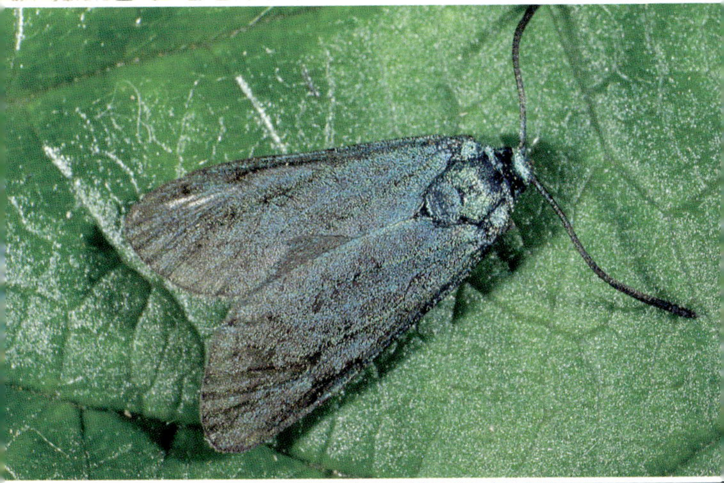
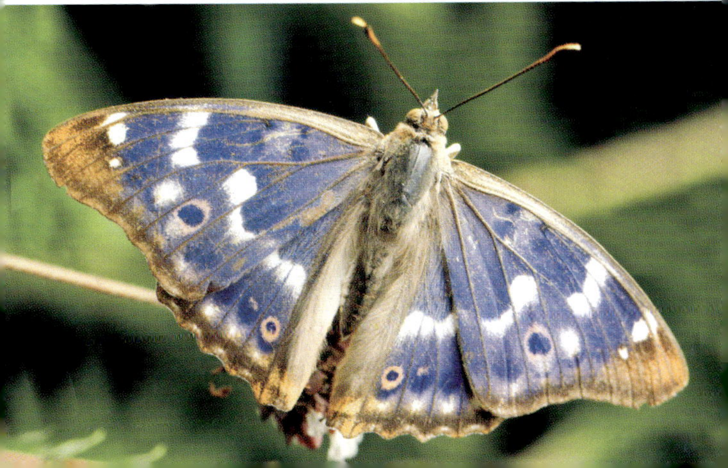

TORNASOLADA (MACHO)

Apatura iris L. (Ninfálidos)

Características: envergadura: 55-65 mm. Las alas son de color gris pardusco oscuro con reflejos metálicos azul intenso y manchas blancas más o menos alineadas en una banda discontinua que atraviesa las dos alas, estando más reducidas que en la hembra. En la parte baja de las alas posteriores muestra una pequeña mancha redondeada con el centro negro (*ver* la hembra, pág. 200).

Hábitat: bosques húmedos. Especie bastante común en determinadas zonas.

Distribución geográfica: centro y norte de Europa, Asia templada, hasta Corea.

Observaciones: vuela en junio y julio. Los machos bajan hasta el suelo, atraídos por los excrementos de mamíferos, cadáveres de animales, charcos de agua y el asfalto caliente de las carreteras. La oruga es de color verde pálido, mostrando en la cabeza un par de cuernos alargados de color amarillo claro que terminan en punta.

• MOTIVOS BLANCOS EN LAS ALAS • SIN MANCHAS REDONDEADAS DISTINGUIBLES EN LAS ALAS ANTERIORES • LA ORUGA SE DESARROLLA SOBRE EL SAUCE.

NINFA DE LOS ARROYOS

Limenitis reducta Staudinger (Ninfálidos)

Características: envergadura: 50-60 mm. Las alas son negras, con reflejos de color azul metálico y grandes manchas blancas que se disponen de forma organizada en las alas posteriores y de forma desordenada en las anteriores. El reverso es grisáceo, con manchas de color pardo púrpura y las mismas manchas blancas que en el anverso.

Hábitat: bosques aclarados, lindes y claros, setos, campos de maleza. Especie bastante común.

Distribución geográfica: Europa y Asia templada, hasta Japón.

Observaciones: vuela de mayo a septiembre. Cada macho defiende un pequeño territorio, pero luego se reúnen sobre las flores de las que se alimentan. La oruga es verde, con el vientre más claro y gruesas verrugas parduscas en el dorso cubiertas de espinas. Se alimenta principalmente de la madreselva.

• ALAS CON REFLEJOS AZUL METÁLICO • BANDA BLANCA DE MANCHAS DESORDENADAS SOBRE LAS ALAS ANTERIORES • LA ORUGA ES VERDE, CON GRUESAS VERRUGAS ESPINOSAS.

Zygaena transalpina

Zygaena transalpina Esper (Zigénidos)

Características: envergadura: 34-42 mm. Las alas anteriores son negras, con reflejos metálicos de color azul o verde y seis manchitas rojas bien individualizadas. Las alas posteriores son rojas, con reborde negro más o menos regular.

Hábitat: praderas y zonas de hierba, sobre terrenos calcáreos. Especie bastante común, pero localizada.

Distribución geográfica: sur y centro de Europa.

Observaciones: vuela de junio a agosto. Las mariposas son activas durante el día y visitan las flores de color azul y violeta, fundamentalmente, o bien descansan sobre un tallo de gramínea. La oruga es de color amarillo verdoso en el dorso, amarillo azufre en los laterales, con grandes manchas negras en la parte alta de cada flanco. Se alimenta del follaje de diversas plantas herbáceas de la familia de las leguminosas.

• SEIS MANCHITAS ROJAS EN LAS ALAS ANTERIORES • ALAS POSTERIORES ROJAS CON REBORDE NEGRO • LA ORUGA SE DESARROLLA SOBRE LAS LEGUMINOSAS.

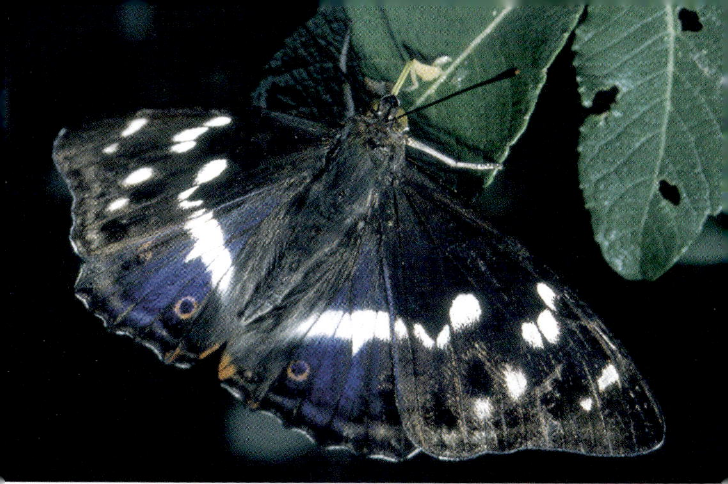
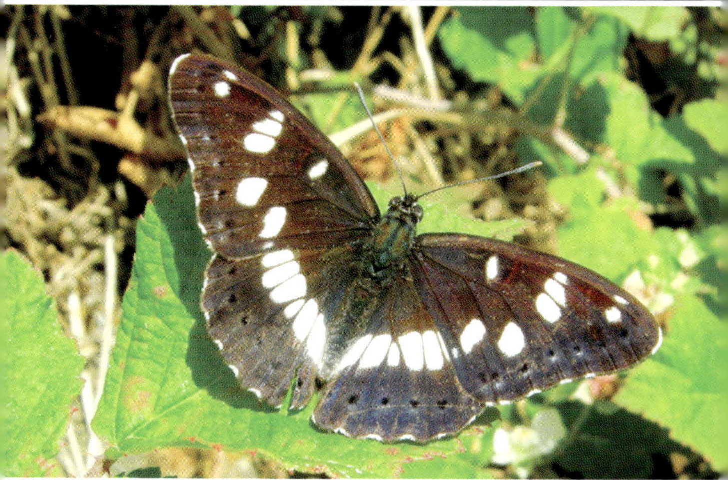
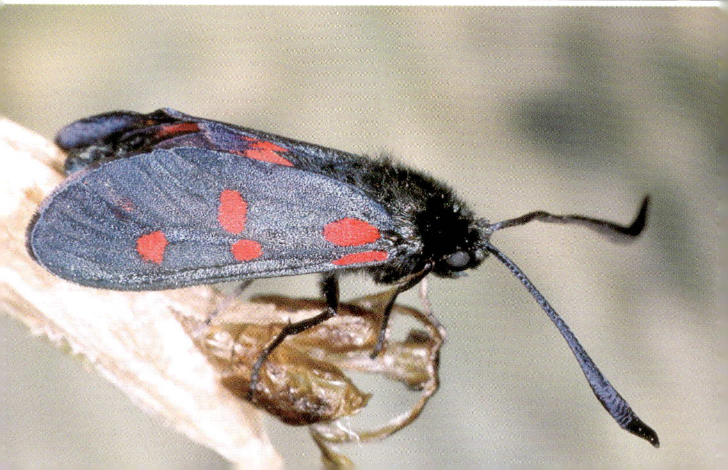

ZIGENA COMÚN

Zygaena filipendulae L. (Zigénidos)

Características: envergadura: 30-38 mm. Las alas anteriores son negras, con reflejos metálicos azules y seis manchas de color rojo intenso. El tórax es negro. Las alas posteriores son de color rojo vivo, con reborde negro.

Hábitat: praderas secas y terrenos baldíos soleados, a veces en parques y jardines. Especie común.

Distribución geográfica: Europa y Asia Menor.

Observaciones: vuela de mayo a septiembre. La mariposa se observa fácilmente durante el día. Sus vivos colores sirven para prevenir a las aves y a otros predadores de que no es comestible, ya que su sangre contiene moléculas próximas al cianuro. La oruga es amarilla, con dos pares de manchas negras en cada segmento formando líneas.

• REFLEJOS DE COLOR AZUL METÁLICO, CON MANCHAS ROJO VIVO • ALAS POSTERIORES ROJAS, CON REBORDE NEGRO • LA ORUGA SE ALIMENTA SOBRE EL TRÉBOL DE CUERNOS.

Zygaena occitanica

Zygaena occitanica Villers (Zigénidos)

Características: envergadura: 30-35 mm. Las alas anteriores son negras, con reflejos metálicos de color azul o verde; presenta cinco manchas rojas con reborde blanco crema, y en su extremo, una mancha alargada, generalmente de color blanco puro. Las alas posteriores son rojas, con reborde negro más o menos regular. El abdomen es negro, con un anillo rojo en su extremo.

Hábitat: praderas y terrenos baldíos muy soleados. Especie poco frecuente y localizada.

Distribución geográfica: sur y este de España, sur de Francia.

Observaciones: vuela de mayo a agosto. Como todas las zigenas, esta especie es activa durante el día y pasa el tiempo libando las flores o descansando sobre los tallos más altos de las gramíneas. La oruga vive sobre el escobizo o boja *(Dorycnium pentaphyllum)*, una planta leguminosa de pequeño porte que crece sobre suelos secos y rocosos.

• CINCO MANCHAS ROJAS CON REBORDE BLANCO CREMA • UNA MANCHA ALARGADA BLANCA EN EL EXTREMO • LA ORUGA SE DESARROLLA SOBRE EL ESCOBIZO.

Zygaena ephialtes

Zygaena ephialtes L. (Zigénidos)

Características: envergadura: 34-42 mm. Las alas anteriores son negras, con reflejos metálicos azules o verdes, así como seis manchas de color muy variable (rojo, amarillo o blanco). Las alas posteriores son rojas o amarillas, con reborde negro, a veces negro metalizado con una mancha blanca. El anillo del extremo del abdomen es rojo o amarillo.

Hábitat: claros y lindes de bosques, setos, praderas, terrenos baldíos con abundante maleza. Esta especie es cada vez más escasa.

Distribución geográfica: sur y centro de Europa, Asia occidental.

Observaciones: vuela de junio a septiembre. La mariposa frecuenta las flores de color lila y violeta. La oruga es amarilla en el dorso, verdosa en los flancos, con una línea negra central y dos series de gruesos puntos negros en el dorso, así como dos líneas negras discontinuas en los flancos.

• SEIS MANCHAS ROJAS, AMARILLAS O BLANCAS • ALAS POSTERIORES ROJAS, AMARILLAS O NEGRO METALIZADO • LA ORUGA SE DESARROLLA PRINCIPALMENTE SOBRE LAS CORONILLAS.

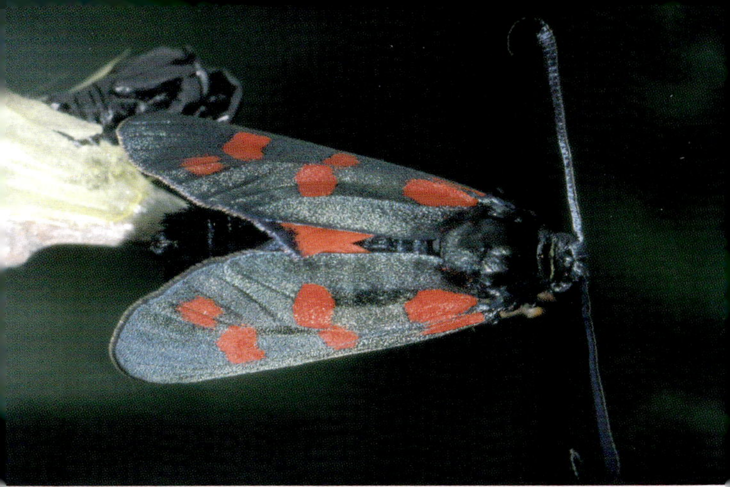

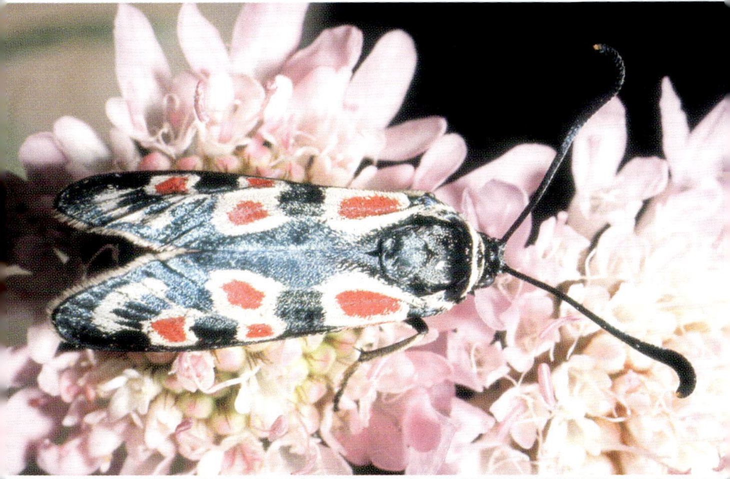

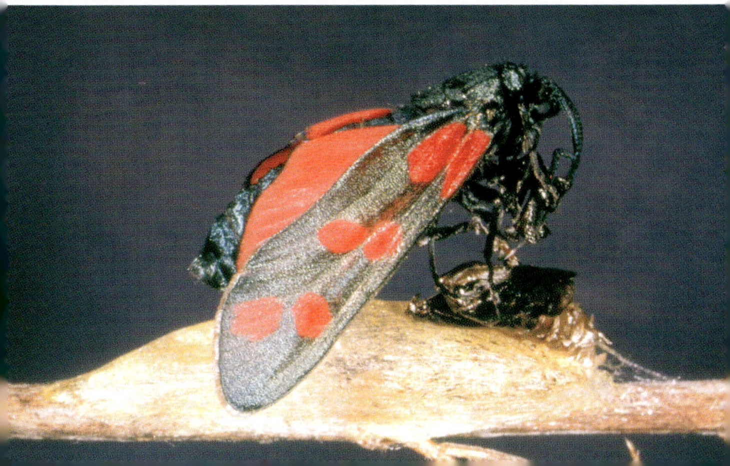

AJEDREZADA

Pyrgus carthami Hubner (Hespéridos)

Características: envergadura: 30-35 mm. Las alas son de color pardo negruzco por encima, con numerosas manchitas angulosas y bien contrastadas de color blanco. El reverso de las alas posteriores es gris amarillento, con manchas blancas bordeadas de gris y un amplio reborde blanco con manchas oscuras.

Hábitat: bosques aclarados, lindes soleados, praderas de vegetación rasa. Especie bastante común, pero localizada.

Distribución geográfica: centro y sur de Europa, Asia central.

Observaciones: vuela de mayo a septiembre. Los machos muestran un comportamiento errático y no tienen un territorio que defender. Con tiempo cálido suelen reunirse en gran número alrededor de charcos de agua, a menudo con otras especies de mariposas. La oruga es pardusca, con líneas dorsales más oscuras y cortos pelos claros.

• LAS ALAS PRESENTAN MANCHAS ANGULOSAS BLANCAS EN EL ANVERSO • LAS ALAS POSTERIORES MUESTRAN EN EL REVERSO UN AMPLIO BORDE BLANCO • LA ORUGA ES PARDUSCA Y VELLOSA, DESARROLLÁNDOSE SOBRE POTENTILLAS.

DORADA MANCHAS BLANCAS (HEMBRA)

Hesperia comma L. (Hespéridos)

Características: envergadura: aproximadamente 30 mm. Las alas son de color leonado, con un ancho reborde pardo y manchas claras en el extremo de las alas anteriores. El macho presenta un grueso trazo negro en el centro. El reverso de las alas posteriores es verdoso, con grandes manchas de color blanco nacarado.

Hábitat: praderas secas, brezales herbosos. Especie común, pero a menudo localizada.

Distribución geográfica: Europa, norte de África y Asia templada, hasta Japón.

Observaciones: vuela de julio a septiembre. Esta pequeña mariposa, de vuelo rápido y muy directo, se observa con frecuencia sobre las flores de escabiosa, mostrando preferencia por los lindes y el lado más resguardado de los setos. La oruga es de color verdoso oliváceo a pardo oscuro, con una enorme cabeza de color castaño oscuro. Se alimenta del follaje de las gramíneas.

• MANCHAS CLARAS EN EL EXTREMO DE LAS ALAS ANTERIORES • EL REVERSO DE LAS ALAS POSTERIORES ES VERDOSO, CON GRANDES MANCHAS DE COLOR BLANCO NACARADO • LA ORUGA ES DE COLOR VERDE OLIVÁCEO A PARDO.

CERVANTES

Erynnis tages L. (Hespéridos)

Características: envergadura: 28-35 mm. El anverso de las alas es pardo oscuro, con puntitos blancos a lo largo del borde exterior. Las alas anteriores están atravesadas por unas bandas más o menos contrastadas de color pardo oscuro o gris. El reverso de las alas es de color pardo claro uniforme, con puntitos blancos en los bordes.

Hábitat: lindes y claros, bosques aclarados y praderas, fundamentalmente sobre suelos calcáreos. Especie bastante común.

Distribución geográfica: centro y sur de Europa, Asia templada, hasta China.

Observaciones: vuela de abril a agosto. Esta mariposa suele disfrutar del sol posada en lo alto de una brizna de hierba. Con tiempo lluvioso y durante la noche se refugia en la vegetación, con las alas plegadas sobre el cuerpo. La oruga es verde, moteada de blanco y con una gran cabeza oscura. Se alimenta del trébol de cuernos, la coronilla y otras leguminosas.

• PUNTITOS BLANCOS EN EL BORDE DE LAS ALAS • BANDAS DE COLOR PARDO OSCURO Y GRISÁCEO SOBRE LAS ALAS ANTERIORES • LA ORUGA ES VERDE, CON LA CABEZA OSCURA.

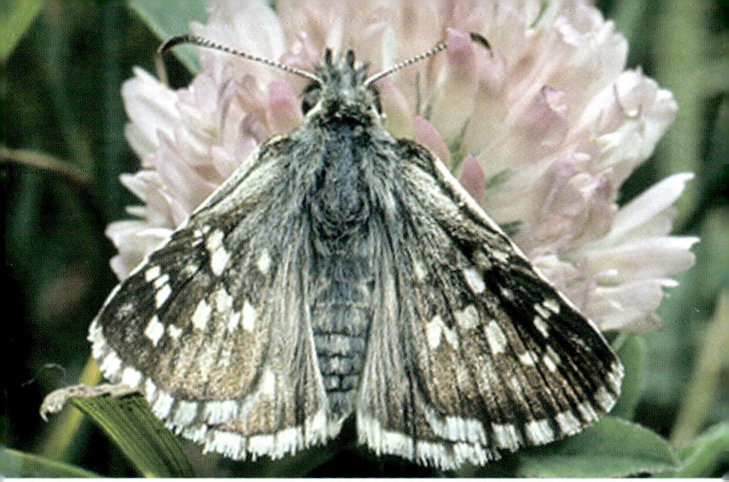
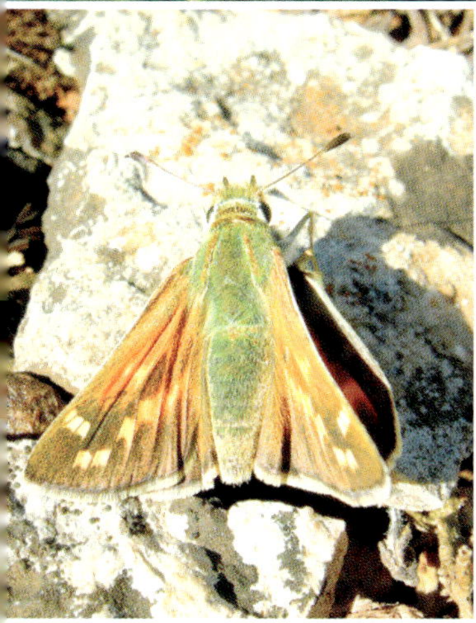
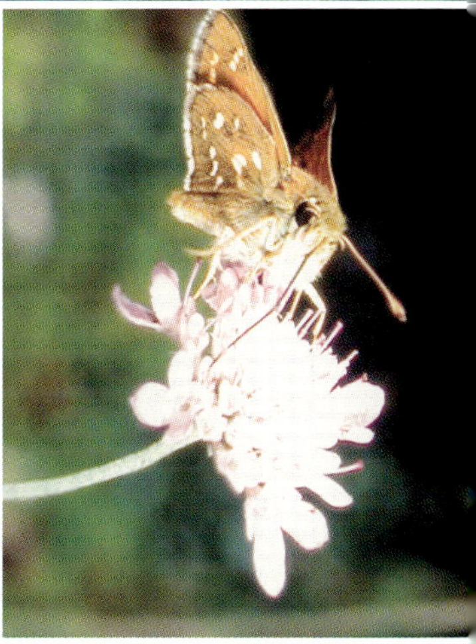
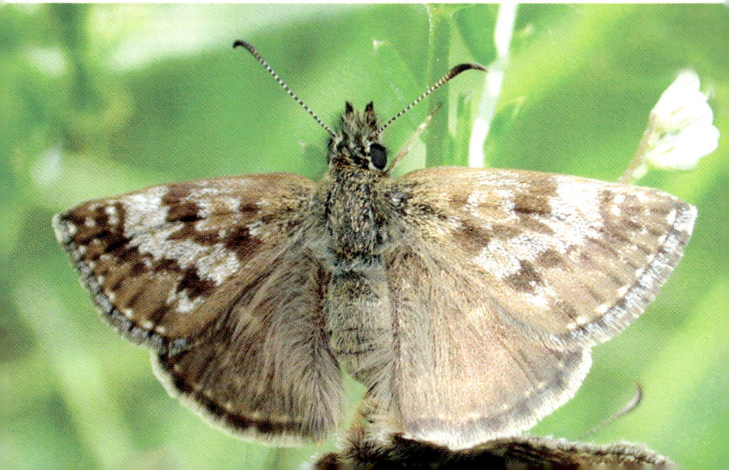

TALADRO DE LOS GERANIOS

Cacyreus marshalli Butler (Licénidos)

Características: envergadura: 24-28 mm. El anverso de las alas es pardo oscuro, con una franja blanca interrumpida por manchitas oscuras. Las alas posteriores presentan una pequeña cola realzada por algunos puntos negros bordeados de blanco. El reverso de las alas es gris pardusco, con bandas de color pardo oscuro bordeadas de blanco.

Hábitat: parques, jardines, medios abiertos. Especie muy común localmente.

Distribución geográfica: suroeste de Europa, sur de África.

Observaciones: vuela de marzo a noviembre. Esta pequeña mariposa, cuya oruga perfora los tallos y flores de los geranios cultivados, es originaria del sur de África y fue introducida en nuestras latitudes a través del comercio de plantas hace menos de veinte años. La oruga es verde, con una banda rojiza en cada flanco.

• LAS ALAS POSTERIORES SE PROLONGAN EN UNA PEQUEÑA COLA • FRANJA BLANCA INTERRUMPIDA POR MANCHITAS OSCURAS • LA ORUGA SE DESARROLLA SOBRE LOS GERANIOS CULTIVADOS.

TOPACIO (HEMBRA)

Thecla betulae L. (Licénidos)

Características: envergadura: 32-37 mm. El color de fondo de las alas es pardo oscuro, con una gran mancha naranja en la hembra y una pequeña raya negra con reborde claro en el macho. Las alas posteriores se prolongan en una pequeña cola destacada con varias manchas naranjas. El reverso de las alas es leonado anaranjado con líneas blancas.

Hábitat: lindes y claros de bosques, setos, campos sin cultivar llenos de maleza. Especie bastante común.

Distribución geográfica: Europa (salvo la parte meridional), y Asia Menor.

Observaciones: vuela de junio a octubre. Esta mariposa, bastante extendida, es muy discreta y difícil de ver. La hembra pone los huevos, de color blanco níveo, de forma aislada sobre los brotes del ciruelo y el endrino. La oruga es de color verde claro, con líneas dorsales amarillas y estrías amarillas en los flancos.

• MANCHA GRANDE, DE COLOR NARANJA, EN LAS ALAS ANTERIORES • PEQUEÑA COLA EN LAS ALAS POSTERIORES CON MARCAS NARANJAS • LA ORUGA ES DE COLOR VERDE CLARO, CON LÍNEAS Y ESTRÍAS AMARILLAS.

DUENDE OSCURO (MACHO)

Cupido minimus Fuessli (Licénidos)

Características: envergadura: 18-22 mm. Las alas son de color pardo oscuro, a menudo con trazas de verde azulado claro irisado en el macho. El reverso es gris azulado pálido, con puntitos negros de reborde blanco. Es el licénido más pequeño de nuestras regiones.

Hábitat: praderas secas, regiones accidentadas, principalmente sobre suelo calcáreo. Especie común, pero localizada.

Distribución geográfica: Europa y Asia templada, hasta Mongolia.

Observaciones: vuela de abril a agosto. Esta minúscula mariposa gusta de exponerse al sol con las alas entreabiertas para calentarse. La oruga es blanquecina, con manchas marrones y líneas oscuras sobre el dorso. Se alimenta principalmente sobre la vulneraria, y a veces sobre otras plantas de la familia de las leguminosas.

• EL REVERSO DE LAS ALAS ES GRIS AZULADO CON PUNTITOS NEGROS • EL ANVERSO ES PARDO OSCURO • LA ORUGA SE DESARROLLA SOBRE LA VULNERARIA.

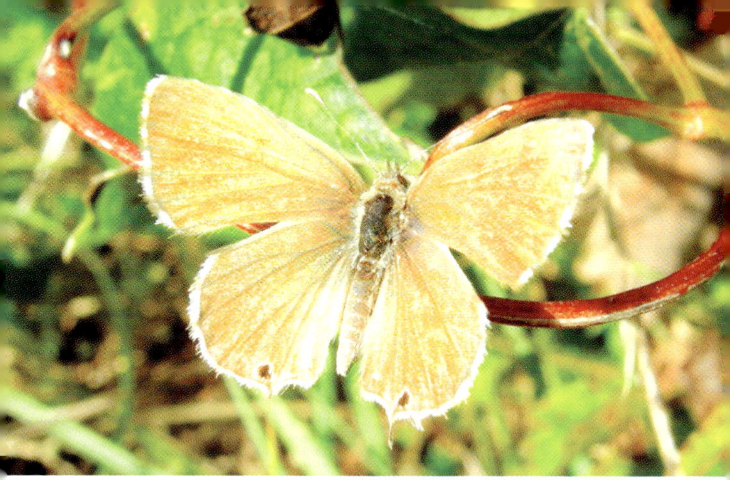
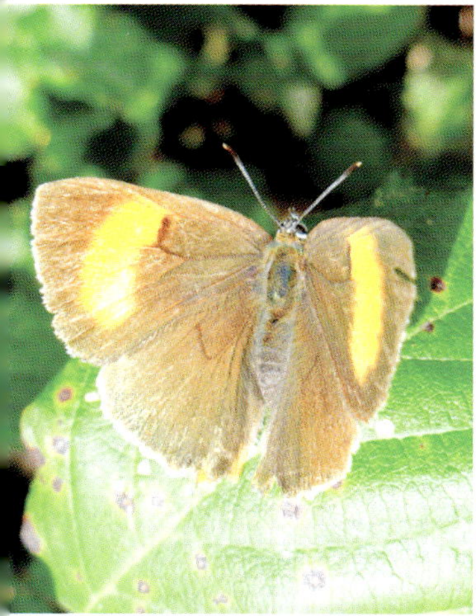
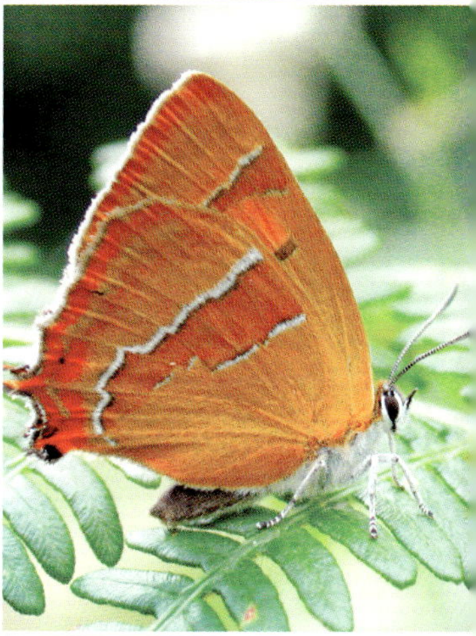
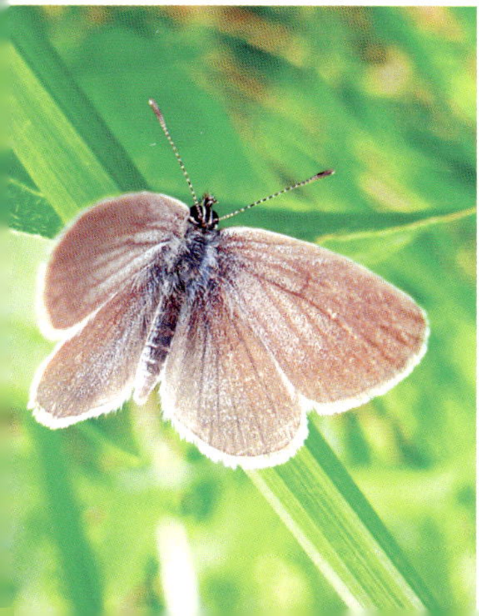
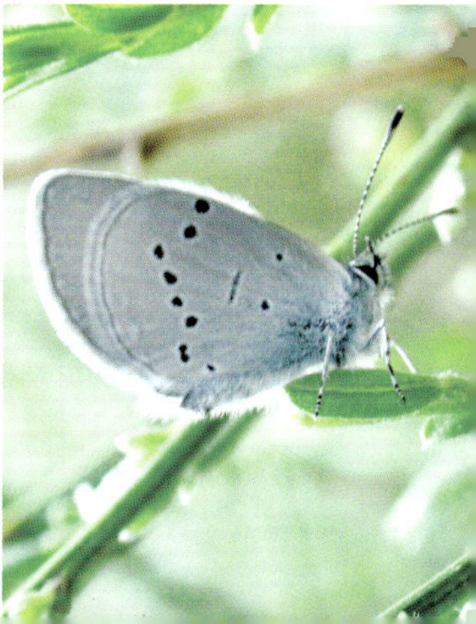

PERICO

Hamearis lucina L. (Licénidos)

Características: envergadura: 30-35 mm. El anverso de las alas es pardo oscuro, con numerosas manchas de color leonado anaranjado y una serie de puntos negros con reborde naranja en los bordes exteriores. El reverso de las alas posteriores es pardo, con dos anchas bandas formadas por manchas blancas más o menos alineadas.

Hábitat: lindes y claros, bosques aclarados, praderas y zonas de matorral. Especie poco común.

Distribución geográfica: Europa y Asia templada, hasta Japón.

Observaciones: vuela de abril a julio. El macho defiende un pequeño territorio, posado sobre la vegetación y persiguiendo las mariposas que pasan cerca de él. La oruga es pardusca, con una serie de puntos negros sobre el dorso y numerosos mechones de pelos marrones por todo el cuerpo. Se desarrolla sobre las prímulas y la lisimaquia.

• PUNTOS NEGROS CON REBORDE NARANJA EN LOS BORDES • DOS BANDAS BLANCAS BAJO LAS ALAS POSTERIORES • LA ORUGA ES PARDUSCA, CON PUNTOS NEGROS SOBRE EL DORSO.

MARIPOSA DEL ALMEZ

Libythea celtis Laicharting (Ninfálidos)

Características: envergadura: 35-45 mm. Las alas son de color pardo oscuro, con el borde muy recortado y manchas cuadrangulares naranjas, más numerosas sobre las alas anteriores. El reverso de las alas es pardo, con las nervaduras destacadas en color oscuro o claro.

Hábitat: lindes y campos de maleza. Especie común.

Distribución geográfica: sur de Europa, norte de África, Asia templada, hasta Japón.

Observaciones: vuela de junio a octubre. Puede observarse también en la montaña. La oruga es marrón o verde, con el dorso más oscuro y atravesado por una línea clara en el centro, así como una banda blanca o rosada en los flancos. Se alimenta principalmente de las hojas del almez.

• MANCHAS CUADRANGULARES DE COLOR NARANJA • ALAS ANTERIORES MUY RECORTADAS • LA ORUGA ES VERDE O MARRÓN, CON EL DORSO OSCURO ATRAVESADO POR UNA LÍNEA BLANCA.

LOBA (HEMBRA)

Maniola jurtina L. (Ninfálidos)

Características: envergadura: 40-48 mm. Las alas de la hembra son de color pardo oscuro, con una amplia mancha naranja y una mancha negra de reborde claro y centro blanco en el extremo de las alas anteriores. El reverso de las alas posteriores presenta una banda beis claro. El macho es pardo oscuro y también presenta una mancha negra en el extremo de las alas anteriores, aunque más pequeña.

Hábitat: setos, praderas, campos sin cultivar. Especie muy común.

Distribución geográfica: Europa, norte de África, Asia templada, hasta Siberia.

Observaciones: vuela de junio a septiembre. Esta mariposa liba las flores de la zarzamora en las horas más calurosas del día. La oruga es de color verde claro, con pelos muy largos y curvados en su extremo. Se alimenta sobre numerosas gramíneas.

• LAS ALAS DE LA HEMBRA MUESTRAN UNA GRAN ZONA NARANJA • EL REVERSO DE LAS ALAS POSTERIORES PRESENTA UNA BANDA DE COLOR BEIS CLARO • LA ORUGA TIENE PELOS CURVADOS EN SU EXTREMO.

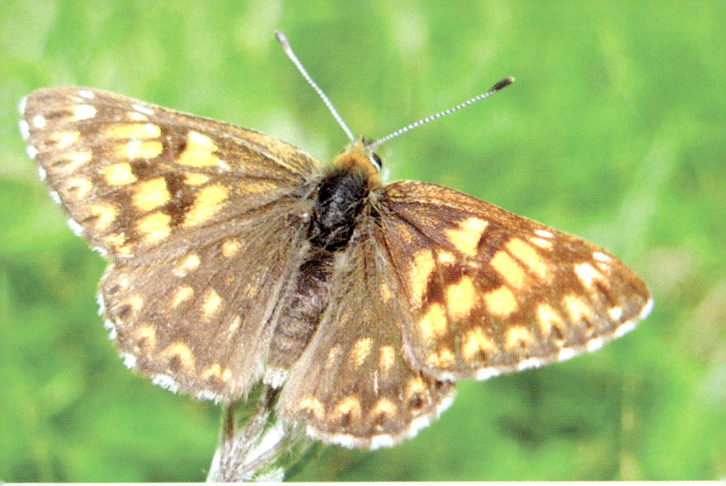
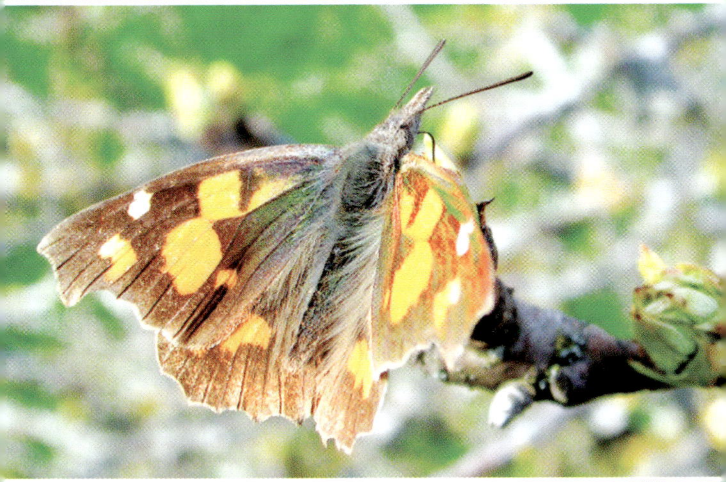
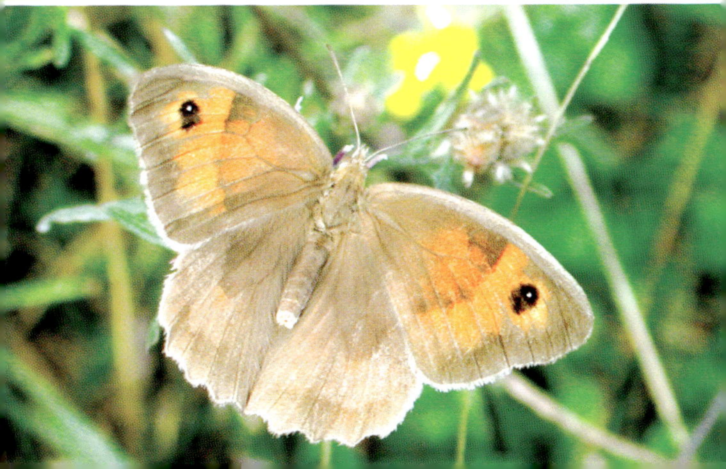

SORTIJITAS

Aphantopus hyperantus L. (Ninfálidos)

Características: envergadura: 35-42 mm. El anverso de las alas es pardo oscuro, con pequeños círculos negros, algunos de centro blanco, que resultan poco visibles en el macho. El reverso presenta círculos más grandes, en número de tres (alas anteriores) y de cinco (alas posteriores), de color negro, con el centro blanco y reborde amarillo.

Hábitat: bosques aclarados, lindes, setos, claros. Especie bastante común.

Distribución geográfica: centro y sur de Europa, Asia templada, hasta Corea.

Observaciones: vuela de junio a agosto. Se trata de una mariposa ligada a los arbustos, ya que su oruga se desarrolla sobre las gramíneas que crecen al abrigo de las zarzas. Suele volar con tiempo soleado. Cuando bajan las temperaturas, entreabre las alas sobre el lugar donde esté posada para interceptar mejor el calor del sol. La oruga es de color pardo claro, con una línea dorsal oscura.

• EL ANVERSO PRESENTA PEQUEÑOS CÍRCULOS NEGROS • EL REVERSO PRESENTA CÍRCULOS MÁS GRANDES, DE COLOR NEGRO Y REBORDE AMARILLO • LA ORUGA SE DESARROLLA SOBRE GRAMÍNEAS.

PINTAS OCRES

Arethusana arethusa Freyer (Ninfálidos)

Características: envergadura: 45-50 mm. El color de fondo de las alas es pardo oscuro, con una amplia banda irregular ocre a leonada, más ancha en la hembra. Sobre las alas anteriores muestra un gran círculo negro en la parte alta de la banda coloreada, mientras que sobre las alas posteriores presenta un pequeño punto negro.

Hábitat: bosques aclarados, zonas con hierba, brezales secos, campos sin cultivar. Especie bastante común, pero localizada.

Distribución geográfica: centro y sur de Europa, Asia Menor y central.

Observaciones: vuela de julio a septiembre. Esta mariposa, típica de lugares secos y cálidos, vuela cuando hace sol y se posa en cuanto se nubla. La oruga es de color gris rosado, con bandas más coloreadas sobre el dorso y los flancos. Se alimenta de diversas gramíneas.

• AMPLIA BANDA IRREGULAR DE COLOR OCRE O LEONADO • UN GRAN CÍRCULO NEGRO EN LAS ALAS ANTERIORES • LA ORUGA ES DE COLOR GRIS ROSADO, CON BANDAS MÁS COLOREADAS.

C-BLANCA MERIDIONAL

Polygonia egea Cramer (Ninfálidos)

Características: envergadura: 44-50 mm. El anverso de las alas es leonado, con seis manchitas negras sobre las alas anteriores y dos o tres sobre las posteriores. El reverso de las alas muestra un jaspeado pardo y gris, con un pequeño dibujo en forma de V muy abierta en el centro de las alas posteriores. El borde de las cuatro alas es muy recortado.

Hábitat: lindes, taludes, pendientes rocosas, muros y muretes. Especie poco común.

Distribución geográfica: sur de Europa y Asia occidental.

Observaciones: vuela de mayo a octubre. Esta mariposa gusta del calor y suele disfrutar de él cuando se posa en los muros. La oruga es amarillenta, con manchas negras y blancas sobre el dorso, manchas naranjas sobre los flancos y espinas claras sobre el dorso. Se alimenta de las hojas de las parietarias.

• SEIS MANCHITAS NEGRAS EN LAS ALAS ANTERIORES • V ABIERTA BLANCA EN EL REVERSO DE LAS ALAS POSTERIORES • LA ORUGA SE DESARROLLA SOBRE LAS PARIETARIAS.

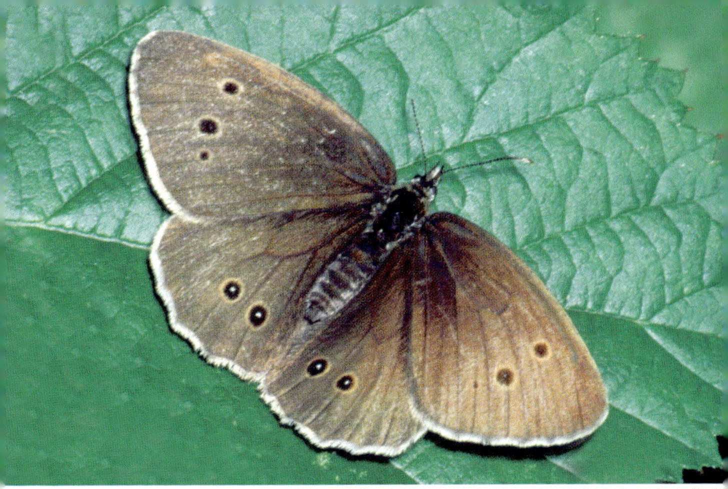
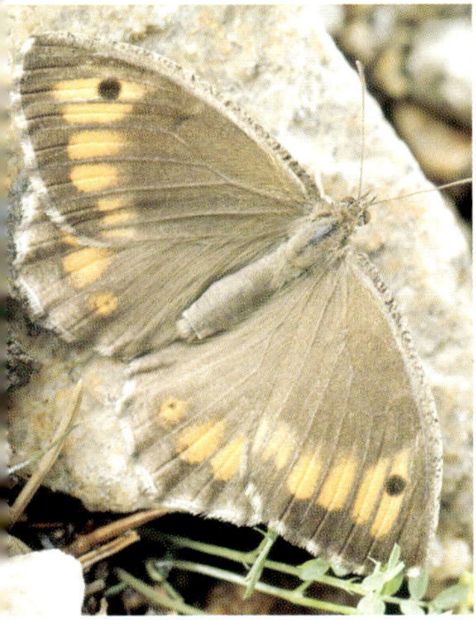
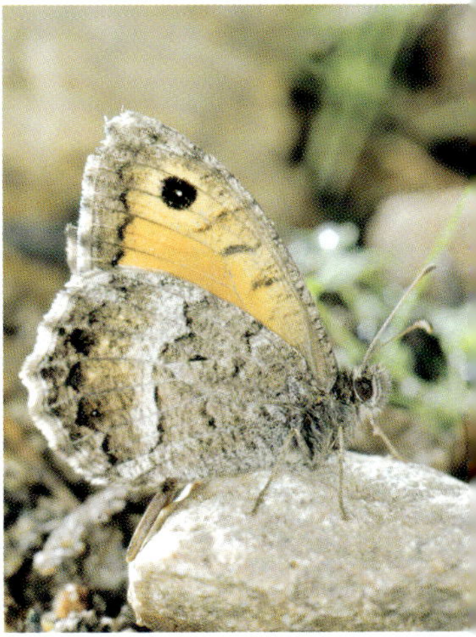
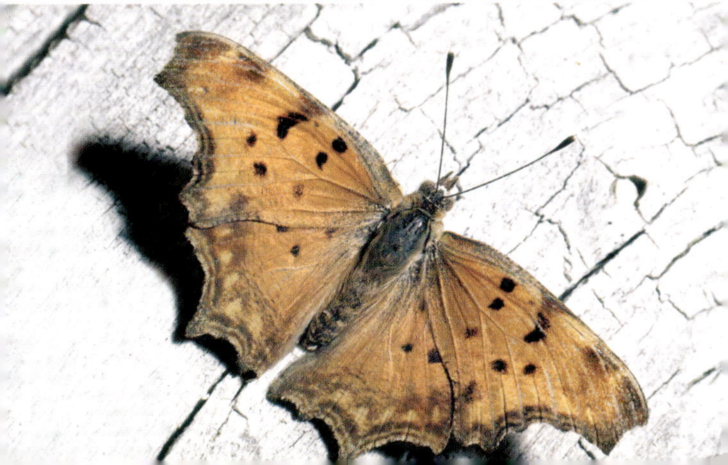

Crocallis elinguaria

Crocallis elinguaria L. (Geométridos)

Características: envergadura: aproximadamente 38 mm. El color de fondo de las alas es blanco crema, con una amplia banda marrón que cruza las alas anteriores, más ancha en el borde exterior que en el interior, con una pequeña mancha negra en el medio. Las alas posteriores están atravesadas por una línea oscura más o menos diferenciada.

Hábitat: bosques aclarados, setos, brezales, jardines, campos sin cultivar. Especie bastante común.

Distribución geográfica: Europa, norte de África y Asia central.

Observaciones: vuela de julio a septiembre. Las orugas son de color pardo grisáceo claro a pardo púrpura oscuro, pasando por diversas tonalidades intermedias. Sobre el dorso, hacia el extremo del abdomen, presenta una protuberancia con reborde negro. Se alimenta sobre árboles y arbustos caducifolios (roble, manzano, endrino o madreselva).

• AMPLIA BANDA MARRÓN, MÁS ANCHA EN EL BORDE EXTERIOR • MANCHITA NEGRA EN EL CENTRO • LA ORUGA SE MIMETIZA Y PARECE UNA RAMITA.

Biston strataria

Biston strataria Hufnagel (Geométridos)

Características: envergadura: 46-52 mm. Las alas anteriores son muy variables, a menudo con dos bandas de color marrón chocolate sobre un fondo blanquecino punteado de oscuro; algunos ejemplares son muy oscuros. Las alas posteriores tienen un fondo similar, atravesado por dos líneas más oscuras.

Hábitat: bosques mixtos o caducifolios, setos, parques y jardines con arbolado. Especie común.

Distribución geográfica: Europa, norte de África y Asia Menor.

Observaciones: vuela en marzo y abril. Únicamente los machos son fáciles de observar, ya que la hembra vuela poco y suele mantenerse oculta entre la vegetación. La oruga es pardo grisácea a pardo púrpura, con dos protuberancias dorsales rojizas. Se alimenta del follaje de numerosos árboles y arbustos: roble, abedul, chopo, etc.

• DOS BANDAS DE COLOR MARRÓN CHOCOLATE • FONDO BLANQUECINO CON PUNTEADO OSCURO • LA ORUGA PRESENTA DOS PROTUBERANCIAS DORSALES ROJIZAS.

Odontoptera bidentata

Odontoptera bidentata Clerck (Geométridos)

Características: envergadura: 40-45 mm. El color de fondo de las alas varía entre pardusco ceniciento claro y pardo negruzco, pasando por marrón más o menos oscuro. Las alas anteriores presentan una pequeña mancha alargada de color negro con el centro blanco, y su borde externo se presenta muy recortado.

Hábitat: bosques de caducifolios, setos, zonas boscosas. Especie común.

Distribución geográfica: Europa y Asia templada, hasta Japón.

Observaciones: vuela de abril a julio. Esta mariposa es mucho más común en el centro y norte de Europa que en las regiones del sur. La oruga es de color entre verde grisáceo y pardo púrpura, con una serie de manchas oscuras y en forma de rombo sobre el dorso. Vive sobre numerosas especies de árbol: roble, abedul, espino albar, pino, abeto, etc.

• BORDE EXTERIOR MUY RECORTADO • PEQUEÑA MANCHA ALARGADA DE COLOR NEGRO Y BLANCO • LA ORUGA TIENE MANCHAS DORSALES OSCURAS EN FORMA DE ROMBO.

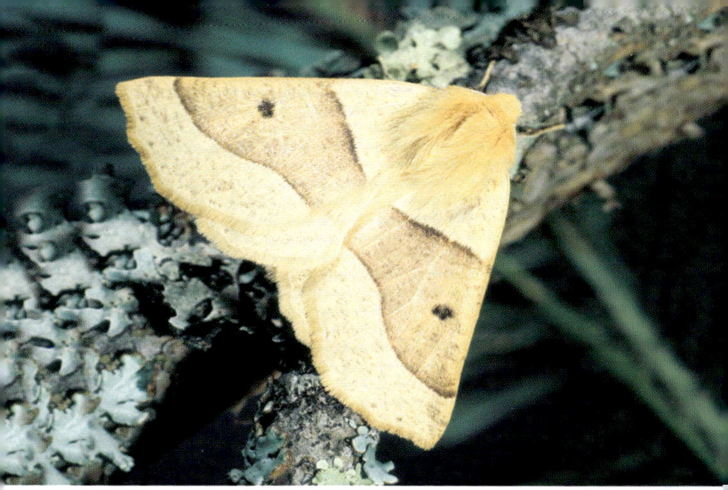
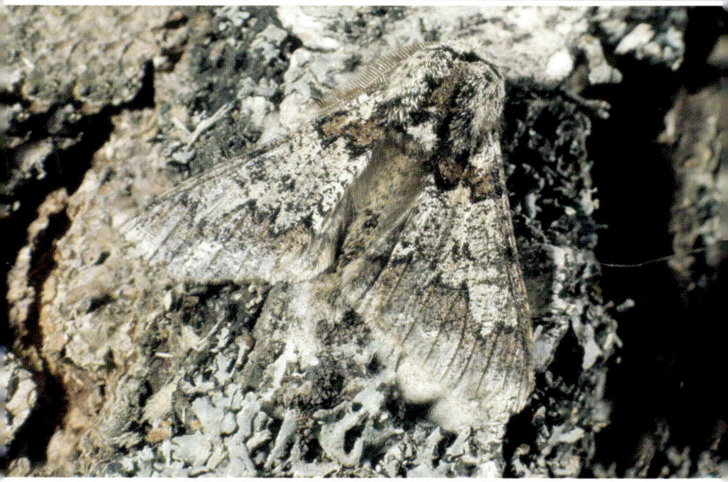
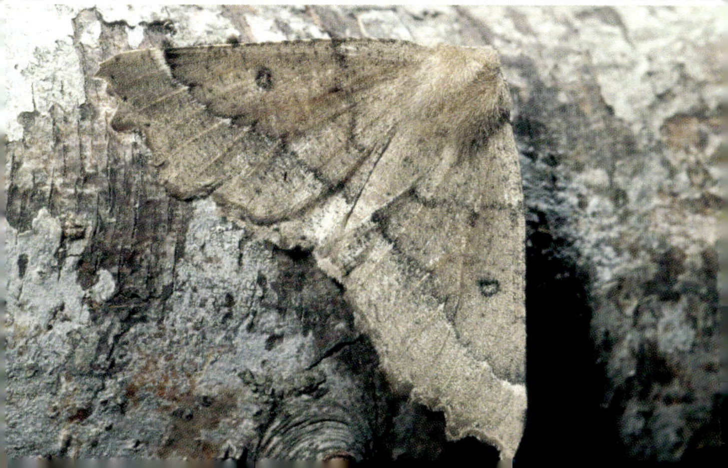

Eupithecia venosata

Eupithecia venosata Fabricius (Geométridos)

Características: envergadura: 22-29 mm. El color de fondo de las alas varía del blanco grisáceo al rubio ceniciento pasando por el pardo rosado. Las alas anteriores presentan una red de líneas negras, más gruesas a la altura del borde exterior. Las alas posteriores presentan puntos y líneas negros. En mitad del abdomen presenta un anillo negro.

Hábitat: lindes y setos soleados, campos sin cultivar llenos de maleza, dunas, taludes y derrubios. Especie bastante común.

Distribución geográfica: Europa y Asia templada, hasta China.

Observaciones: vuela de mayo a julio. En posición de reposo, la mariposa mantiene las alas extendidas, dejando ver las alas posteriores. La oruga es de color pardo oscuro y se desarrolla principalmente en las flores y frutos de *Silene*.

• RED DE LÍNEAS NEGRAS, MÁS GRUESAS EN EL BORDE EXTERIOR • ABDOMEN CON ANILLO NEGRO • LA ORUGA ES DE COLOR PARDO OSCURO.

BÓMBIX DEL TRÉBOL

Lasiocampa trifolii Denis y Schiffermuller (Lasiocámpidos)

Características: envergadura: 35-65 mm. Las alas anteriores son de color variable, entre gris amarillento y pardo rojizo intenso, con una mancha blanca de reborde oscuro en el centro, y están atravesadas por dos líneas sinuosas, una más marcada que la otra. Las alas posteriores presentan las mismas tonalidades.

Hábitat: zonas de hierba y prados secos, brezales y otros lugares herbosos. Especie mucho más rara que en otras épocas.

Distribución geográfica: Europa, norte de África y Asia occidental.

Observaciones: vuela de junio a octubre. El macho vuela al finalizar el día, mientras que la hembra sólo se muestra activa durante la noche. La oruga es vellosa, de color pardo ocráceo ribeteado de negro en el dorso y de color pardo grisáceo en los flancos. Se alimenta de numerosas plantas herbáceas, principalmente gramíneas y leguminosas.

• LAS ALAS ESTÁN ATRAVESADAS POR DOS LÍNEAS SINUOSAS • MANCHA BLANCA EN EL CENTRO • LA ORUGA ES VELLOSA Y DE COLOR MARRÓN.

BÓMBIX DE LA ZARZA (MACHO)

Macrothylacia rubi L. (Lasiocámpidos)

Características: envergadura: 38-68 mm. Las alas son de color pardo ocráceo a pardo rojizo oscuro en el macho, más pequeño que la hembra, y de color pardo grisáceo ligeramente desteñido de rojizo en la hembra. Las alas anteriores están atravesadas por dos líneas claras ligeramente sinuosas.

Hábitat: lindes, claros, setos, praderas, zonas pantanosas. Especie todavía común, aunque va haciéndose cada vez más rara.

Distribución geográfica: Europa y Asia central.

Observaciones: vuela en mayo y junio. Los machos vuelan de día y durante el crepúsculo, mientras que las hembras sólo se muestran activas de noche. El cuerpo de la oruga es de color negro aterciopelado, cubierto de sedas rojizas en el dorso y grisáceas en los flancos. Estos pelos son urticantes. La oruga se alimenta sobre diversas plantas, como la zarza, el brezo y el endrino.

• LAS ALAS ANTERIORES ESTÁN ATRAVESADAS POR DOS LÍNEAS CLARAS • LAS ALAS POSTERIORES SON DE COLOR UNIFORME • LAS ORUGAS POSEEN PELOS URTICANTES.

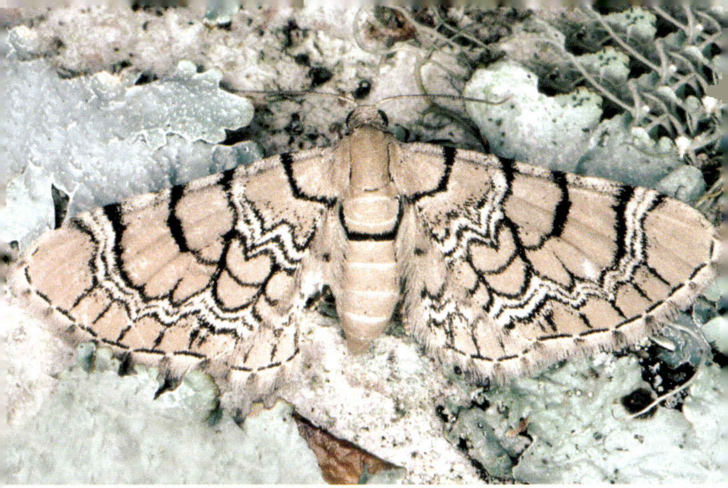
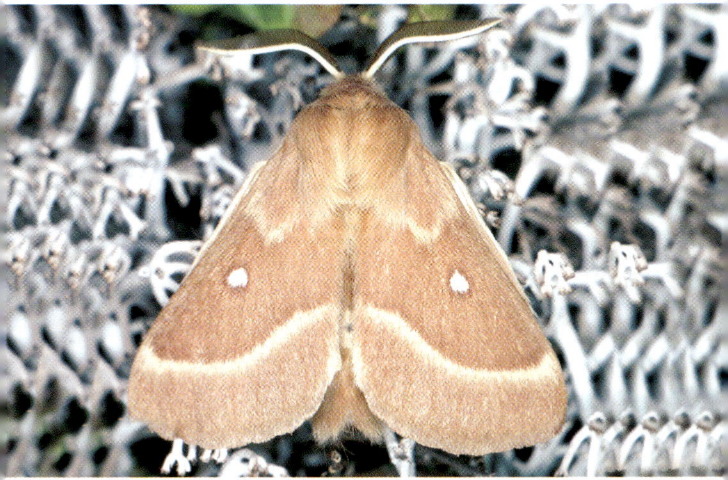
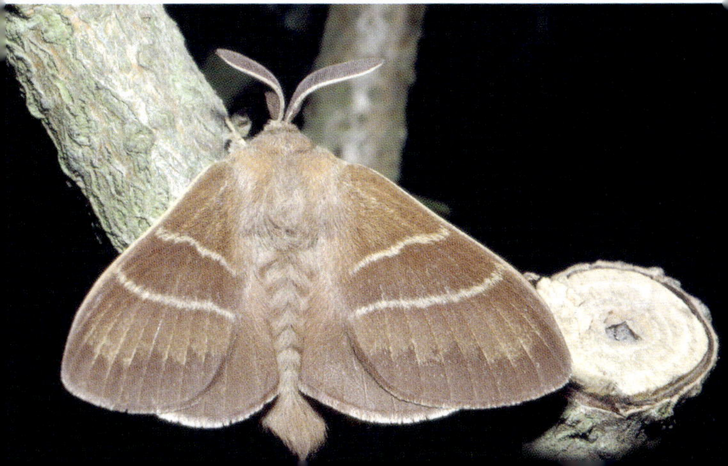

Cyclophora porata (FORMA DE VERANO)

Cyclophora porata L. (Geométridos)

Características: envergadura: aproximadamente 22 mm. El anverso de las alas es blanco, salpicado de pequeñas escamas marrones. Una línea oscura, a veces poco diferenciada, atraviesa las alas, que suelen presentar un pequeño punto en el centro. La forma de primavera es más clara, con líneas y puntos a menudo indiferenciados.

Hábitat: bosques de robles, setos, monte bajo. Especie bastante común.

Distribución geográfica: centro y sur de Europa, Asia occidental.

Observaciones: vuela de abril a septiembre. Esta especie presenta dos generaciones bien diferenciadas y la mariposa suele desaparecer a comienzos del verano. La oruga se alimenta de las hojas del roble.

• LAS ALAS ESTÁN ATRAVESADAS POR UNA LÍNEA OSCURA A VECES INDIFERENCIADA • PEQUEÑO PUNTO EN MEDIO DE LAS ALAS • LA ORUGA SE DESARROLLA SOBRE EL ROBLE.

BÓMBIX DEL PINO

Dendrolimus pini L. (Lasiocámpidos)

Características: envergadura: 50-80 mm. El color de las alas varía entre el gris ceniza claro al castaño y pardo negruzco oscuro, a menudo entremezclado con una capa de escamas blanquecinas de densidad variable. Las alas anteriores están atravesadas por tres líneas oscuras transversales muy sinuosas y a menudo poco diferenciadas, con una pequeña manchita en la parte anterior.

Hábitat: bosques de coníferas. Especie común, más o menos abundante según los años.

Distribución geográfica: Europa, norte de África y Asia templada, hasta Siberia.

Observaciones: vuela de junio a septiembre. Los adultos sólo son activos durante la noche. La oruga tiene largos pelos y es de color muy variable, desde gris ocráceo sucio hasta amarillo herrumbre intenso. El dorso presenta un dibujo plateado y cojinetes de cortos pelos negros. La oruga vive sobre pinos, abetos y píceas.

• TRES LÍNEAS OSCURAS SINUOSAS A VECES POCO DIFERENCIADAS • PEQUEÑA MANCHA BLANCA EN LA PARTE ANTERIOR • LA ORUGA SE DESARROLLA SOBRE CONÍFERAS.

Costaconvexa polygrammata

Costaconvexa polygrammata Borkhausen (Geométridos)

Características: envergadura: 20-22 mm. Esta especie es muy variable. El color de fondo de las alas es pardusco, con líneas más oscuras o claras, más o menos numerosas y pronunciadas.

Hábitat: praderas, campos sin cultivar, zonas húmedas con hierba, principalmente junto a los cursos de agua. Especie más rara ahora que en otras épocas.

Distribución geográfica: Europa y Asia central.

Observaciones: vuela de marzo a mayo (primera generación) y en septiembre y octubre (segunda generación). Esta especie conoce dos generaciones anuales, con dos periodos de vuelo separados por varios meses de ausencia. La oruga se alimenta de cuajaleches, sobre todo *Galium palustre*.

• LÍNEAS OSCURAS Y CLARAS MÁS O MENOS ACENTUADAS • LA ORUGA SE DESARROLLA PRINCIPALMENTE SOBRE *GALIUM PALUSTRE*.

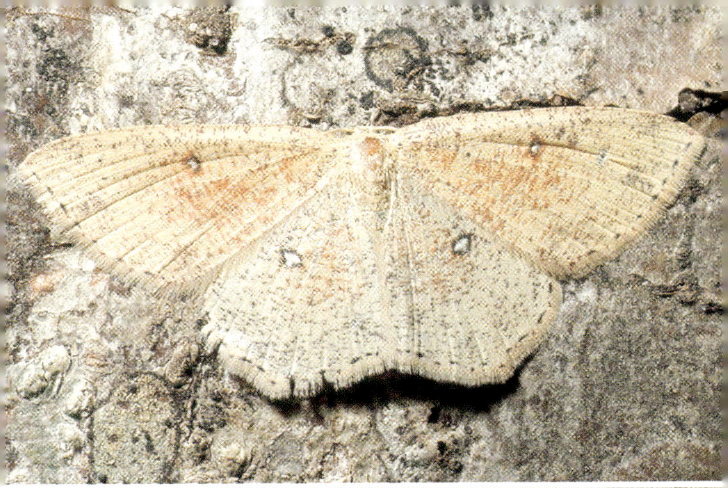

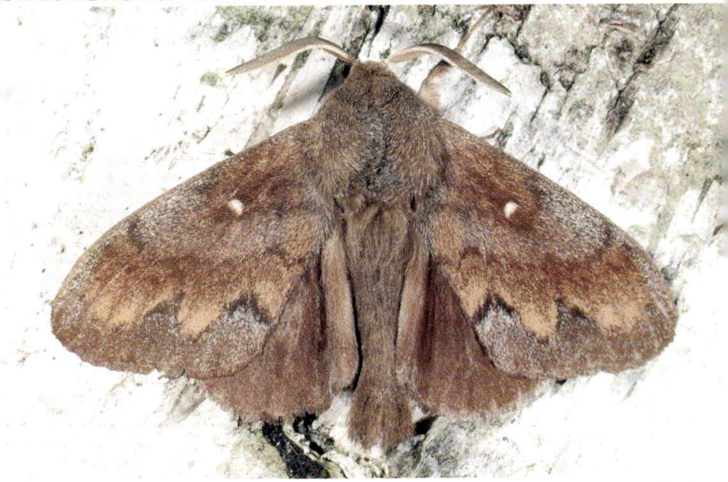

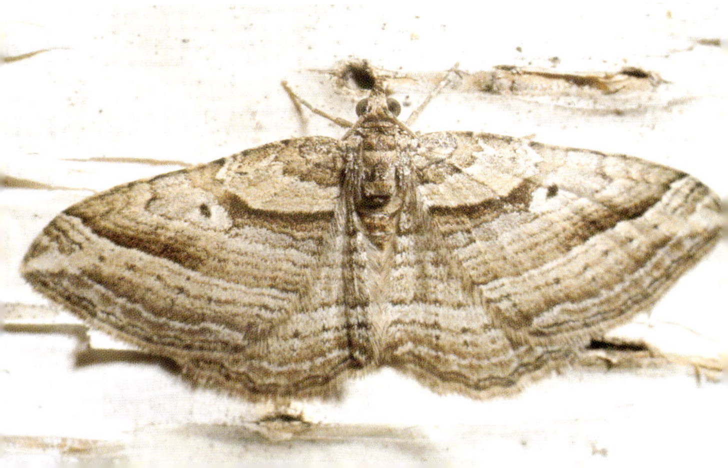

Epirrhoe rivata

Epirrhoe rivata Hubner (Geométridos)

Características: envergadura: 26-32 mm. Las alas anteriores son de color pardo más o menos claro, atravesadas por líneas y bandas blancas. Las alas posteriores son muy parecidas, con zonas pardas más claras y zonas blancas más extensas.

Hábitat: praderas, campos sin cultivar, jardines y otros medios abiertos. Especie común.

Distribución geográfica: casi toda Europa.

Observaciones: vuela de mayo a julio. Los adultos vuelan a partir del crepúsculo hasta bien entrada la noche. La oruga es de color marrón, con líneas blancas en los flancos y manchas blancas en forma de V invertida sobre el dorso. Vive sobre diferentes especies de *Galium*, en especial la hierba cuajadera *(Galium verum)*.

• LAS ALAS ANTERIORES ESTÁN ATRAVESADAS POR DOS BANDAS BLANCAS • LA ORUGA TIENE UNAS V BLANCAS INVERTIDAS SOBRE EL DORSO • LA ORUGA SE DESARROLLA SOBRE CUAJALECHES.

FALENA DE LAS LILAS

Apeira syringaria L. (Geométridos)

Características: envergadura: 31-39 mm. Las alas presentan tonalidades de color pastel: pardo ocráceo con zonas manchadas de gris, verde o rosa. Las cuatro alas están atravesadas en el centro por una línea oscura. En posición de reposo, las alas anteriores están plegadas, asemejando una hoja seca.

Hábitat: lindes de bosques, setos, campos de maleza, jardines. Especie común, pero de aparición localizada.

Distribución geográfica: Europa y Asia templada, hasta Japón.

Observaciones: vuela en abril y mayo (primera generación) y en julio y agosto (segunda generación). La oruga es de color ocre claro a rojizo, con marcas en tonos pardo púrpura o pardo verdoso, y posee dos cuernos y algunas protuberancias. Se alimenta de las hojas del lilo, la alheña, la madreselva y el fresno.

• EN POSICIÓN DE REPOSO, LAS ALAS ANTERIORES ESTÁN PLEGADAS • UNA LÍNEA OSCURA ATRAVIESA LAS CUATRO ALAS • LA ORUGA TIENE DOS CUERNECILLOS Y ALGUNAS PROTUBERANCIAS DORSALES.

FALENA DEFOLIADORA (MACHO)

Erannis defoliaria Clerck (Geométridos)

Características: envergadura: 30-40 mm. El macho suele ser alado. El color de las alas es muy variable, pero casi siempre presenta un punto negro en las alas anteriores y dos bandas de color pardo chocolate. La hembra es áptera (*ver* pág. 218).

Hábitat: bosques, praderas, campos sin cultivar, parques y jardines. Especie común en todas partes.

Distribución geográfica: Europa, hasta el Cáucaso.

Observaciones: vuela de octubre a enero. El macho vuela por la noche en busca de hembras, y en ocasiones es atraído por las luces de las viviendas. Durante el día permanece posado sobre un tronco, un muro o un poste. La oruga es geómetra, es decir, que contrae y extiende su cuerpo para desplazarse; de color pardo rojizo, presenta motivos azulados, amarillos y blancos. Se desarrolla sobre numerosas especies de árboles y arbustos.

• PUNTO NEGRO EN MEDIO DE LAS ALAS ANTERIORES • COLORACIÓN MUY VARIABLE • LA ORUGA SE DESARROLLA SOBRE NUMEROSAS ESPECIES DE FRONDOSAS.

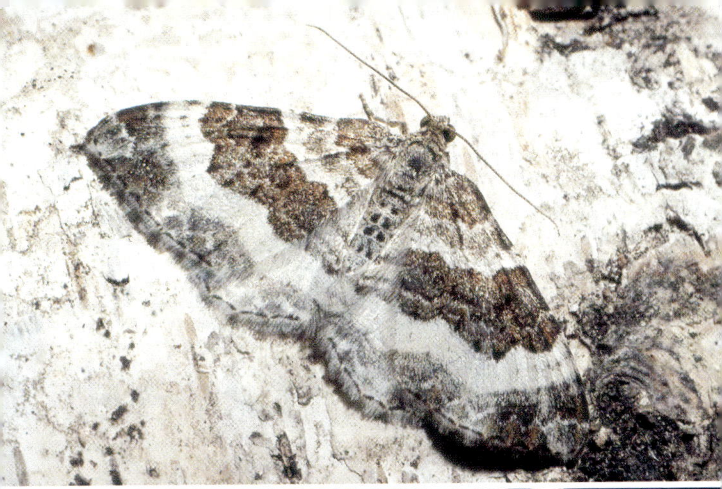

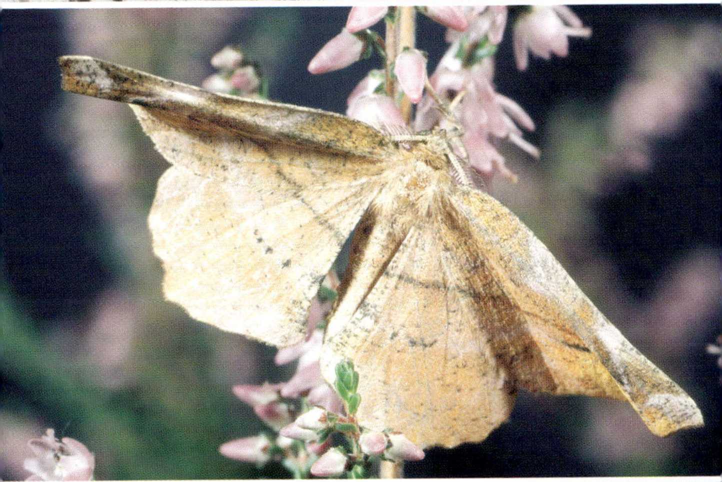

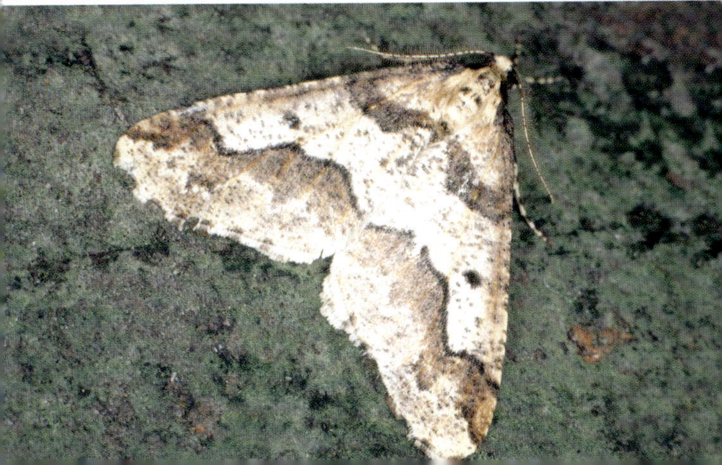

Catarhoe cuculata

Catarhoe cuculata Hufnagel (Geométridos)

Características: envergadura: aproximadamente 25 mm. El tórax es pardo negruzco, al igual que una amplia zona en la base de las alas anteriores, atravesada por una línea pardo herrumbre. El extremo de las alas anteriores está marcado por una línea sinuosa pardo castaña próxima a una mancha negruzca. El centro de las alas es blanquecino. Las alas posteriores son también blanquecinas.

Hábitat: setos, praderas, terrenos baldíos. Especie común.

Distribución geográfica: Europa y Asia templada, hasta Siberia.

Observaciones: vuela de mayo a agosto. Esta especie presenta dos generaciones cuyo aspecto es ligeramente distinto. La oruga es negra y amarilla, y se alimenta de las flores de diversos cuajaleches, en particular *Galium verum*.

• ZONA PARDO NEGRUZCA ATRAVESADA POR UNA LÍNEA PARDO HERRUMBRE • EL CENTRO DE LAS ALAS ES BLANQUECINO • LA ORUGA ES NEGRA Y AMARILLA.

Euclidia mi

Euclidia mi Clerck (Noctuidos)

Características: envergadura: aproximadamente 30 mm. El color de fondo de las alas es marrón, a menudo manchado de gris; las alas anteriores presentan dibujos más oscuros formando bandas sinuosas, líneas y manchas blancas, una de ellas en forma de T. Las alas posteriores presentan dos líneas de puntos blancos.

Hábitat: bosques aclarados, praderas, zonas de hierba, brezales, dunas, claros. Especie bastante común.

Distribución geográfica: Europa y gran parte de Asia.

Observaciones: vuela de mayo a septiembre. La oruga es blanquecina o amarillo claro, con finas líneas marrones en dorso y flancos. Se alimenta de las hojas de diversas plantas de la familia de las leguminosas, como la alfalfa, el trébol o la arveja.

• DIBUJO BLANCO EN FORMA DE T • DOS FILAS DE PUNTOS BLANCOS EN LAS ALAS POSTERIORES • LA ORUGA ES BLANQUECINA, CON FINAS LÍNEAS PARDAS.

Xanthorhoe biriviata

Xanthorhoe biriviata Borckhausen (Geométridos)

Características: envergadura: 20-23 mm. El color de fondo de las alas es blanco crema en los individuos de primavera y pardusco claro en los individuos de verano. La base de las alas anteriores es de color pardo rojizo, con una banda pardo oscuro de borde exterior en zigzag muy anguloso y una banda más clara, pero netamente oscurecida en el extremo de las alas. Las alas posteriores presentan bandas grisáceas.

Hábitat: bosques umbríos, frescos y húmedos. Especie bastante común.

Distribución geográfica: centro y norte de Europa, Asia templada, hasta Japón.

Observaciones: vuela de mayo a agosto. La mariposa se hace más rara en junio, entre las dos generaciones. Vuela durante el día, el crepúsculo y la noche, atraída por las luces. La oruga se alimenta sobre diversas especies de balsaminas.

• BANDA OSCURA EN ZIGZAG MUY ANGULOSO EN EL BORDE EXTERIOR • ZONA OSCURA MUY NETA EN EL EXTREMO DE LAS ALAS • LA ORUGA SE DESARROLLA SOBRE BALSAMINAS.

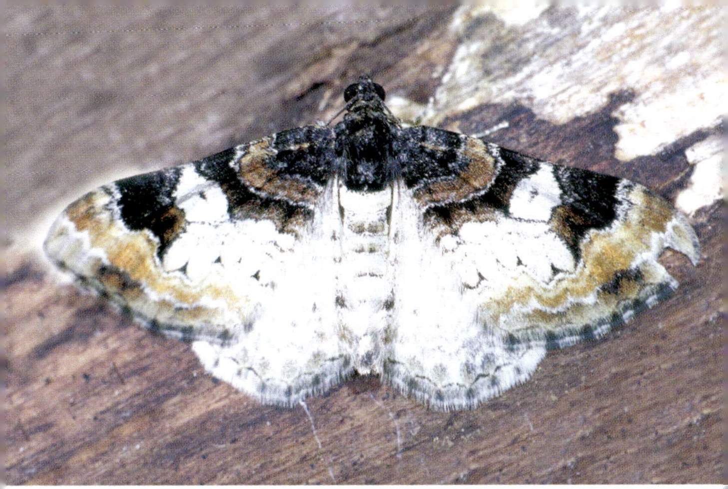
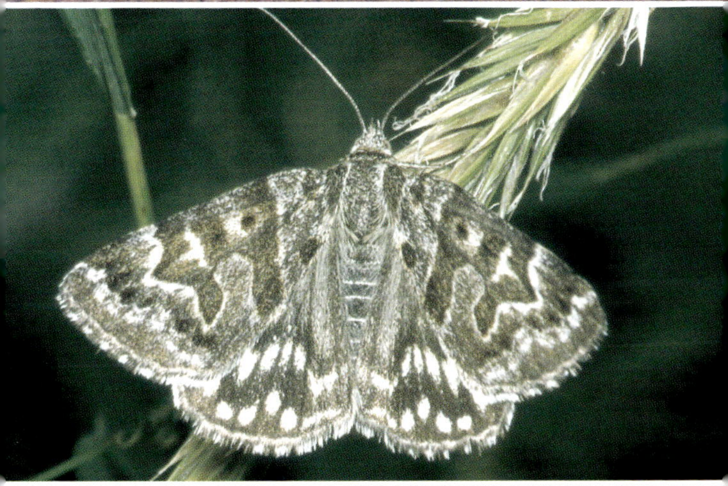
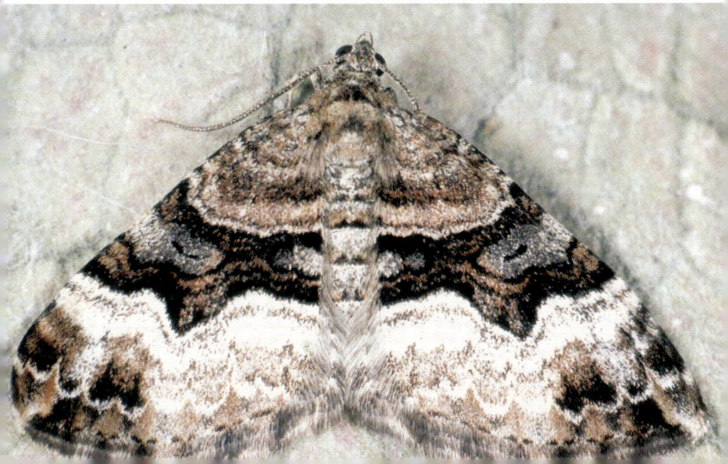

Xanthorhoe ferrugata

Xanthorhoe ferrugata Clerck (Geométridos)

Características: envergadura: 20-24 mm. El color de fondo de las alas es pardusco claro. La base de las alas es pardo rojizo, seguida de una banda oscura cuyo borde exterior muestra un recorrido en zigzag poco anguloso, y de una banda más clara con una zona más oscura poco marcada en el extremo de las alas. Las alas posteriores presentan marcas de color gris oscuro.

Hábitat: lindes, setos, praderas, campos sin cultivar. Especie común.

Distribución geográfica: casi toda Europa, Asia templada, hasta Siberia.

Observaciones: vuela de mayo a septiembre. La mariposa suele desaparecer en julio, entre las dos generaciones. Durante el día, emprende el vuelo fácilmente cuando es molestada; durante la noche es atraída por la luz. La oruga se alimenta sobre diversas plantas herbáceas, como el andagallo *(Anagallis arvensis)* o el cuajaleches.

• BANDA OSCURA CON BORDE EXTERIOR EN ZIGZAG POCO ANGULOSO • ZONA OSCURA POCO MARCADA EN EL EXTREMO DE LAS ALAS • LA ORUGA SE DESARROLLA SOBRE DIVERSAS PLANTAS BAJAS.

Pammene regiana

Pammene regiana Zeller (Tortrícidos)

Características: envergadura: 13-16 mm. El anverso de las alas es pardo oscuro, con una amplia mancha clara que llega hasta el borde interior. Con las alas plegadas, ambas manchas se fusionan en una sola en el centro del cuerpo. Las alas posteriores son de color pardo oscuro.

Hábitat: lindes de bosques, setos, terrenos boscosos, parques con arbolado. Especie bastante común.

Distribución geográfica: norte y centro de Europa.

Observaciones: vuela de mayo a julio. Esta pequeña mariposa resulta bastante difícil de ver, ya que suele estar en la copa de los árboles. Nocturna, acude a la luz. La oruga es de color blanco grisáceo, con la cabeza marrón. Se alimenta de las semillas de diversos arces, y principalmente del sicomoro *(Acer pseudoplatanus)*.

• GRAN MANCHA CLARA EN MEDIO DE LAS ALAS ANTERIORES • LA ORUGA ES DE COLOR BLANCO GRISÁCEO, CON LA CABEZA MARRÓN • SE ALIMENTA DE LAS SEMILLAS DE ARCE.

Olethreutes arcuella

Olethreutes arcuella Clerck (Tortrícidos)

Características: envergadura: 15-18 mm. Las alas anteriores son de color pardo rojizo, con líneas grises o negras, de las que sólo una las atraviesa de uno a otro lado. Una gran mancha central, con la mitad de color claro y la otra mitad oscuro, recuerda a un ojo cerrado. Las alas posteriores son de color gris uniforme.

Hábitat: bosques de frondosas, lindes, setos, brezales, campos de maleza. Especie bastante común.

Distribución geográfica: en casi toda Europa.

Observaciones: vuela de mayo a agosto. La mariposa vuela durante el día, y por la tarde es atraída a veces por la luz. La oruga se desarrolla en el suelo, entre la hojarasca, alimentándose de las hojas secas.

• LÍNEAS CORTAS Y GRUESAS DE COLOR GRISÁCEO O NEGRUZCO • MANCHA CENTRAL QUE RECUERDA A UN OJO CERRADO • LA ORUGA SE DESARROLLA ENTRE LAS HOJAS MUERTAS.

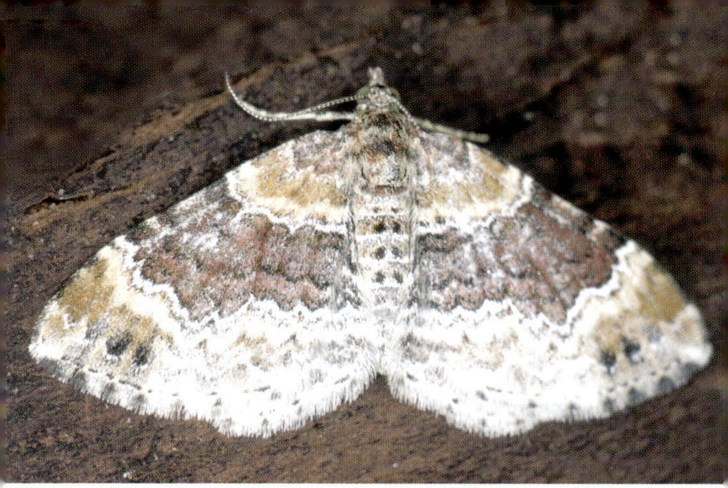

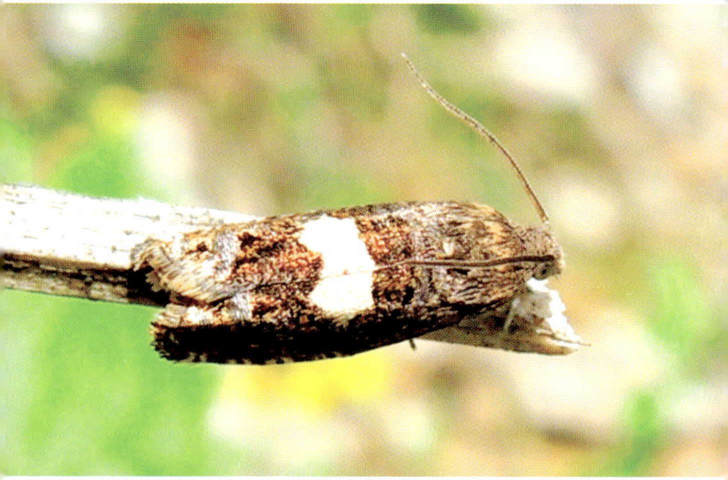

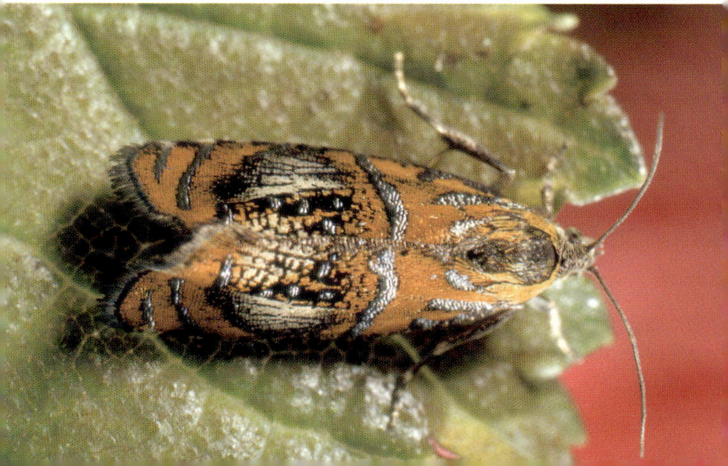

Carcina quercana

Carcina quercana Fabricius (Carcínidos)

Características: envergadura: 16-22 mm. Las alas anteriores son de color pardo claro, con dos manchas alargadas amarillentas en el borde exterior y un trazo corto y grueso de color oscuro en el centro. El borde posterior presenta un fino reborde rosa, con una franja amarilla que a veces es anaranjada. Las alas posteriores son de color amarillo pálido, con reborde rosa.
Hábitat: lindes y claros de bosques, setos, zonas boscosas. Especie común.
Distribución geográfica: Europa, norte de África, Asia Menor y América del Norte.
Observaciones: vuela en julio y agosto. Activa durante la noche, es atraída por las luces. La oruga es de color verde claro, y vive sobre robles y hayas dentro de una envuelta de seda tejida en el envés de las hojas.

• DOS MANCHAS AMARILLENTAS EN EL BORDE EXTERIOR DE LAS ALAS ANTERIORES • ALAS CON REBORDE ROSA • LA ORUGA ES DE COLOR VERDE CLARO.

Pyrausta aurata

Pyrausta aurata Scopoli (Crámbidos)

Características: envergadura: aproximadamente 20 mm. Las alas anteriores son de color púrpura, con manchas doradas cuando la mariposa acaba de salir, pero a medida que ésta envejece, las alas se vuelven marrones y las manchas amarillas. En medio de las alas destaca una gran mancha redonda de color amarillo dorado, con otra más pequeña y difusa al lado. Las alas posteriores son de color pardo a negruzco, con una banda amarilla.
Hábitat: lindes y claros de bosques, setos, praderas húmedas, jardines. Especie común.
Distribución geográfica: en casi toda Europa.
Observaciones: vuela de mayo a agosto. Esta pequeña mariposa vuela fácilmente a la luz del día y también en plena noche. La oruga es blanquecina, rosada o verdosa, con líneas dorsales de color claro y puntos negros en dorso y flancos. Se alimenta sobre la menta, el orégano, la melisa y otras plantas labiadas.

• MANCHA GRANDE DE COLOR AMARILLO DORADO • ALAS POSTERIORES CON BANDA AMARILLA • LA ORUGA SE DESARROLLA SOBRE DIVERSAS LABIADAS.

Elophila nymphaeata

Elophila nymphaeata L. (Crámbidos)

Características: envergadura: 18-24 mm. El color de fondo de las alas es blanco, con manchas negras y numerosas bandas y manchas de color marrón claro. Las alas anteriores presentan en el centro una zona blanca cuadrangular rodeada de una línea oscura. El cuerpo es blanco, con anillos de color marrón claro.
Hábitat: orillas de estanques, lagos y cursos lentos de agua. Especie bastante común.
Distribución geográfica: casi toda Europa.
Observaciones: vuela de junio a agosto. La oruga es pardusca, vellosa, con la cabeza y el primer segmento torácico de color marrón oscuro. Suele estar en el agua, bajo las hojas de sus plantas nutricias: *Potamogeton* y nenúfares, oculta en un estuche fabricado con dos trozos de hoja unidos con seda.

• ZONA CUADRANGULAR BLANCA DESTACADA CON UNA LÍNEA OSCURA • CUERPO BLANCO CON ANILLOS MARRONES • LA ORUGA ES ACUÁTICA Y VIVE EN UNA ESPECIE DE VAINA O ESTUCHE QUE REALIZA ELLA MISMA.

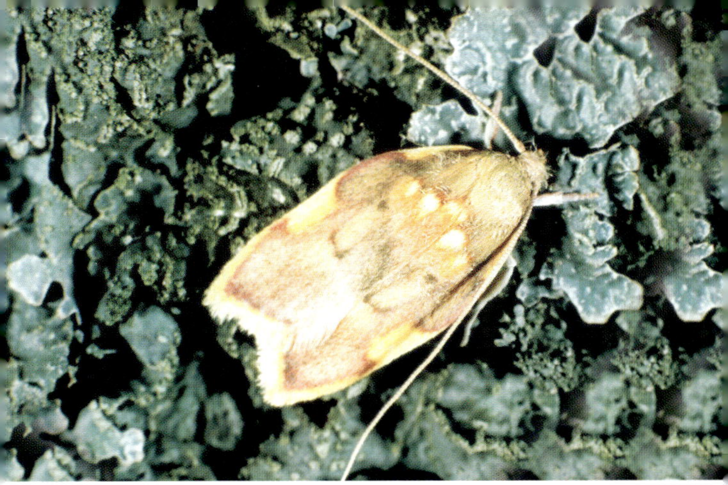
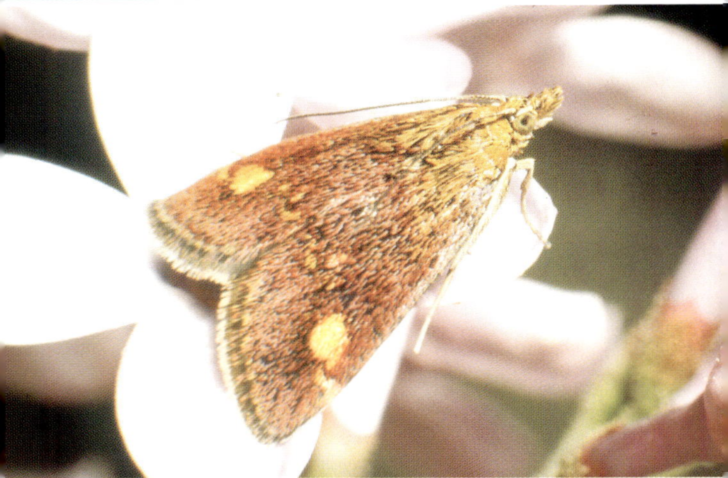
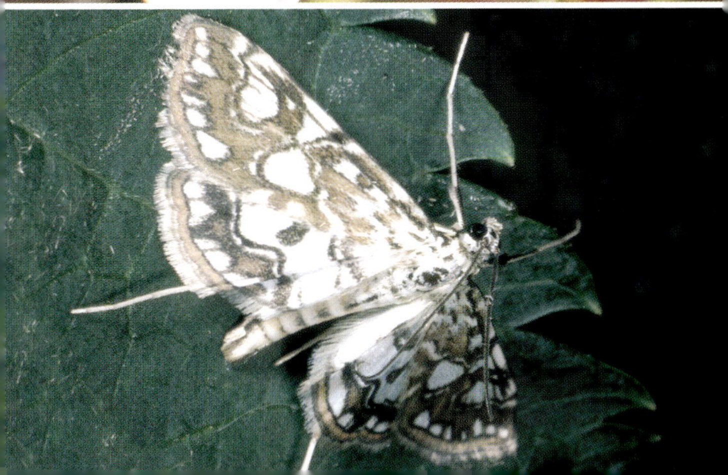

Aphomia sociella (MACHO)

Aphomia sociella L. (Pirálidos)

Características: envergadura: 28-42 mm. Las alas anteriores del macho, más pequeño que la hembra, son de color beis pardusco, con manchas pardo rojizas y el borde externo pardo verdoso. Las alas de la hembra son de color gris pardusco, con zonas pardo verdosas, marcadas líneas transversales y dos puntos oscuros, uno más grande que el otro, en medio de las alas anteriores.

Hábitat: bosques, lindes, campos baldíos llenos de maleza, parques. Especie común.

Distribución geográfica: casi toda Europa.

Observaciones: vuela de mayo a agosto. Esta mariposa se oculta entre la densa vegetación durante el día y es atraída por la luz durante la noche. La oruga se alimenta en los panales y colmenas de abejorros y nidos de avispas.

• BORDES DE COLOR PARDO VERDOSO • DOS PUNTOS NEGROS EN LA HEMBRA • LA ORUGA SE ALIMENTA EN LOS NIDOS DE ABEJORROS Y AVISPAS.

POLILLA DE LA ROPA

Tineola bisselliella Hummel (Tineidos)

Características: envergadura: 12-16 mm. Las alas anteriores son de color pardo, con ligeros destellos metálicos dorados. Las alas posteriores son de color amarillo tirando a grisáceo.

Hábitat: en las casas. En la naturaleza, la oruga vive en nidos y madrigueras. Especie bastante común.

Distribución geográfica: cosmopolita. Los desplazamientos humanos han favorecido su distribución en todos los continentes.

Observaciones: puede volar durante todo el año, pero sobre todo en mayo-junio en las casas, donde la oruga teje una envuelta de fibra y ataca diversos tejidos como la lana. En la naturaleza puede volar desde la primavera hasta el otoño.

• DE COLOR PARDO, CON BRILLOS METÁLICOS DORADOS • ALAS POSTERIORES DE COLOR AMARILLO GRISÁCEO • LA ORUGA ES BLANQUECINA Y SE FABRICA UN ABRIGO DE FIBRA.

PEQUEÑO PAVÓN NOCTURNO (MACHO)

Saturnia pavonia L. (Satúrnidos)

Características: envergadura: 46-60 mm. Las alas anteriores tienen un color de fondo pardo rojizo, con una zona blanca y en el centro un gran ocelo negro con reborde amarillo y azul. Las alas posteriores son de color naranja, con un gran ocelo negro con reborde amarillo y azul (*ver* la hembra, pág. 180).

Hábitat: brezales, terrenos baldíos secos, bosques aclarados. Especie bastante común.

Distribución geográfica: norte y centro de Europa, Asia templada, hasta China.

Observaciones: vuela de marzo a mayo. El macho, activo únicamente durante el día, se reconoce por su vuelo desordenado y cambiante en busca de hembras. La oruga es verde, con una banda transversal negra y cuatro tubérculos amarillos en cada segmento. Se alimenta sobre numerosas plantas herbáceas o arbustivas, principalmente rosáceas.

• UN GRAN OCELO NEGRO CON REBORDE AZUL Y AMARILLO EN CADA ALA • ALAS POSTERIORES DE COLOR NARANJA • LA ORUGA SUELE DESARROLLARSE SOBRE ROSÁCEAS.

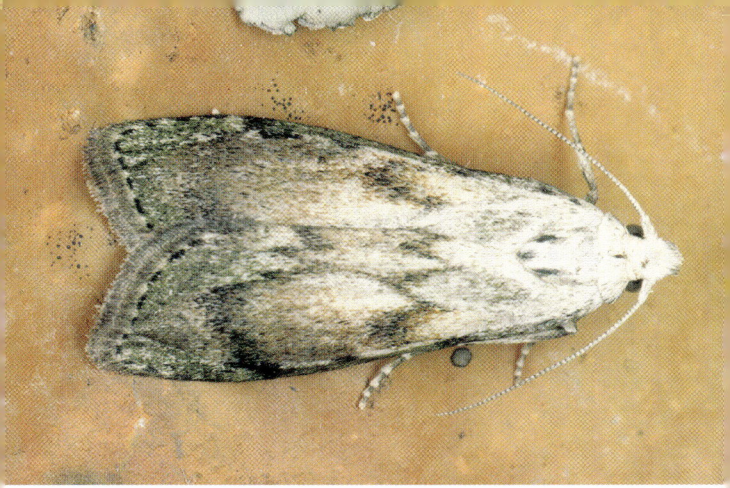
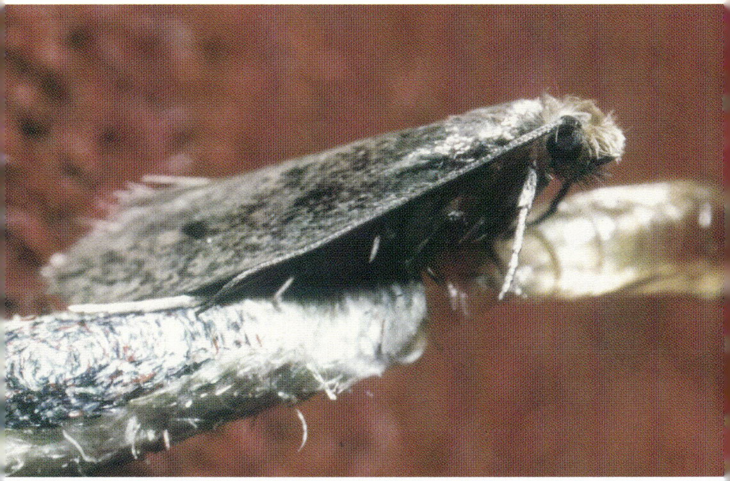
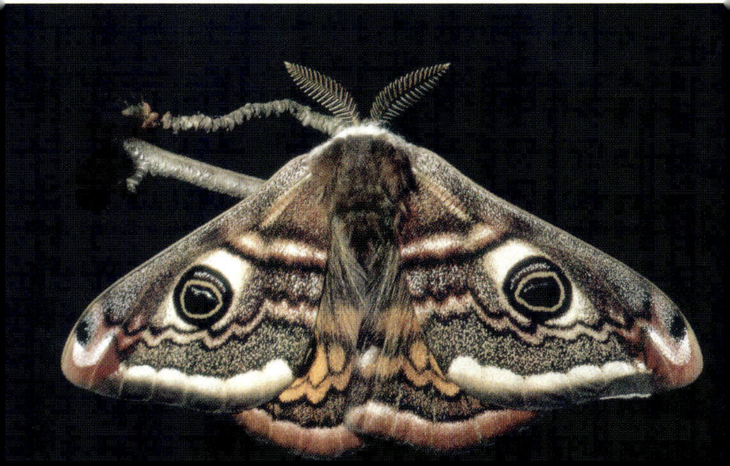

Samia cynthia

Samia cynthia Drury (Satúrnidos)

Características: envergadura: 105-125 mm. El color de fondo de las alas es pardo oliváceo, con una zona oscura en la base y una zona más clara en el extremo, separadas por una estrecha banda blanquecina. En el centro de cada ala presenta una gran mancha en forma de media luna.

Hábitat: originaria de China, esta mariposa vive únicamente en ailantos, por lo tanto en zonas urbanas. Especie rara y localizada.

Distribución geográfica: en Europa tiene una distribución muy irregular.

Observaciones: vuela en mayo y junio (primera generación) y en septiembre y octubre (segunda generación). Ambos sexos son activos sólo de noche, y el acoplamiento tiene lugar al amanecer, pudiendo prolongarse hasta la noche. La oruga es de color verde azulado con manchitas verde oscuro y puntitos negros, con numerosas excrecencias cónicas.

• DE COLOR PARDO OLIVÁCEO • UNA GRAN MANCHA EN FORMA DE MEDIA LUNA EN EL CENTRO DE CADA ALA • LA ORUGA SE DESARROLLA SOBRE EL AILANTO.

ESFINGE DE LAS EUFORBIAS

Hyles euphorbiae L. (Esfíngidos)

Características: envergadura: 55-75 mm. Las alas anteriores son de color beis, con manchas y una banda más oscura. Las alas posteriores son de color rosa vivo, atravesadas de barras negras, con una mancha blanca hacia la base y una banda externa anaranjada.

Hábitat: zonas de hierba de suelo calcáreo, dunas y otros medios cálidos y secos. Especie bastante común localmente.

Distribución geográfica: Europa, norte de África, Asia occidental hasta China.

Observaciones: vuela de mayo a octubre. De hábitos crepusculares, la esfinge de las euforbias liba las flores de la viborera, las silenes y el tabaco. La oruga es muy vistosa, de color verde, amarilla o negra, con numerosos puntitos blancos y manchas amarillas con una línea dorsal y otra lateral de color rojo intenso. Se alimenta principalmente de las hojas de *Euphorbia cyparissias*.

• ALAS ANTERIORES CON UNA BANDA OSCURA • ALAS POSTERIORES DE COLOR ROSA, CON BARRAS NEGRAS • LA ORUGA SE DESARROLLA SOBRE *EUPHORBIA CYPARISSIAS*.

ESFINGE DEL CUAJALECHE

Hyles gallii Rottemburg (Esfíngidos)

Características: envergadura: 55-80 mm. Las alas anteriores tienen un color de fondo pardo oliváceo y están atravesadas por una banda central amarillo pardusco. Las alas posteriores presentan un reborde negro con una zona central blanca, roja y rosada.

Hábitat: lindes, praderas y otros medios abiertos y soleados. Especie poco común.

Distribución geográfica: Europa y Asia templada, hasta Japón.

Observaciones: vuela de mayo a septiembre. La mariposa visita durante el crepúsculo las flores muy olorosas, pero también se puede observar de día cuando hace calor. La oruga es de color amarillo verdoso a negruzco, pasando por diversos tonos de marrón. Presenta un moteado blanco o amarillo con una mancha clara ribeteada de negro en cada segmento. Se alimenta de cuajaleches, epilobios y, en ocasiones, de euforbias.

• ALAS ANTERIORES ATRAVESADAS POR UNA BANDA CLARA • ALAS POSTERIORES DE COLOR ROSA A ROJIZO CON DOS BANDAS NEGRAS • LA ORUGA VIVE SOBRE CUAJALECHES Y EPILOBIOS.

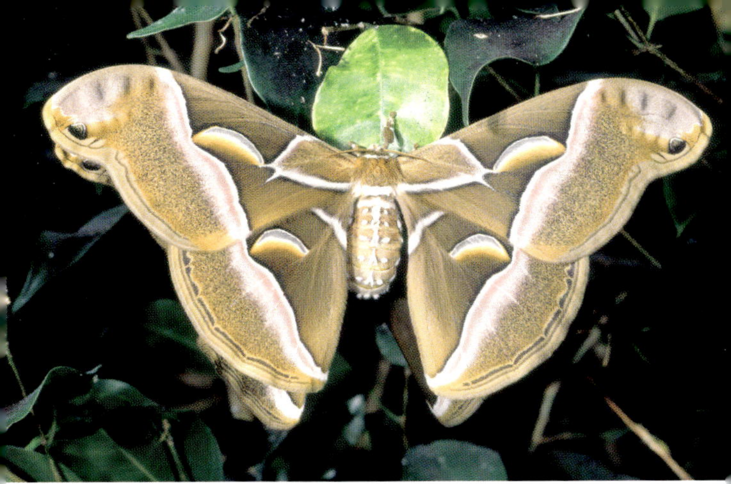

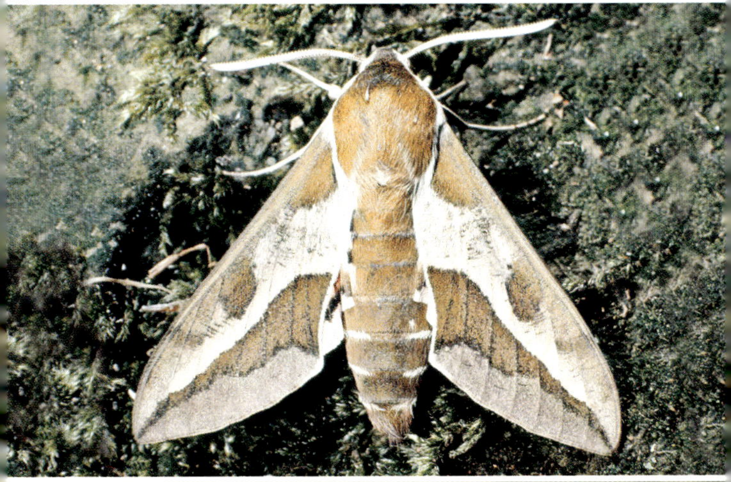

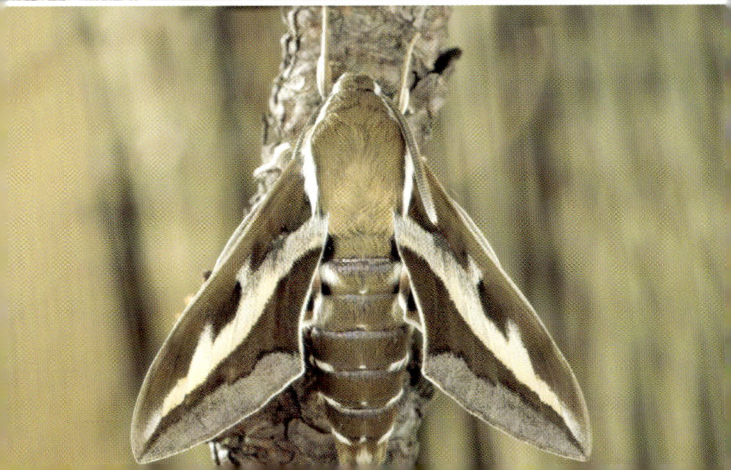

ESFINGE DEL ALIGUSTRE

Sphinx ligustri L. (Esfíngidos)

Características: envergadura: 90-120 mm. Las alas anteriores son de color pardo grisáceo, más claro hacia el borde externo y más oscuro hacia el borde interno. Las alas posteriores son rosas, atravesadas por tres bandas negras. El abdomen es rosa intenso con anillos negros.

Hábitat: bosques aclarados, lindes y setos, parques y jardines. Esta especie se ha rarificado en algunas zonas.

Distribución geográfica: toda Europa.

Observaciones: vuela de mayo a agosto. La mariposa vuela durante el crepúsculo, visitando más particularmente las flores de alheña y madreselva. La oruga es verde, con estrías oblicuas violetas destacadas en blanco sobre los flancos. En el extremo posterior presenta un cuerno curvado negro o amarillo. Vive sobre la alheña, las lilas y los fresnos.

• ALAS POSTERIORES DE COLOR ROSA CON TRES BANDAS NEGRAS • ABDOMEN ROSA CON ANILLOS NEGROS • LA ORUGA ES VERDE, CON ESTRÍAS OBLICUAS VIOLETAS Y BLANCAS.

ESFINGE OCELADA

Smerinthus ocellata L. (Esfíngidos)

Características: envergadura: 70-80 mm. Las alas anteriores son de color pardo grisáceo, con un jaspeado pardo oscuro. Las alas posteriores son de color rosa y amarillo anaranjado, con un ocelo negro de reborde azul. El tórax es negro en el centro y gris en los laterales.

Hábitat: bosques húmedos y riberas con maleza. Especie bastante común.

Distribución geográfica: Europa, norte de África, Asia Menor y templada, hasta Siberia occidental.

Observaciones: vuela de mayo a julio. Posada sobre un tronco con las alas cerradas, la esfinge ocelada es difícil de distinguir gracias a su estupendo camuflaje. La oruga es parecida a la de la esfinge del chopo, pero con el cuerno de color azul claro. Vive sobre sauces, chopos y determinados árboles frutales.

• ALAS ANTERIORES DE COLOR PARDO APAGADO, CON UN JASPEADO MÁS OSCURO • ALAS POSTERIORES MÁS VISTOSAS, CON UN GRAN OCELO NEGRO DE REBORDE AZUL • LA ORUGA SE DESARROLLA SOBRE CHOPOS Y SAUCES.

ESFINGE RAYADA

Hyles livornica Esper (Esfíngidos)

Características: envergadura: 45-80 mm. Las alas anteriores son de color pardo oliváceo, con una banda amarilla en el medio, y atravesadas por líneas blanquecinas de trazado regular siguiendo las nervaduras. Las alas posteriores son rosas, con reborde negro arriba y abajo, así como una mancha blanca en el borde interno.

Hábitat: especie tropical migradora que se encuentra un poco desperdigada. Especie poco común.

Distribución geográfica: Europa, África y Asia subtropicales.

Observaciones: vuela de mayo a septiembre. Esta esfinge visita las flores al final de la tarde y durante el crepúsculo. El color de la oruga varía entre negro y verde, con punteado blanco, así como líneas negras y claras sobre el dorso y los flancos y una hilera de manchas redondas de color amarillo a rojo en los flancos. Se alimenta sobre numerosas plantas.

• NERVADURAS DESTACADAS EN BLANCO • ALAS POSTERIORES ROSAS CON DOS BANDAS NEGRAS • LA ORUGA TIENE MANCHAS AMARILLAS A ROJIZAS EN LOS FLANCOS.

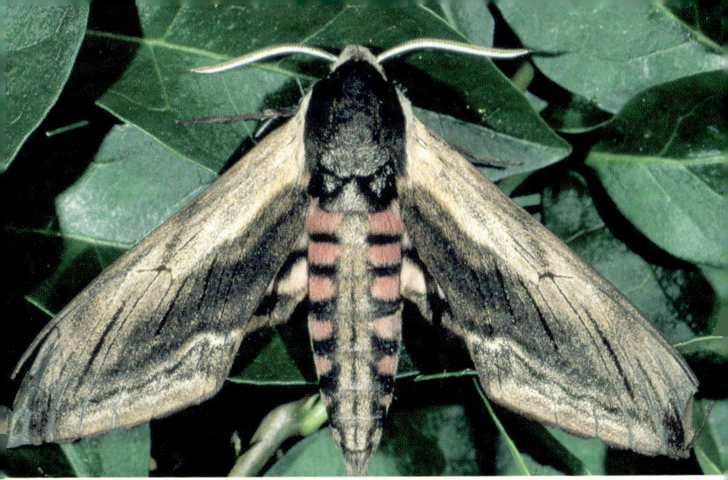
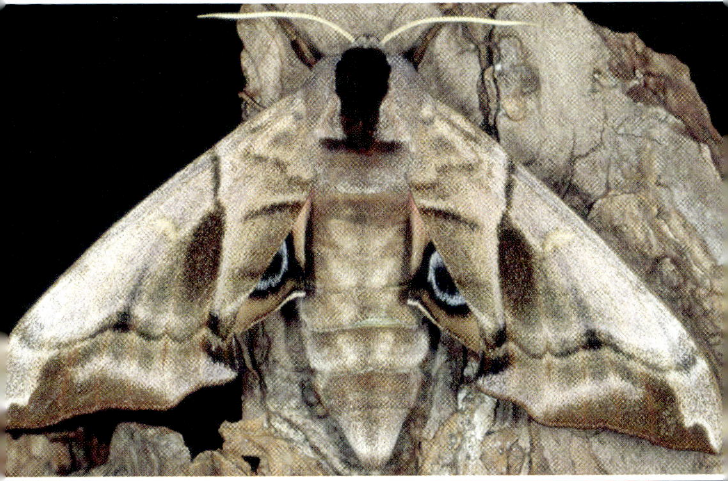
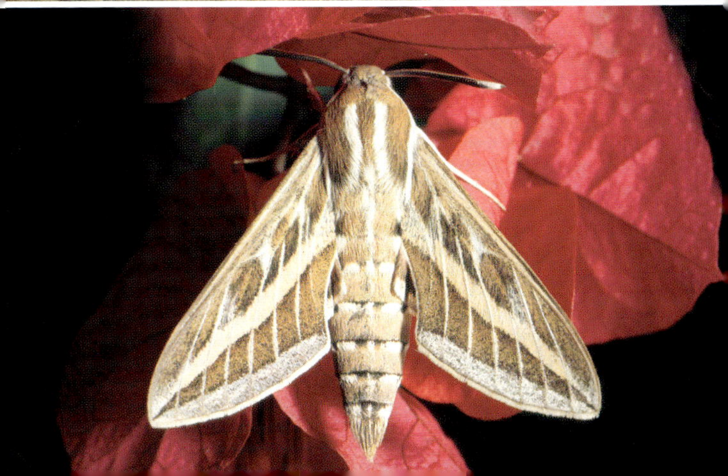

ESFINGE DEL CHOPO

Laothoe populi L. (Esfíngidos)

Características: envergadura: 65-90 mm. Las alas son grises, tirando a rojizo o pardo amarillento, con líneas transversales oscuras y una manchita blanca en forma de media luna. Las alas posteriores son de color pardo herrumbre en la base.

Hábitat: lindes y campos de maleza en terrenos húmedos. Especie bastante común.

Distribución geográfica: Europa, norte de África, Asia templada.

Observaciones: vuela de abril a agosto. Cuando se encuentra en reposo sobre un tronco, las alas posteriores sobresalen parcialmente de las alas anteriores, asemejándose a un grupo de hojas secas. La oruga se alimenta de las hojas de chopos y sauces. Es de color verde azulado, con finas estrías claras y un cuerno abdominal amarillo o blanco crema.

• ALAS DE COLOR PARDO CLARO CON LÍNEAS MÁS OSCURAS • MANCHITA BLANCA EN FORMA DE MEDIA LUNA • LA ORUGA SE DESARROLLA SOBRE CHOPOS Y SAUCES.

ESFINGE DE LA ENCINA

Marumba quercus Denis y Schiffermuller (Esfíngidos)

Características: envergadura: 95-115 mm. El color de las alas anteriores varía entre amarillo claro y gris blanquecino, con algunas líneas destacadas en marrón. Las alas posteriores son de color rojo pardusco, con una mancha clara cerca del cuerpo. Las cuatro alas presentan el borde recortado, con un fino ribeteado marrón.

Hábitat: lindes y claros de bosques, robledales y encinares . Especie poco común.

Distribución geográfica: centro y sur de Europa, norte de África y Asia occidental.

Observaciones: vuela de mayo a agosto. Esta esfinge es más frecuente en primavera que en verano. La oruga es verde, raramente de color blanco azulado, con una granulación amarillenta y siete bandas oblicuas más claras en los flancos. El cuerno abdominal es azulado a verdoso. La oruga se alimenta de las hojas de diversas especies de *Quercus*.

• ALAS CLARAS CON ALGUNAS LÍNEAS MÁS OSCURAS • ALAS DE CONTORNO RECORTADO • LA ORUGA ES VERDE, CON LÍNEAS OBLICUAS CLARAS.

FRAGMATOBIA AHUMADA

Phragmatobia fuliginosa L. (Árctidos)

Características: envergadura: 28-34 mm. Las alas anteriores son de color canela a pardo rojizo más o menos claro, con dos manchitas oscuras en el centro. Las alas posteriores son rojo claro con puntos negruzcos en los bordes o una banda grisácea de anchura variable. El tórax está cubierto de una vellosidad pardo rojiza.

Hábitat: praderas, pastos, campos sin cultivar, pantanos, parques y jardines. Especie común.

Distribución geográfica: Europa, norte de África y Asia templada, hasta China.

Observaciones: vuela de marzo a septiembre. Esta mariposa es nocturna. Si es molestada durante el día, echa a volar para volver a posarse a corta distancia. La oruga es de color gris oscuro, casi negro, con una fila de manchas dorsales claras y numerosos mechones de pelos plumosos marrón claro. Se alimenta de las hojas de numerosas plantas bajas.

• DOS MANCHITAS OSCURAS EN LAS ALAS ANTERIORES • TÓRAX VELLOSO DE COLOR PARDO ROJIZO • LA ORUGA ESTÁ CUBIERTA DE PELOS MARRÓN CLARO.

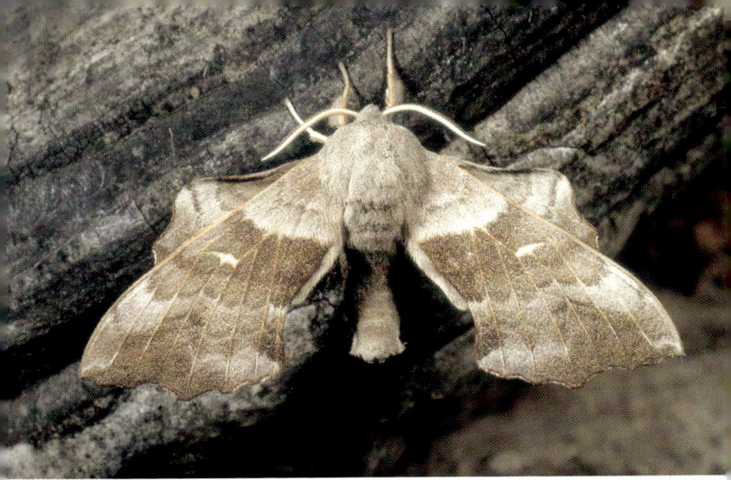
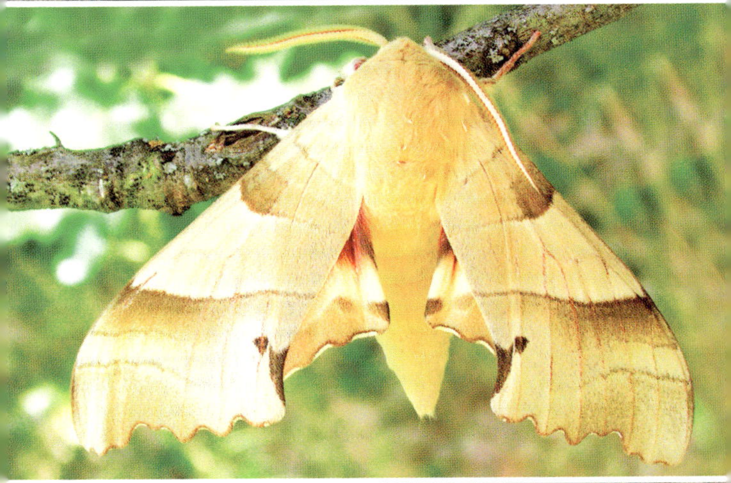
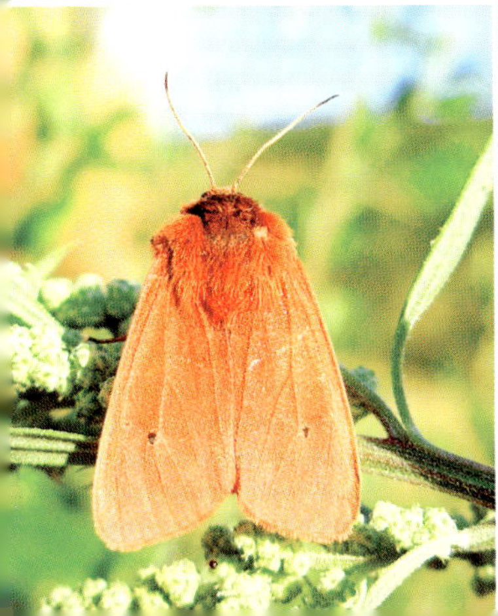
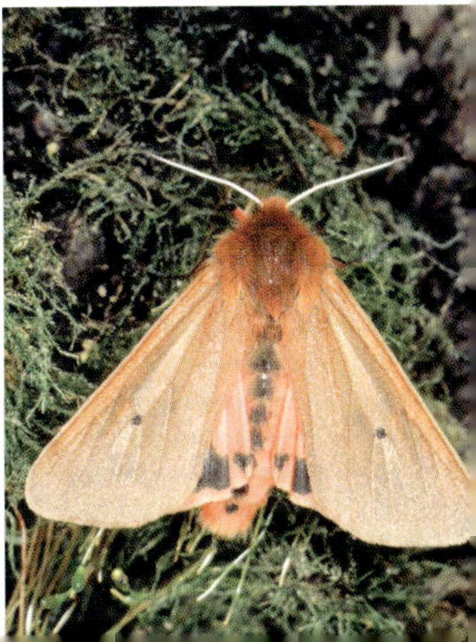

BÓMBIX HOJA DE ENCINA

Gastropacha quercifolia L. (Lasiocámpidos)

Características: envergadura: 52-65 mm. Las alas son de color pardo rojizo, con reflejos púrpura violáceo, líneas oscuras y el borde externo festoneado. La forma de las alas y las líneas oscuras que las recorren, junto con la forma poco habitual de plegarlas, hacen que este insecto se asemeje a una hoja seca.

Hábitat: en setos y lindes de bosques. Esta especie es cada vez más rara.

Distribución geográfica: Europa meridional, Asia templada, hasta Japón.

Observaciones: vuela de junio a agosto. La mariposa, activa durante la noche, se mantiene inmóvil durante el día, siendo difícil de localizar entre las hojas secas. La oruga es aplastada, de color gris pardusco tirando a naranja, con mechones de pelos a los lados. Se alimenta principalmente de las hojas del endrino y de otros caducifolios.

• ALAS FESTONEADAS PLEGADAS DE FORMA MUY PECULIAR • RECUERDA A UNA HOJA MUERTA • LA ORUGA SE ALIMENTA PRINCIPALMENTE DEL ENDRINO.

BÓMBIX DE LA ENCINA (MACHO)

Lasiocampa quercus L. (Lasiocámpidos)

Características: envergadura: 48-60 mm. Las alas del macho son de color marrón oscuro, con una banda transversal crema a amarillo vivo que delimita una zona más clara en el extremo. Cada ala anterior presenta un punto blanco de reborde oscuro (*ver* la hembra, pág. 56).

Hábitat: bosques claros y zonas pantanosas, en la llanura y en la montaña. Especie bastante común.

Distribución geográfica: Europa, Asia Menor y templada, hasta los montes Altai.

Observaciones: vuela de junio a agosto. El macho es activo durante el día, explorando las inmediaciones en busca de una hembra. La oruga está recubierta de pelos muy cortos de color pardo grisáceo, y los espacios entre segmentos son negros. Se alimenta de las hojas de diversos árboles y arbustos, entre ellos la encina.

• ALAS DE COLOR MARRÓN OSCURO EN LA BASE • UN PUNTO BLANCO EN CADA ALA ANTERIOR • LA ORUGA SE DESARROLLA SOBRE DIVERSAS FRONDOSAS.

FALSA LAGARTA (MACHO)

Malacosoma neustria L. (Lasiocámpidos)

Características: envergadura: 28-40 mm. El color de las alas del macho es muy variable, desde amarillo apagado hasta pardo oscuro. Dos líneas casi paralelas cruzan las alas anteriores, limitando una banda central a menudo más oscura. Las alas posteriores de la hembra son de color crema a pardo claro.

Hábitat: bosques aclarados de frondosas, lindes, setos. Especie común.

Distribución geográfica: Europa y norte de África.

Observaciones: vuela de junio a septiembre. La falsa lagarta es activa al comienzo de la noche, especialmente los machos, y son atraídos por las luces. El dorso de la oruga está recorrido en toda su longitud por una línea blanca y a cada lado una línea negra y otra naranja. Los flancos son vellosos, de color azul claro. La oruga se alimenta de las hojas de diversos arbustos, como el endrino, el espino albar y el manzano.

• ALAS DE COLOR OCRE A PARDO OSCURO • BANDA CENTRAL MÁS OSCURA • LA ORUGA TIENE LOS FLANCOS DE COLOR AZUL CLARO.

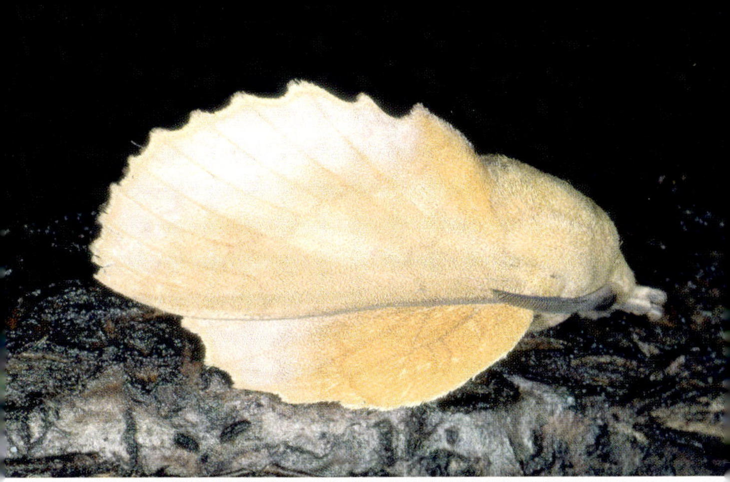
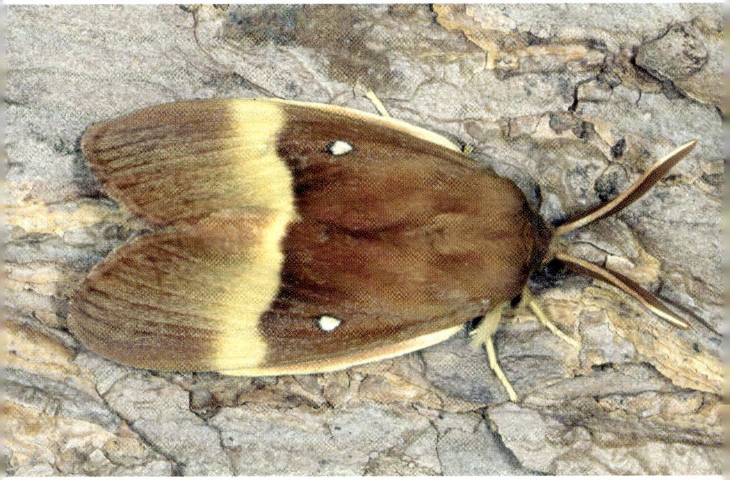
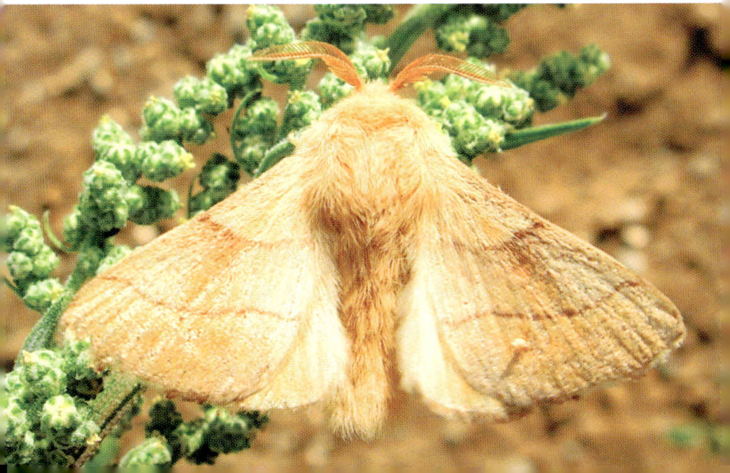

Eriogaster catax

Eriogaster catax L. (Lasiocámpidos) (HEMBRA)

Características: envergadura: aproximadamente 36 mm. Las alas anteriores son de color pardo oscuro en la base en la hembra y pardo ocráceo en el macho, con una amplia franja pardo rojiza y una gran mancha redonda blanca con reborde oscuro. Las alas posteriores son de color pardo grisáceo.

Hábitat: lindes, bosques aclarados, setos, campos de maleza, especialmente sobre suelos calcáreos. Especie más rara que en otras épocas, y legalmente protegida.

Distribución geográfica: centro y sur de Europa, Asia Menor.

Observaciones: vuela en septiembre y octubre. Las mariposas se muestran particularmente activas al caer la noche y son atraídas por la luz. La oruga es negra en el dorso y gris claro en los flancos, con cortos pelos pardo anaranjados y largos pelos blancos y negros. Se alimenta del follaje del endrino y otras frondosas, fabricándose una tela de seda.

• UNA MANCHA BLANCA DE REBORDE OSCURO EN LAS ALAS ANTERIORES • ALAS POSTERIORES DE COLOR UNIFORME • LA ORUGA SE FABRICA UNA TELA DE SEDA.

Euthrix potatoria

Euthrix potatoria L. (Lasiocámpidos)

Características: envergadura: 40-65 mm. Las alas son de coloración muy variable, desde un apagado amarillo paja hasta un pardo rojizo tirando a violeta. Las alas anteriores presentan tres líneas de color pardo violáceo y una gran mancha blanca asociada normalmente a un punto del mismo color.

Hábitat: bosques húmedos, brezales y zonas pantanosas. Especie más rara que en otras épocas.

Distribución geográfica: Europa y Asia templada, hasta Japón.

Observaciones: vuela de junio a agosto. Ambos sexos desarrollan su actividad durante la noche. La oruga es de color pardo grisáceo oscuro, con puntos y líneas amarillo herrumbre y tres líneas amarillas sobre el dorso; entre estas líneas, y en cada segmento, presenta tres cortos mechones de pelos. La parte baja de los flancos muestra largos pelos blanquecinos. Se alimenta de gramíneas, cañas y carrizos.

• TRES LÍNEAS DE COLOR PARDO VIOLÁCEO SOBRE LAS ALAS ANTERIORES • UNA GRAN MANCHA BLANCA, A MENUDO ASOCIADA A UN PUNTO BLANCO • LA ORUGA SE DESARROLLA SOBRE GRAMÍNEAS.

Actinotia polyodon

Actinotia polyodon Clerck (Noctuidos)

Características: envergadura: aproximadamente 30 mm. Las alas anteriores presentan un jaspeado blanco y marrón, con una zona más clara, vagamente triangular, en el centro. Las alas posteriores son de color blanco pardusco uniforme.

Hábitat: lindes y claros de bosques, setos, praderas, zonas de hierba, terrenos baldíos. Especie bastante común, pero localizada.

Distribución geográfica: centro y norte de Europa, Asia templada, hasta Siberia.

Observaciones: vuela de mayo a septiembre. Esta mariposa sólo presenta una generación en el norte y desaparece a finales de julio. En el sur, sin embargo, tiene dos generaciones y puede desaparecer en julio. La oruga se alimenta de plantas del género *Hypericum*.

• ZONA MÁS CLARA, VAGAMENTE TRIANGULAR, EN LAS ALAS ANTERIORES • ALAS POSTERIORES DE COLOR LISO • LA ORUGA SE DESARROLLA SOBRE *HYPERICUM*.

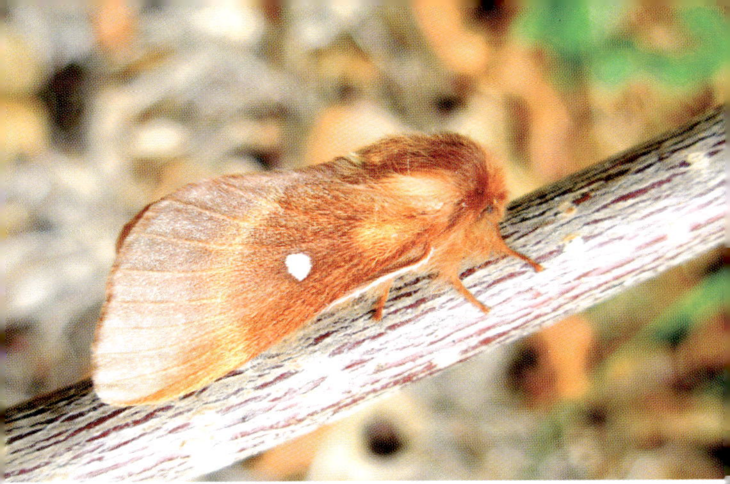
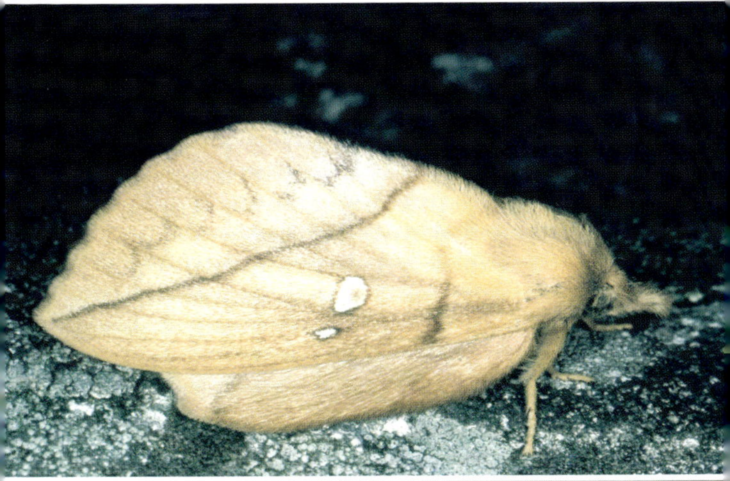
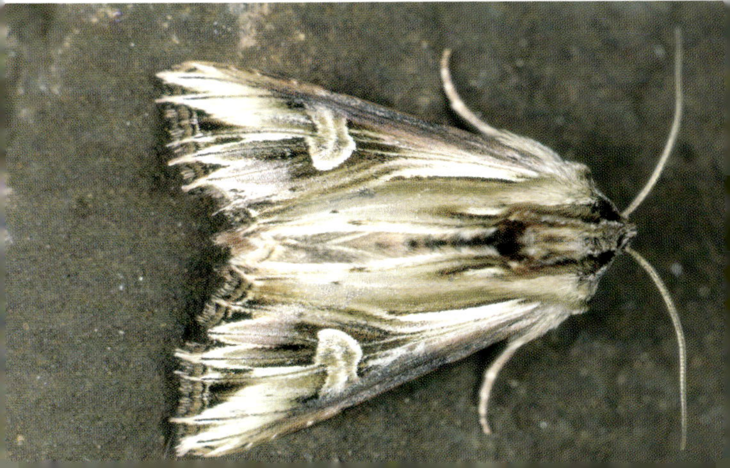

NOCTUIDO DE LA ACEDERA (FORMA MARRÓN)

Noctua pronuba L. (Noctuidos)

Características: envergadura: 45-55 mm. Las alas anteriores son de tonalidad muy variable, pero el diseño de sus alas es muy típico, con una manchita redonda en el centro, asociada a otra triangular más o menos visible, junto con una banda sinuosa en el extremo. Las alas posteriores son de color amarillo anaranjado, con reborde negro (*ver* forma gris, pág. 186).

Hábitat: bosques, setos, praderas, cultivos, terrenos baldíos, jardines. Especie común en muchos sitios.

Distribución geográfica: Europa, norte de África y Asia templada, hasta China.

Observaciones: vuela de junio a octubre. Esta mariposa es visible sobre todo a comienzos del verano y en otoño. La oruga es verde o marrón claro, con una fina línea clara en el dorso y dos filas de manchas negras en la parte posterior del cuerpo. Se alimenta de numerosas plantas herbáceas.

• COLORACIÓN MUY VARIABLE • MANCHA REDONDA ASOCIADA A OTRA TRIANGULAR • LA ORUGA PRESENTA DOS FILAS DE MANCHAS NEGRAS EN LA PARTE POSTERIOR.

Hypena proboscidalis

Hypena proboscidalis L. (Noctuidos)

Características: envergadura: 25-38 mm. El color de fondo de las alas anteriores es pardo amarillento a rojizo, con dos líneas oscuras cruzadas, la primera muy angulosa, a veces poco marcadas. El borde de las alas anteriores dibuja una especie de llaves ortográficas. Los palpos de la boca se proyectan hacia delante como si se tratase de un largo hocico.

Hábitat: bosques aclarados, lindes, setos, campos baldíos, jardines. Especie muy común.

Distribución geográfica: Europa y Asia templada, hasta China.

Observaciones: vuela de abril a octubre. El adulto se oculta entre la vegetación durante el día, pero reanuda su actividad en cuanto anochece y es atraído por las luces. La oruga es verde, con una línea dorsal oscura, así como una banda amarilla en cada flanco y numerosos mechones de pelos. Se alimenta sobre la ortiga, el lúpulo y diversas plantas herbáceas.

• EL BORDE DE LAS ALAS DIBUJA UNA ESPECIE DE LLAVES ORTOGRÁFICAS • LAS ALAS ESTÁN ATRAVESADAS POR DOS LÍNEAS OSCURAS • LA ORUGA ES VERDE CON FLANCOS AMARILLOS.

Sideridis reticulata

Sideridis reticulata Goeze (Noctuidos)

Características: envergadura: aproximadamente 40 mm. Las alas anteriores son de color pardo oscuro, con varias líneas dobles de color claro que las atraviesan parcial o totalmente. Las alas posteriores son de color blanco pardusco con amplio reborde gris pardusco.

Hábitat: praderas bien expuestas, zonas de hierba, campos baldíos secos y cálidos, riberas cálidas. Especie bastante común, pero localizada.

Distribución geográfica: en la mayor parte de Europa.

Observaciones: vuela de mayo a agosto. Esta mariposa está restringida a los medios cálidos, principalmente sobre suelos de naturaleza calcárea. La oruga se alimenta de las cápsulas de las semillas en formación de la saponaria, las silenes, los clavelitos y otras cariofiláceas.

• VARIAS LÍNEAS DOBLES SOBRE LAS ALAS ANTERIORES • ALAS POSTERIORES CON AMPLIO REBORDE OSCURO • LA ORUGA SE DESARROLLA SOBRE CARIOFILÁCEAS.

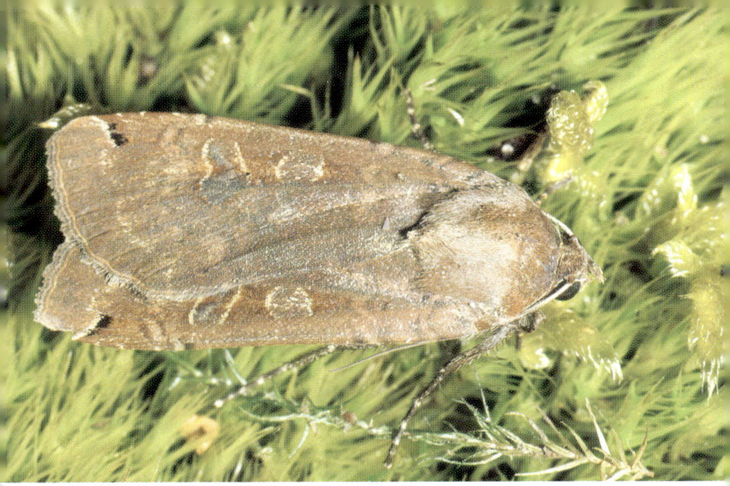
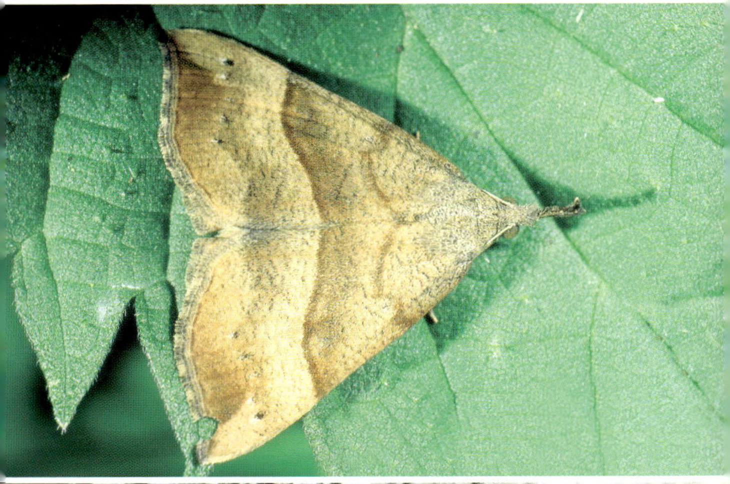
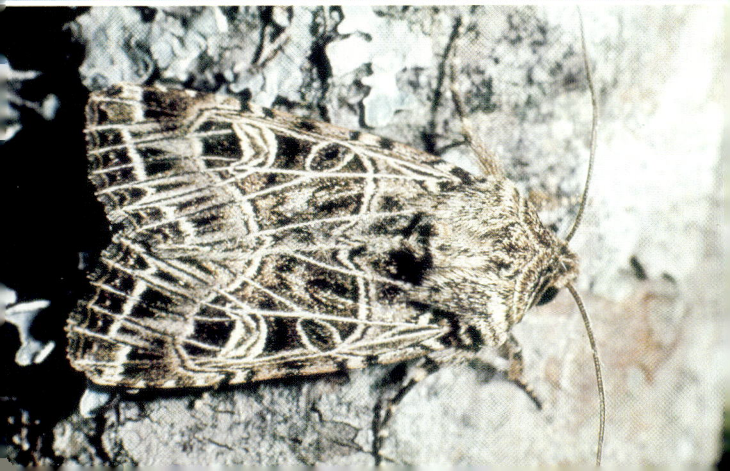

Autographa bractea

Autographa bractea Denis y Schiffermuller (Noctuidos)

Características: envergadura: aproximadamente 40 mm. Las alas anteriores son de color pardo más o menos oscuro, con un pequeño reborde pardo claro, mientras que las alas posteriores son de color pardo claro, con un amplio reborde oscuro. Una mancha clara, amarillo dorado a plateado, más o menos cuadrangular, destaca en medio de las alas anteriores.

Hábitat: claros, brezales, praderas húmedas, pastos, campos sin cultivar. Especie bastante común, pero localizada.

Distribución geográfica: Europa, sobre todo en zonas altas, Asia templada, hasta Japón.

Observaciones: vuela de julio a septiembre. En nuestras regiones es más bien una mariposa de montaña. La oruga es de color verde claro, con numerosas líneas blancas en dorso y flancos. Se alimenta de plantas bajas, principalmente vellosillas, ortigas y llantén.

• ALAS ANTERIORES OSCURAS CON BORDE MÁS CLARO • MANCHA CUADRANGULAR DORADA A PLATEADA • LA ORUGA SE DESARROLLA SOBRE NUMEROSAS PLANTAS BAJAS.

HERALDO

Scoliopteryx libatrix L. (Noctuidos)

Características: envergadura: 40-45 mm. Las alas anteriores son de color pardo rojizo, con manchas rojo anaranjado y finas líneas blancas. El borde exterior es muy recortado.

Hábitat: bosques de frondosas, cerca de los ríos. Especie común en muchas partes.

Distribución geográfica: Europa, norte de África, Asia templada, hasta Japón, América del Norte.

Observaciones: vuela de junio a octubre y después, tras invernar de marzo a mayo. Esta mariposa es discreta durante el buen tiempo en su medio natural. A finales del otoño se reúne en grutas y cuevas para pasar el invierno, momento en el que es más fácil de observar. La oruga, de color verde amarillento con una línea clara sobre los flancos, se alimenta en sauces y chopos.

• ALAS ANTERIORES DE COLOR PARDO ROJIZO, CON LOS BORDES RECORTADOS • MANCHAS DE COLOR ROJO ANARANJADO • LA ORUGA ES DE COLOR VERDE AMARILLENTO, CON LÍNEAS CLARAS EN LOS FLANCOS.

NOCTUIDO METICULOSO

Phlogophora meticulosa L. (Noctuidos)

Características: envergadura: 45-50 mm. Las alas anteriores son de color pardo rojizo a pardo verdoso, con un motivo triangular en el centro. El borde exterior es muy recortado, y la silueta de la mariposa tiene forma de punta de flecha.

Hábitat: bosques, setos, campos sin cultivar, parques y jardines. Especie común en muchos sitios.

Distribución geográfica: Europa, norte de África y Asia occidental.

Observaciones: vuela de abril a noviembre. La forma recortada de las alas, sus colores, la postura de la mariposa posada en el suelo o sobre una rama, hacen que su aspecto sea el de una hoja seca y arrugada. La oruga es de color verde claro o pardusco, con una línea dorsal oscura puntuada de blanco. Se alimenta de las hojas de numerosas plantas herbáceas.

• MOTIVO TRIANGULAR EN MEDIO DE LAS ALAS ANTERIORES • SILUETA EN PUNTA DE FLECHA • EN REPOSO MUESTRA LAS ALAS ARRUGADAS.

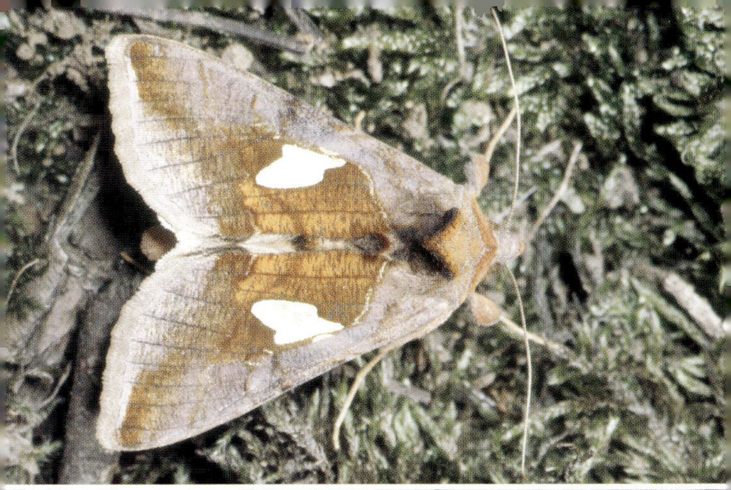
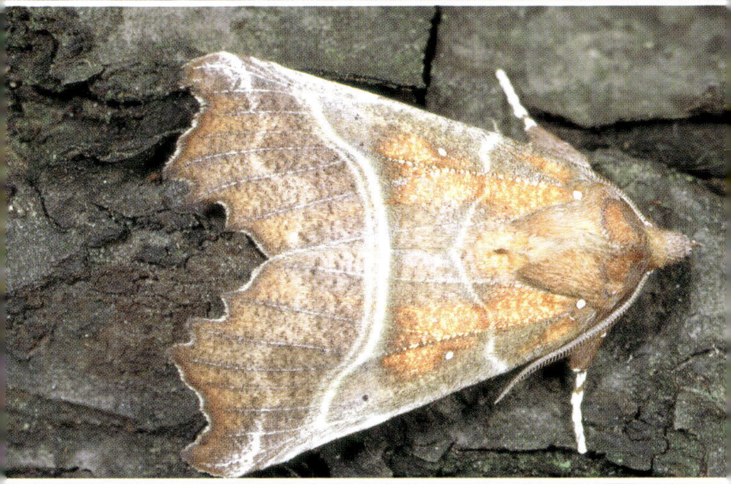
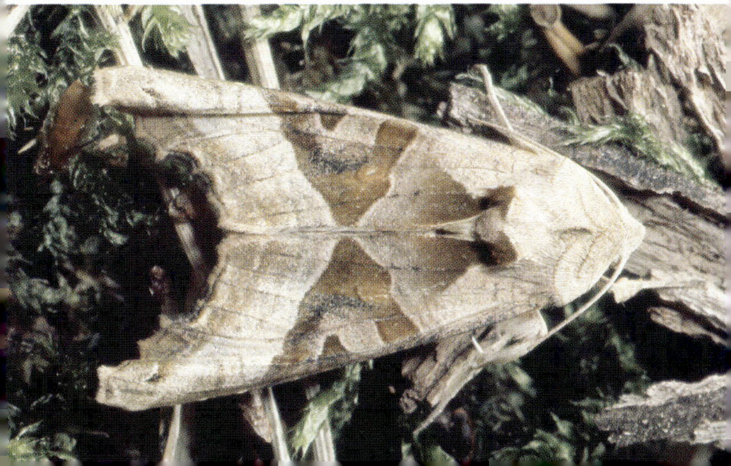

Noctua fimbriata

Noctua fimbriata Schreber (Noctuidos)

Características: envergadura: 50-56 mm. El color de fondo de las alas anteriores tiene una amplia gama de matices: pardo amarillento, pardo grisáceo e incluso pardo rojizo. La base de las alas es más oscura que el extremo, con una mancha cuadrangular oscura contra el borde exterior. Las alas posteriores son de color ocre amarillento en la base, negro con reborde ocre en el extremo.

Hábitat: bosques, setos, terrenos baldíos, parques con arbolado. Especie bastante común.

Distribución geográfica: centro y sur de Europa.

Observaciones: vuela de junio a octubre. La oruga es de color pardo ocráceo a pardo grisáceo, con manchas oscuras en el dorso y una línea de puntos blancos con reborde negro en los flancos. Se alimenta de numerosas plantas, tanto herbáceas (prímulas, violetas, lamios) como arbóreas (sauces y abedules).

• MANCHA CUADRANGULAR OSCURA EN EL EXTREMO DE LAS ALAS • AMPLIA BANDA NEGRA EN LAS ALAS POSTERIORES • LA ORUGA ES MARRÓN, CON MANCHAS OSCURAS EN EL DORSO.

Lycophotia porphyrea

Lycophotia porphyrea Denis y Schiffermuller (Noctuidos)

Características: envergadura: 30-32 mm. Las alas anteriores son de color pardo más o menos oscuro, a veces pardo rojizo, con líneas, trazos y manchas blanquecinas y negras que dibujan motivos de desarrollo variable. Una constante, sin embargo, es la línea sinuosa blanca que atraviesa siempre sus alas. Las alas posteriores son de color uniforme, con las nervaduras señaladas en trazo oscuro.

Hábitat: brezales y turberas. Especie poco común.

Distribución geográfica: centro y norte de Europa.

Observaciones: vuela de mayo a septiembre. Nocturna, esta mariposa acude fácilmente a la luz. La oruga es pardo rojiza, con líneas más claras, y se desarrolla sobre diversas especies de brezo.

• LÍNEAS, TRAZOS Y MANCHAS BLANQUECINAS Y NEGRAS • LA ORUGA ES DE COLOR PARDO ROJIZO, CON LÍNEAS MÁS CLARAS, Y SE ALIMENTA DE BREZOS.

Plusia festucae

Plusia festucae L. (Noctuidos)

Características: envergadura: aproximadamente 38 mm. Las alas anteriores son de color pardo más o menos intenso, a veces en tono rojizo, mostrando zonas amarillentas y dos grandes manchas blancas en el centro. Las alas posteriores son de color pardo uniforme, con las nervaduras más oscuras.

Hábitat: bosques y praderas húmedas, zonas pantanosas, riberas de cursos fluviales. Especie bastante común.

Distribución geográfica: Europa y Asia templada, hasta Japón.

Observaciones: vuela de mayo a septiembre. La oruga es verde, con líneas y puntos blancos. Se alimenta del follaje de diversas gramíneas, como festucas, carrizos, espadañas o lirio amarillo.

• DOS MANCHAS BLANCAS EN EL CENTRO DE LAS ALAS ANTERIORES • COLOR DE FONDO PARDO CON ZONAS AMARILLENTAS • LA ORUGA ES VERDE, CON LÍNEAS Y PUNTOS BLANCOS.

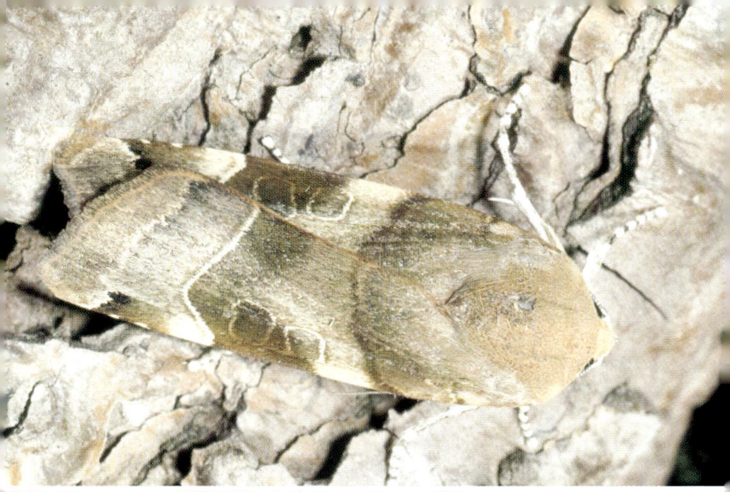
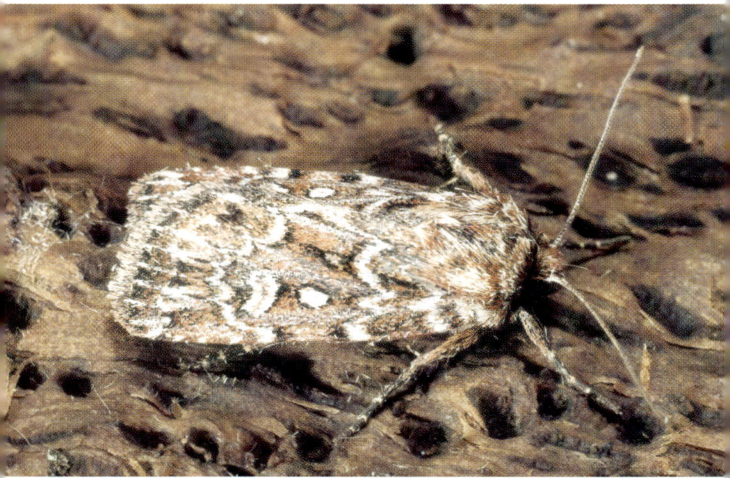
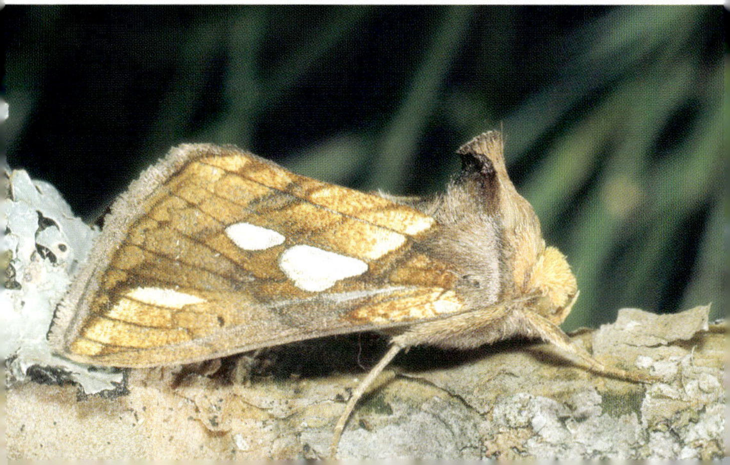

Dysgonia algira

Dysgonia algira L. (Noctuidos)

Características: envergadura: aproximadamente 40 mm. Aunque la tonalidad de las alas es muy variable (pardo claro u oscuro, tirando a violáceo u ocre) los motivos permanecen constantes. Una banda de color claro, más estrecha en el centro, atraviesa las alas anteriores. Las alas posteriores son marrones, con una banda más clara en diagonal.

Hábitat: bosques, setos, zonas boscosas, parques y jardines con arbolado. Especie bastante común.

Distribución geográfica: sur y este de Europa, norte de África y Asia occidental.

Observaciones: vuela de abril a agosto. Esta especie presenta dos generaciones bien diferenciadas y en junio no es habitual encontrar mariposas de esta especie. La oruga se alimenta fundamentalmente en zarzas, pero también frecuenta sauces, retamas y otras plantas.

• BANDA DE COLOR CLARO, MÁS ESTRECHA EN EL CENTRO • ALAS POSTERIORES DE COLOR MARRÓN • LA ORUGA SE DESARROLLA PRINCIPALMENTE EN LAS ZARZAS.

Noctua comes

Noctua comes Hubner (Noctuidos)

Características: envergadura: aproximadamente 42 mm. Las alas anteriores son marrones, con una mancha oscura de borde claro, en forma de alubia, y una banda algo más clara en el extremo. Las alas posteriores son de color ocre amarillento con una mancha negruzca en el centro y reborde negruzco.

Hábitat: bosques aclarados, lindes, setos, praderas, campos sin cultivar, parques y jardines. Especie común.

Distribución geográfica: en casi toda Europa.

Observaciones: vuela de mayo a noviembre. Esta mariposa es frecuente, pero muy discreta y puede parecer menos común de lo que es en realidad. La oruga es parduscа, a veces con un tono verdoso, y moteada de ocre, con dos filas de manchas negras en el dorso, más visibles en la parte posterior del cuerpo, y dos bandas claras en la parte baja de los flancos. Se alimenta del follaje de numerosos árboles, arbustos y plantas herbáceas.

• MANCHA OSCURA EN FORMA DE ALUBIA • ALAS POSTERIORES DE COLOR OCRE CON REBORDE NEGRO • LA ORUGA ES PARDUSCA, CON MANCHAS NEGRAS EN EL DORSO.

POLILLA DE LA COL

Mamestra brassicae L. (Noctuidos)

Características: envergadura: 38-45 mm. Las alas anteriores son de color pardo verdoso con ondulaciones transversales de color negruzco alternando con zonas más claras. Un conjunto de manchas blancas forma un pequeño dibujo complicado en el centro, a veces indistinguible. Las alas posteriores son de color gris pardusco.

Hábitat: terrenos baldíos, bordes de cultivos, jardines y otros medios abiertos. Especie muy común.

Distribución geográfica: en toda Europa, Asia templada, y América del Norte.

Observaciones: vuela de abril a septiembre. La oruga es de color verde a pardo grisáceo, con una línea blanquecina en el centro del dorso y cuatro grandes puntos negros dispuestos en cuadrado sobre cada segmento. Se alimenta de numerosas plantas bajas, principalmente especies cultivadas, como la col, el nabo, la remolacha y la lechuga.

• ONDULACIONES TRANSVERSALES DE COLOR PARDO NEGRUZCO • DIBUJO COMPLICADO DE COLOR BLANCO EN EL CENTRO DE LAS ALAS • LA ORUGA PRESENTA CUATRO PUNTOS NEGROS SOBRE CADA SEGMENTO.

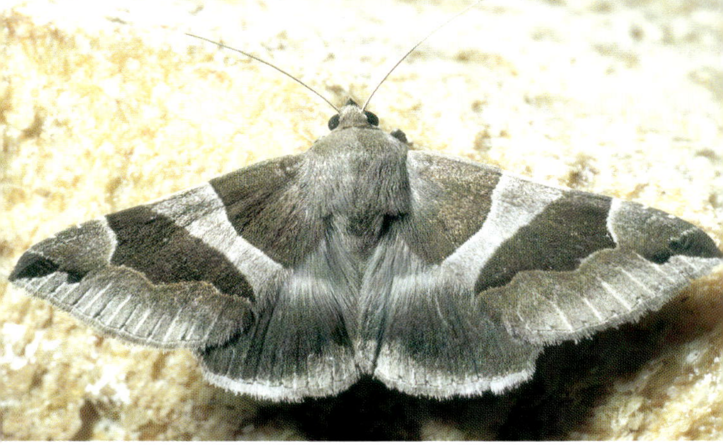
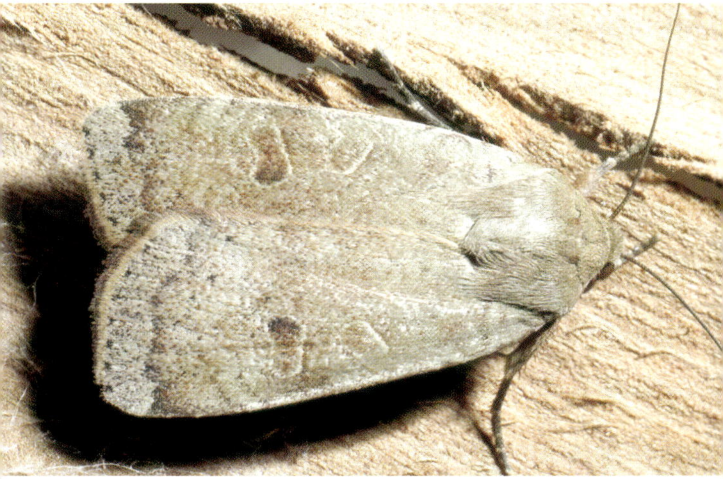
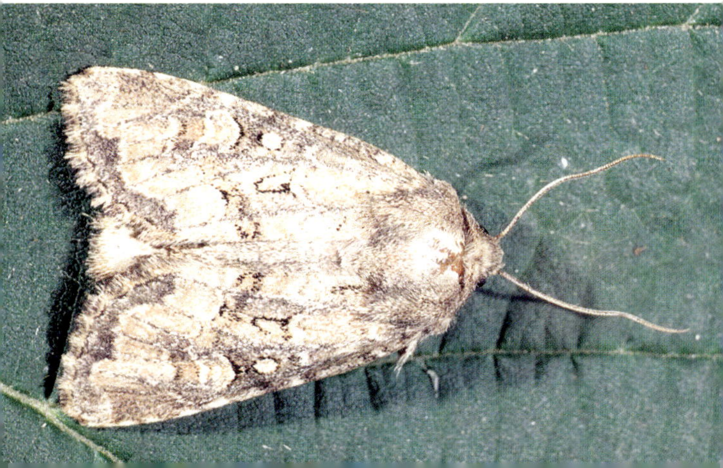

Xylena vetusta

Xylena vetusta Hubner (Noctuidos)

Características: envergadura: aproximadamente 60 mm. Las alas anteriores son claramente bicolores, con una zona marrón oscuro en la base y el borde interno, y una zona pardusco claro sobre el resto del ala, con un punto negro en el centro y una línea oscura en el extremo del ala. Las alas posteriores son de color pardusco uniforme.

Hábitat: brezales, zonas pantanosas y otras zonas húmedas. Especie poco común.

Distribución geográfica: centro y norte de Europa, Asia templada, hasta Japón, América del Norte.

Observaciones: vuela en abril y, más tarde, entre agosto y octubre. La oruga es verde, a veces marrón, con una banda negra con puntos blancos sobre el dorso y una línea negra con puntos rojos en los flancos. Se alimenta de plantas como el lirio amarillo o el carrizo.

• ALAS ANTERIORES BICOLORES • MANCHA OSCURA EN MEDIO DE LA ZONA CLARA • LA ORUGA ES ENTRE VERDE Y MARRÓN, CON BANDA DORSAL NEGRA.

Panchrysia vargenteum

Panchrysia vargenteum Esper (Noctuidos)

Características: envergadura: aproximadamente 38 mm. El anverso de las alas muestra un jaspeado en diversos tonos de marrón, en el que destacan manchas negras y algunas blancas, una de las cuales, muy conspicua, presenta forma de V invertida, a lo que alude el nombre específico en latín.

Hábitat: praderas, zonas de hierba, pastos, principalmente sobre suelos calcáreos. Especie bastante rara.

Distribución geográfica: montañas del sur de Europa: Pirineos, Alpes, Cárpatos, monte Olimpo.

Observaciones: vuela de junio a agosto. Esta mariposa suele encontrarse en medios abiertos y bien expuestos, en altitudes medias. La oruga es verde, con un punteado negro, líneas blancas interrumpidas en el dorso y una banda blanca resaltada en negro sobre los flancos.

• MANCHA BLANCA EN FORMA DE V INVERTIDA • LA ORUGA ES VERDE, CON LÍNEAS Y BANDAS BLANCAS • SE ALIMENTA SOBRE EL RUIBARBO DEL POBRE.

Axylia putris

Axylia putris L. (Noctuidos)

Características: envergadura: 28-32 mm. El color de fondo de las alas anteriores es beis, con matices rojos; presenta una amplia zona pardusca en el borde y, en el centro, una gran mancha ovalada negra, blanca por dentro y color crema por fuera. En reposo, enrolla las alas alrededor del cuerpo y esta mancha deja de ser visible, observándose únicamente en vista lateral.

Hábitat: lindes, setos, praderas, terrenos baldíos, bordes de cultivos, parques y jardines. Especie común.

Distribución geográfica: Europa y Asia templada, hasta Japón.

Observaciones: vuela de mayo a julio. La oruga presenta un jaspeado pardo grisáceo, moteado de negro, con una excrecencia en el extremo del abdomen. Se alimenta de diversas plantas bajas, principalmente *Rumex*, *Atriplex* y llantén.

• MANCHA GRANDE Y OVALADA CON REBORDE CREMA • ALAS ENROLLADAS EN TORNO AL CUERPO • LA ORUGA ES DE COLOR PARDO GRISÁCEO, CON MOTEADO NEGRO.

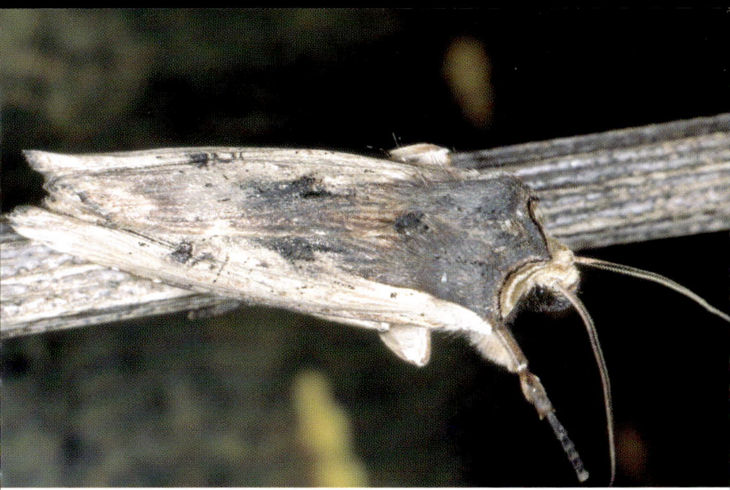
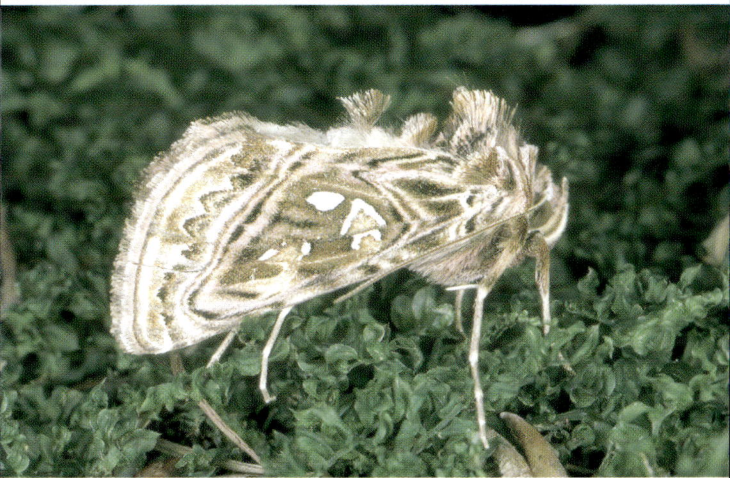
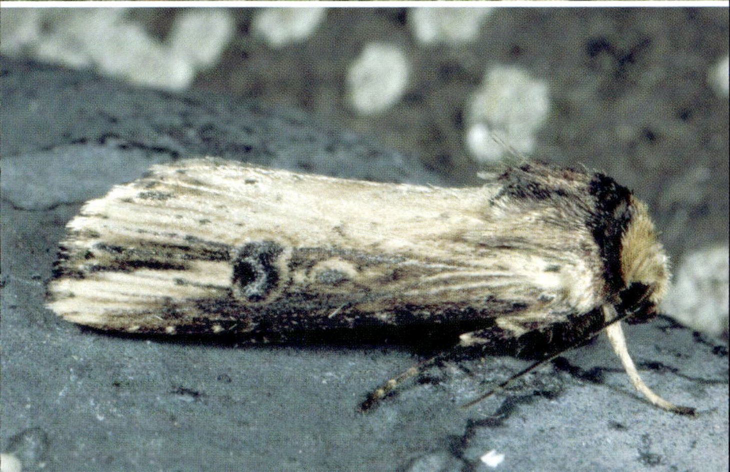

Deltote bankiana

Deltote bankiana Fabricius (Noctuidos)

Características: envergadura: 22-24 mm. Las alas anteriores son de color pardo, más o menos oscuro y rojizo, atravesadas por dos bandas blancas, tan finas en algunos puntos que llegan a interrumpirse y tan próximas en otros que llegan a tocarse. Las alas posteriores son de color blanco grisáceo a pardusco claro.

Hábitat: praderas húmedas, zonas pantanosas. Especie bastante común.

Distribución geográfica: centro y sur de Europa, Asia templada, hasta Japón.

Observaciones: vuela de mayo a septiembre. El adulto se muestra activo tanto de día como de noche. La oruga es de color verde oscuro, con una línea dorsal negruzca y otra blanquecina en la parte alta de los flancos. Se alimenta del follaje de diversas gramíneas y plantas del género *Carex*.

• DOS BANDAS BLANCAS A VECES MUY ESTRECHAS • ALAS POSTERIORES DE COLOR GRISÁCEO A PARDUSCO • LA ORUGA ES DE COLOR VERDE OSCURO, CON UNA LÍNEA NEGRA Y DOS BLANCAS.

Diarsia mendica

Diarsia mendica Fabricius (Noctuidos)

Características: envergadura: 34-38 mm. Las alas anteriores son de color pardo más o menos oscuro, con zonas grisáceas, así como manchas y rayitas negras. En medio del ala destaca una mancha clara en forma de alubia junto a otra de color más oscuro. Esta especie es muy variable e incluye individuos en los que las manchas son casi indistinguibles, con todas las formas intermedias posibles.

Hábitat: bosques frescos y húmedos, brezales. Especie bastante común, pero localizada.

Distribución geográfica: centro y norte de Europa.

Observaciones: vuela de junio a agosto. La oruga es de color pardo rojizo, pardo grisáceo o gris verdoso, con dos filas de manchas angulosas negras, una banda clara en los flancos y el vientre pardo grisáceo claro. Se alimenta sobre numerosas plantas herbáceas, árboles o arbustos, particularmente sobre las prímulas.

• MANCHA CLARA EN FORMA DE ALUBIA • LA ORUGA TIENE DOS FILAS DE MANCHAS ANGULOSAS NEGRAS EN EL DORSO • SE ALIMENTA PRINCIPALMENTE SOBRE PRÍMULAS.

Mythimna albipuncta

Mythimna albipuncta Denis y Schiffermuller (Noctuidos)

Características: envergadura: 30-35 mm. El color de fondo de las alas anteriores varía entre pardo amarillento y rojizo, con dibujos más oscuros y un puntito blanco muy marcado. Las alas posteriores son de color blanco grisáceo a pardusco uniforme. El tórax es muy velloso.

Hábitat: praderas, terrenos baldíos, cultivos, parques y jardines. Especie bastante común.

Distribución geográfica: centro y sur de Europa, Asia Menor.

Observaciones: vuela de abril a octubre. Esta especie migradora se desplaza fácilmente y puede encontrarse en cualquier medio abierto, incluso en las ciudades. La oruga se alimenta de gramíneas y diversas plantas bajas, como el diente de león, el llantén o el cuajaleches.

• PUNTO BLANCO MUY MARCADO EN LAS ALAS ANTERIORES • ALAS POSTERIORES MÁS CLARAS • ESPECIE MIGRADORA.

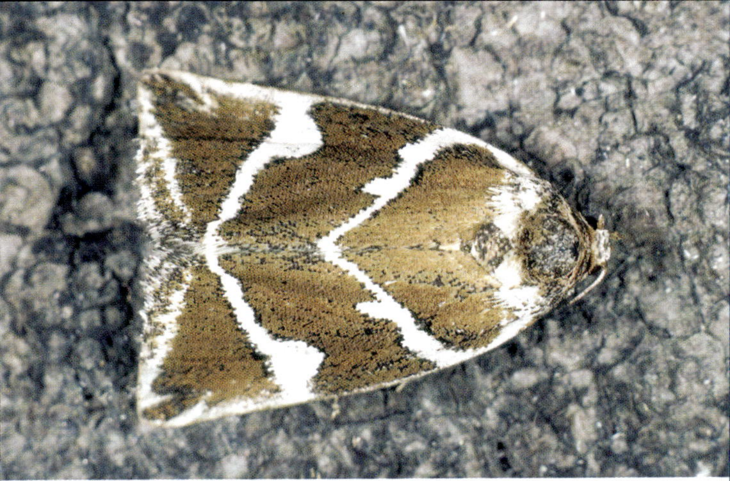
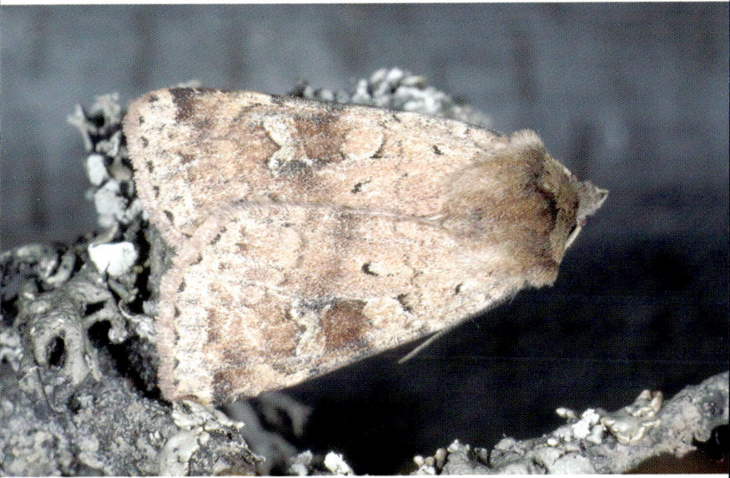
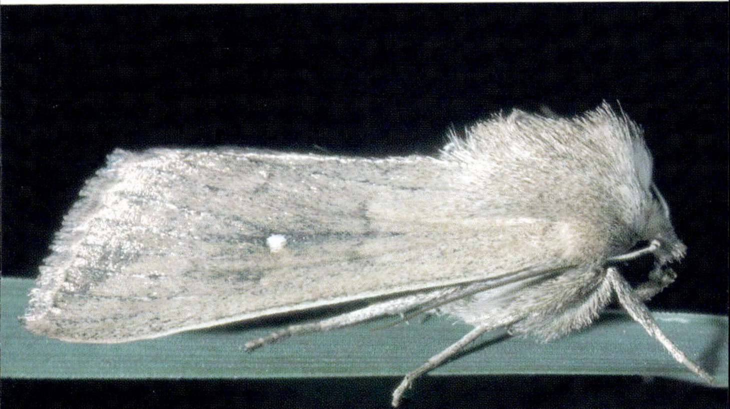

CORDÓN BLANCO

Ochropleura plecta L. (Noctuidos)

Características: envergadura: aproximadamente 30 mm. Las alas anteriores son de color pardo oscuro, con el borde externo blanco crema en la base y dos manchas grisáceas con reborde blanco en el centro, una casi redonda y la otra en forma de alubia. Las alas posteriores son blancas, apenas teñidas de gris.

Hábitat: lindes, setos, praderas, campos sin cultivar, jardines. Especie común.

Distribución geográfica: Europa, Asia templada, hasta Japón, América del Norte.

Observaciones: vuela de abril a octubre. Esta mariposa no tiene exigencias ecológicas muy marcadas y puede encontrarse en cualquier medio abierto. La oruga es de color pardo rojizo, con una línea pálida indiferenciada en el dorso y marcas negras en los flancos. Se alimenta sobre numerosas plantas herbáceas.

• BORDE EXTERIOR DE COLOR BLANCO CREMA • UNA MANCHA REDONDA Y OTRA EN FORMA DE ALUBIA • LA ORUGA ES DE COLOR PARDO ROJIZO CON MARCAS NEGRAS EN LOS FLANCOS.

Notodonta ziczac

Notodonta ziczac L. (Notodóntidos)

Características: envergadura: 37-48 mm. Las alas anteriores son de color pardo, con dibujos grises y una gran mancha oscura en forma de hoz hacia la mitad. Las alas posteriores son de color gris blanquecino liso, con una manchita oscura en forma de hoz sobre el borde externo.

Hábitat: bosques, setos, campos de maleza, parques y jardines. Especie común.

Distribución geográfica: Europa, norte de África, Asia occidental y central.

Observaciones: vuela de abril a agosto. Ambos sexos se muestran particularmente activos al caer la noche, pero son los machos los que más se alejan de las zonas donde pasan de crisálida a imago. La oruga es de color gris violáceo a pardo verdoso, a menudo con un matiz blanquecino o rosa, con dos protuberancias dorsales. La parte posterior es más oscura, con zonas de color amarillo anaranjado. Vive principalmente sobre sauces y chopos.

• EN ALAS ANTERIORES PRESENTA UNA GRAN MANCHA OSCURA, CON REBORDE BLANCO, EN FORMA DE HOZ • EN ALAS POSTERIORES PRESENTA UNA MANCHITA OSCURA EN FORMA DE HOZ • LA ORUGA SE ALIMENTA SOBRE SAUCES Y CHOPOS.

JOROBADA DE PALPOS

Pterostoma palpina Clerck (Notodóntidos)

Características: envergadura: 35-52 mm. Las alas anteriores son de color pardo amarillento claro, con ligeras variaciones de tono y algunos trazos negros marcando las nervaduras alares. De la boca salen unos largos palpos vellosos que se proyectan por delante de la cabeza, de ahí su nombre específico.

Hábitat: lindes forestales, setos y campos de maleza. Especie común en muchas partes.

Distribución geográfica: Europa, norte de África y Asia templada, hasta China.

Observaciones: vuela de abril a agosto. Esta especie frecuenta los medios cálidos y húmedos, incluso los muy modificados por el hombre. La oruga es de color verde azulado claro, con el dorso y una línea a cada lado del cuerpo de color blanco. Se alimenta principalmente del follaje de sauces y chopos, así como de encinas, alisos y tilos.

• PALPOS BUCALES PROMINENTES • ALAS DE COLOR BEIS CASI LISO • LA ORUGA SE DESARROLLA PRINCIPALMENTE SOBRE SAUCES Y CHOPOS.

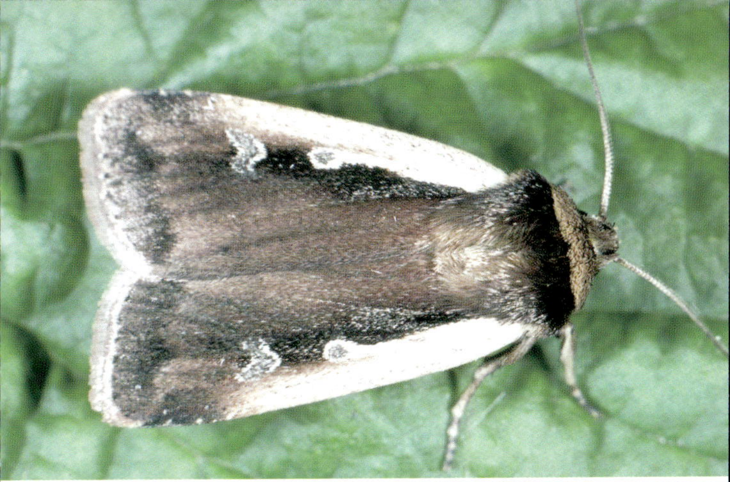
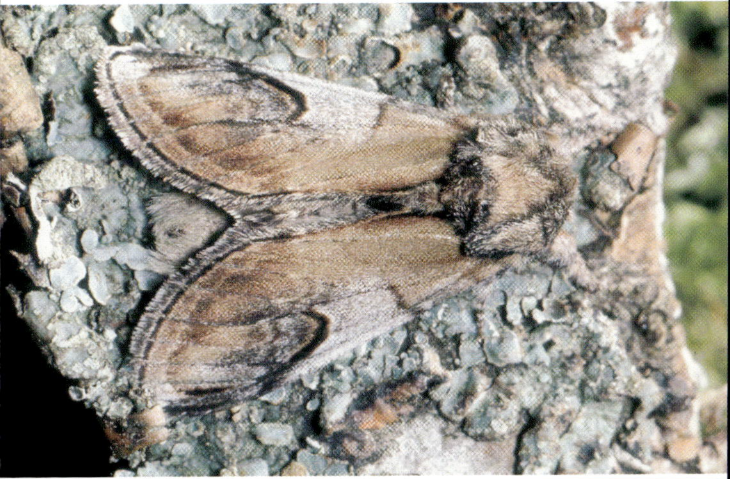
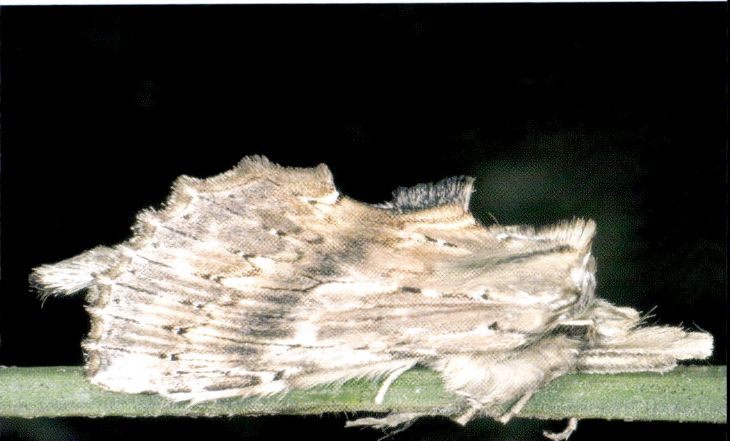

Ptilodon capucina

Ptilodon capucina L. (Notodóntidos)

Características: envergadura: 30-45 mm. Las alas anteriores son de color pardo claro a oscuro, con dos bandas negras en zigzag. El tórax está recubierto de grandes pelos muy juntos que forman una cresta en forma de gorro puntiagudo.

Hábitat: lindes y claros de bosques, setos, campos de maleza. Especie común en casi todas partes.

Distribución geográfica: Europa y Asia templada, hasta China.

Observaciones: vuela generalmente de mayo a agosto, a veces de abril a septiembre, cuando existen dos generaciones anuales. Se observa en la mayoría de medios boscosos donde crecen frondosas. La oruga es de color verde o rojizo, con dos protuberancias rojas y puntiagudas en el extremo del abdomen. En reposo se mantiene con la parte anterior y la parte posterior del cuerpo dobladas sobre el dorso. Se alimenta del follaje de numerosas frondosas.

• LÍNEA NEGRA EN ZIGZAG • TÓRAX CON CRESTA PUNTIAGUDA DE LARGOS PELOS • LA ORUGA SE ARQUEA EN POSICIÓN DE REPOSO.

Ptilodon cucullina

Ptilodon cucullina Denis y Schiffermuller (Notodóntidos)

Características: envergadura: 30-40 mm. Las alas anteriores son de color pardo amarillento a pardo rojizo, con una amplia zona amarillo ocráceo en la parte delantera y otra blanco grisáceo en la posterior. El tórax presenta en la parte dorsal un mechón de pelos rígidos.

Hábitat: lindes y claros de bosques, campos de maleza, dunas boscosas. Especie común.

Distribución geográfica: centro y sur de Europa.

Observaciones: vuela de mayo a agosto. Esta mariposa nocturna acude fácilmente a la luz. Se muestra particularmente activa antes de medianoche y suele frecuentar los bosques. La oruga es de color gris blanquecino sucio, gris verdoso en los flancos y por detrás de la cabeza, la cual es verde y con dos líneas oscuras. Vive sobre los arces y otras frondosas.

• ZONA DE COLOR GRIS BLANQUECINO SUCIO EN LA PARTE POSTERIOR • MECHÓN DE PELOS SOBRE EL TÓRAX • LA ORUGA SE DESARROLLA PRINCIPALMENTE SOBRE ARCES.

Habrosyne pyritoides

Habrosyne pyritoides Hufnagel (Drepánidos)

Características: envergadura: 35-40 mm. Las alas anteriores muestran unos característicos dibujos en marrón y blanco que recuerdan a un ágata pulida. El cuerpo, muy velloso, presenta las mismas tonalidades.

Hábitat: lindes y claros de bosques, setos, campos sin cultivar, parques y jardines. Especie común.

Distribución geográfica: norte, centro y oeste de Europa, hasta España, Asia templada, hasta Japón.

Observaciones: vuela de mayo a septiembre. Esta mariposa frecuenta los medios abiertos próximos a zonas de arbolado donde crecen en abundancia las zarzas que alimentan a la oruga. Ésta es de color pardo oscuro, con una mancha blanca redondeada a cada lado del cuerpo. Se alimenta de zarzas y frambuesos.

• LOS MOTIVOS Y TONALIDADES RECUERDAN A UN ÁGATA • LA ORUGA ES DE COLOR PARDO OSCURO, CON UNA MANCHA BLANCA • SE DESARROLLA SOBRE ZARZAS Y FRAMBUESOS.

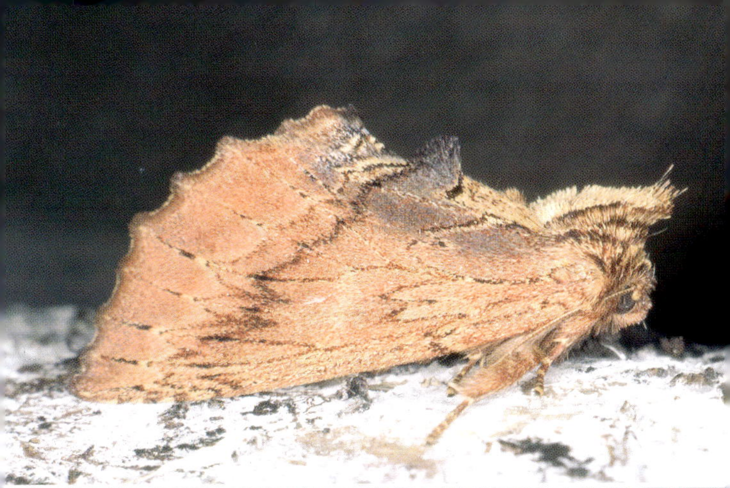

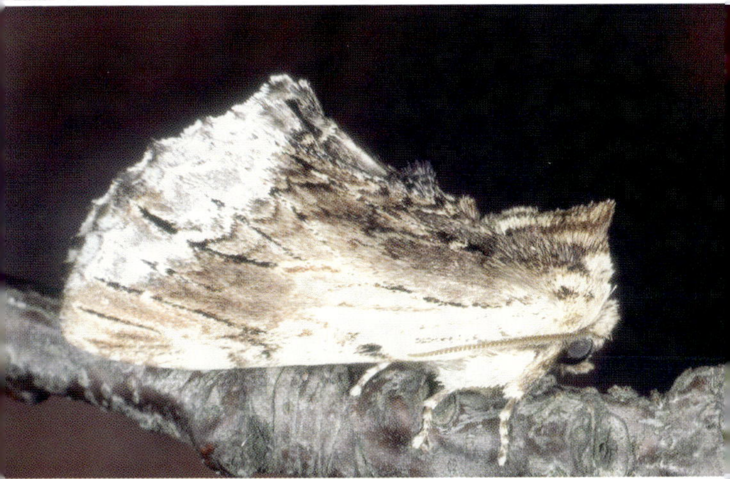

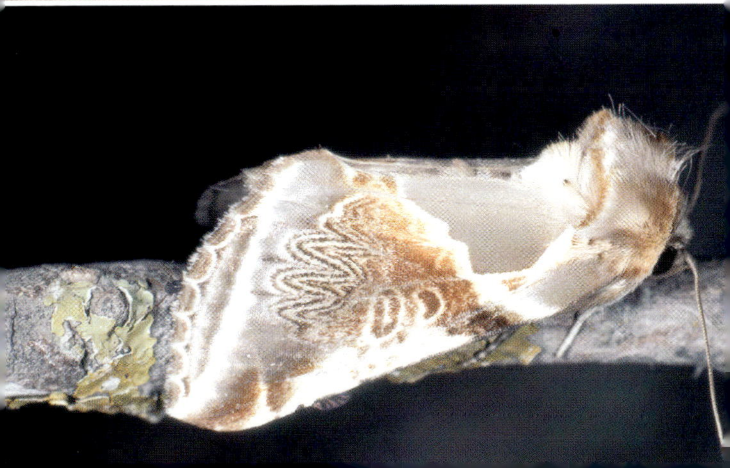

PIQUITOS CLARA

Carcharodus lavatherae Esper (Hespéridos)

Características: envergadura: 30-35 mm. El anverso de las alas es gris pardusco, con un jaspeado oscuro, manchas irregulares de color blanco grisáceo sobre las alas anteriores y manchas blancas dispuestas en dos filas sobre las alas posteriores. El reverso de las alas posteriores es de color gris blanquecino verdoso casi uniforme.

Hábitat: praderas y zonas de hierba más bien secas, campos sin cultivar. Especie poco común y localizada.

Distribución geográfica: sur de Europa y norte de África.

Observaciones: vuela de mayo a julio. Cuando hace mucho calor, los machos forman grandes grupos en busca de humedad. La oruga es blanquecina, con manchas negras dispuestas en bandas y largos pelos claros. Se alimenta sobre diversas plantas del género *Stachys* y otras labiadas.

• MANCHAS BLANCAS EN LA PARTE POSTERIOR DISPUESTAS EN DOS FILAS • EL REVERSO DE LAS ALAS POSTERIORES ES DE COLOR GRIS BLANQUECINO VERDOSO • LA ORUGA ES VELLOSA, BLANQUECINA Y CON BANDAS NEGRAS.

DONCELLA TÍMIDA (HEMBRA)

Melitaea didyma meridionalis Staudinger (Ninfálidos)

Características: envergadura: 35-42 mm. El anverso de las alas es leonado rojizo vivo en el macho, más claro y desvaído, en tonos grises y a veces verdosos, en la hembra. El reverso es de color blanco crema, con bandas naranjas y manchas negras (*ver* la forma normal, pág. 90).

Hábitat: praderas de altitud media en la montaña. Especie común en las zonas donde se presenta.

Distribución geográfica: Pirineos, Macizo Central francés, Alpes, Apeninos, Balcanes.

Observaciones: vuela en julio y agosto. Esta forma sustituye a la forma normal en las praderas a partir de 900 m de altitud. En zonas más bajas, las hembras suelen ser menos grises. La oruga es blanca, con manchas leonadas. Vive sobre diversas plantas herbáceas, como el llantén, *Stachys* y *Linaria*.

• ALAS DE LA HEMBRA DE COLOR CLARO Y DESVAÍDO, EN TONO GRIS OSCURO • ALAS DEL MACHO DE COLOR LEONADO ROJIZO VIVO • LA ORUGA ES BLANCA, CON MANCHAS LEONADAS.

ALUCITA DE SEIS PLUMAS

Alucita hexadactyla L. (Alucítidos)

Características: envergadura: aproximadamente 16 mm. Cada ala está dividida en seis plumas finas que se pueden replegar en forma de abanico. Presentan un jaspeado grisáceo y pardusco que forma manchas y bandas cuando las alas están plegadas.

Hábitat: lindes y claros de bosques, setos, campos de maleza. Especie bastante común.

Distribución geográfica: Europa.

Observaciones: vuela de julio a octubre, y de nuevo en mayo-junio tras la hibernación en fase de adulto. Ocasionalmente se encuentra en los días suaves y soleados del invierno. La oruga es de color rosa y se desarrolla en los brotes y flores de la madreselva.

• CADA ALA ESTÁ DIVIDIDA EN SEIS PLUMAS FINAS • TONOS GRISES Y PARDOS • LA ORUGA ES ROSA Y VIVE EN LA MADRESELVA.

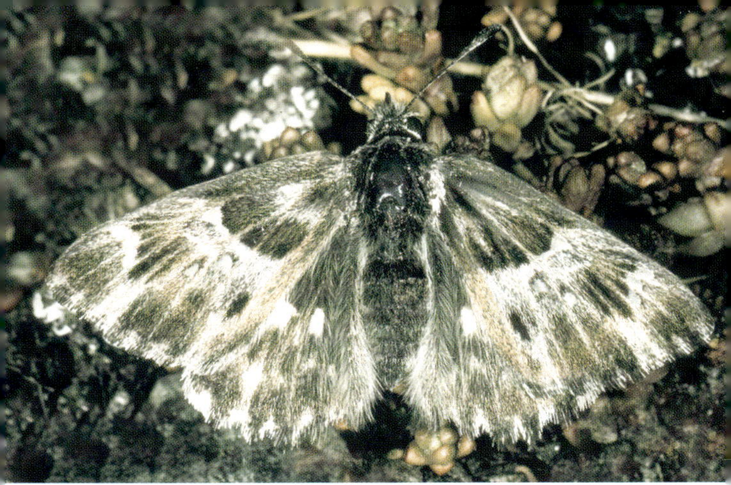
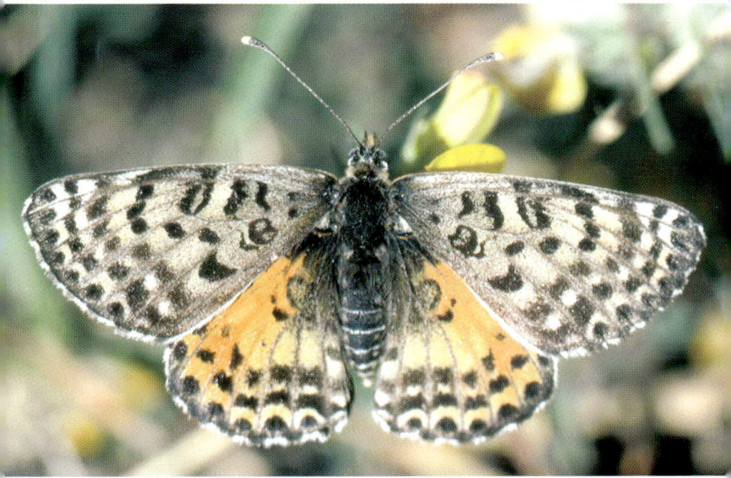
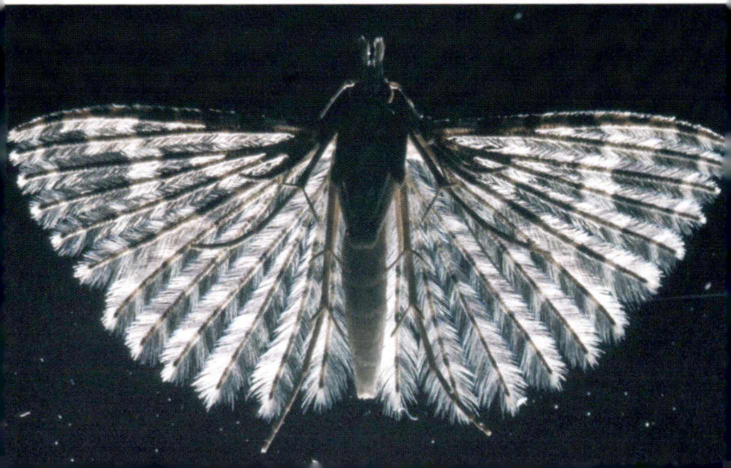

Nychiodes obscuraria

Nychiodes obscuraria Villers (Geométridos)

Características: envergadura: 40-48 mm. Las alas anteriores son de color gris oscuro a pardo oscuro, atravesadas por dos líneas sinuosas negras que delimitan una banda central más clara. Las alas posteriores son similares, con una única línea sinuosa transversal, la base más clara que la zona exterior.

Hábitat: lindes y claros con maleza, setos, campos con arbolado. Especie bastante común, pero localizada.

Distribución geográfica: sur de Europa, norte de África y Asia Menor.

Observaciones: vuela de junio a septiembre. Esta mariposa presenta una segunda generación solamente parcial; es más frecuente al final de la primavera. La oruga se alimenta principalmente sobre el endrino, a veces sobre la retama y la aulaga.

• DOS LÍNEAS SINUOSAS DELIMITAN UNA BANDA MÁS CLARA • LA ORUGA CRECE SOBRE EL ENDRINO.

POLILLA DE LA CERA

Galleria mellonella L. (Pirálidos)

Características: envergadura: 28-40 mm. Las alas anteriores presentan el extremo cóncavo y son grises, con un reborde pardo rojizo sobre el borde interno, más ancho hacia la base; además, presentan un ligero estriado gris oscuro o negruzco. Las alas posteriores son de color blanco sucio, con marcas pardo grisáceas. Las antenas son muy largas, equivalentes a más de la mitad de la longitud del cuerpo.

Hábitat: cerca de colmenas silvestres y enjambres de abejas, a veces en las casas. Especie bastante común.

Distribución geográfica: en cualquier parte del mundo donde se críen abejas.

Observaciones: vuela de junio a octubre. La oruga es de color gris claro y se alimenta de la cera de los panales de abejas domésticas, llegando a constituir una plaga.

• EL EXTREMO DE LAS ALAS ANTERIORES ES CÓNCAVO • LAS ANTENAS SOBREPASAN LA MITAD DE LA LONGITUD DEL CUERPO • LA ORUGA SE ALIMENTA DE LOS PANALES.

Paidia rica

Paidia rica Freyer (Árctidos)

Características: envergadura: 28-32 mm. Las alas anteriores son de color blanco grisáceo a pardo ocráceo, con dos filas de puntos marrón oscuro que forman líneas discontinuas y enmarcan un punto también marrón en el centro de cada ala. Las alas posteriores son más claras y de color uniforme, casi translúcidas.

Hábitat: medios rocosos, muros viejos. Especie menos común que en otras épocas y muy localizada.

Distribución geográfica: sur y centro de Europa occidental.

Observaciones: vuela de junio a agosto. Esta mariposa es activa durante la noche y se mantiene oculta de día sobre las rocas y los muros viejos, donde sus colores le ofrecen un perfecto camuflaje. La oruga es de color gris claro, con una fila de manchas amarillas en cada flanco, y numerosos pelos de longitud variable. Se alimenta de los líquenes que crecen sobre las piedras.

• DOS FILAS DE PUNTOS NEGRUZCOS • UN PUNTO NEGRUZCO EN EL CENTRO DE CADA ALA • LA ORUGA VIVE EN LAS HENDIDURAS DE ROCAS Y MUROS.

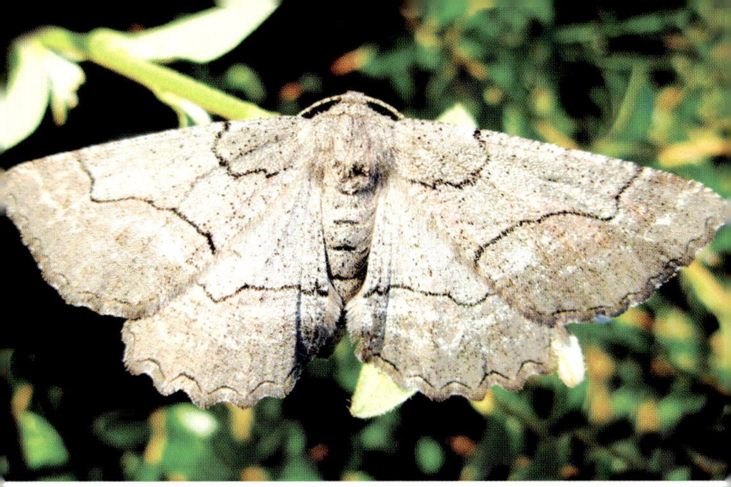
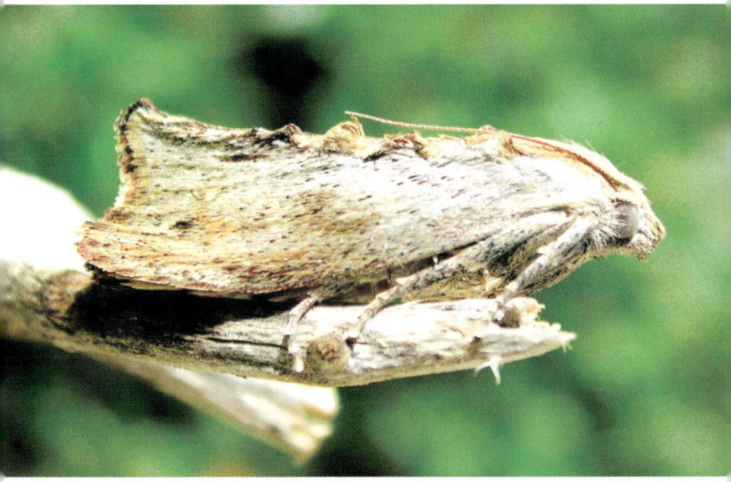
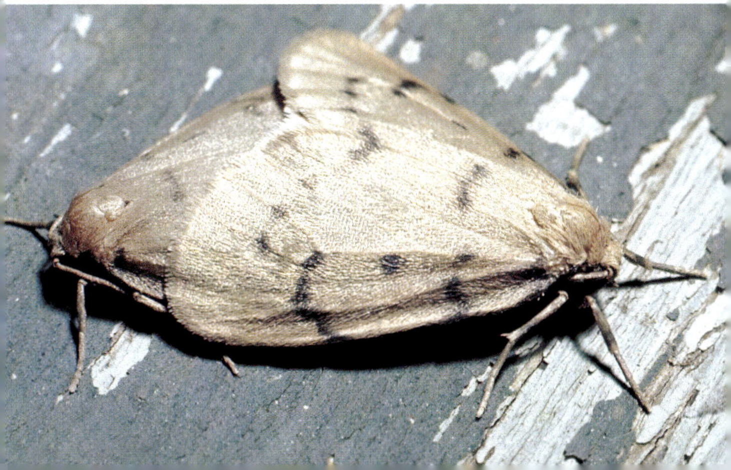

EILEMA DE CUATRO MANCHAS (MACHO)

Lithosia quadra L. (Árctidos)

Características: envergadura: 40-48 mm. Las alas anteriores son de color gris beis mate, haciéndose más brillante hacia el extremo. La base del ala es anaranjada, con un grueso trazo azul oscuro metálico, casi negro, en el borde. Las alas anteriores de la hembra son amarillas, con dos puntos negros en el centro.

Hábitat: bosques, setos, zonas boscosas, parques y jardines con arbolado. Especie común.

Distribución geográfica: Europa y Asia templada, hasta China.

Observaciones: vuela de junio a septiembre. Algunos años, esta mariposa puede llegar a ser muy abundante. La oruga es de color amarillo blanquecino moteado de negro, con verrugas naranjas y mechones de largos pelos. Se alimenta de los líquenes de las cortezas y del follaje de ciertos árboles, como el avellano.

• ALAS MATES, BRILLANTES EN SU EXTREMO • LA BASE DE LAS ALAS ES NARANJA Y NEGRO AZULADO • LA ORUGA TIENE VERRUGAS VELLOSAS DE COLOR NARANJA.

Dicallomera fascelina

Dicallomera fascelina L. (Limántridos)

Características: envergadura: 37-52 mm. Las alas anteriores son de color gris blanquecino claro a gris ceniza oscuro moteado de negro, atravesadas por dos bandas más o menos anchas y sinuosas, a veces interrumpidas, de color negro y naranja. La unión de las alas al tórax suele estar marcada de color naranja.

Hábitat: bosques aclarados, lindes y claros, setos, praderas, brezales, campos de maleza, parques con arbolado. Especie común.

Distribución geográfica: Europa y Asia templada, hasta China.

Observaciones: vuela de junio a agosto. Durante el día se puede observar posada en la vegetación, sobre un muro, una roca o un tronco de árbol. La oruga es negruzca, con numerosos y largos pelos, claros y sedosos; además, presenta en el dorso cinco grandes mechones de pelos apretados, negros en el centro y blancos por fuera. Vive sobre árboles y plantas herbáceas.

• DOS BANDAS NEGRAS CON MEZCLA DE NARANJA • LA UNIÓN DE LAS ALAS AL TÓRAX ESTÁ MARCADA DE NARANJA • CINCO MECHONES DE PELOS NEGROS Y BLANCOS SOBRE EL DORSO DE LA ORUGA.

LAGARTA (MACHO)

Lymantria dispar L. (Limántridos)

Características: envergadura: 32-40 mm. Las alas anteriores son de color pardo a gris oscuro, con un jaspeado de color más claro, líneas negras sinuosas más o menos gruesas y una mancha negra en forma de C en la parte media. Las antenas son muy anchas y plumosas.

Hábitat: bosques aclarados, sobre todo robledales, setos, huertos. Especie común en general, pero más o menos abundante según los años.

Distribución geográfica: Europa, norte de África, Asia templada, hasta Japón.

Observaciones: vuela de junio a agosto. En años muy calurosos, esta mariposa es tan abundante que ocasiona gravísimos daños sobre los árboles que ataca. La oruga es de color pardo oscuro a negro, con finas rayas amarillas y puntos azules y rojos. Se alimenta fundamentalmente de los robles, pero también puede encontrarse sobre árboles frutales.

• ALAS DE COLOR OSCURO, CON UN JASPEADO CLARO Y UNA C NEGRA • ANTENAS ANCHAS Y PLUMOSAS • LA ORUGA TIENE PUNTOS AZULES Y ROJOS.

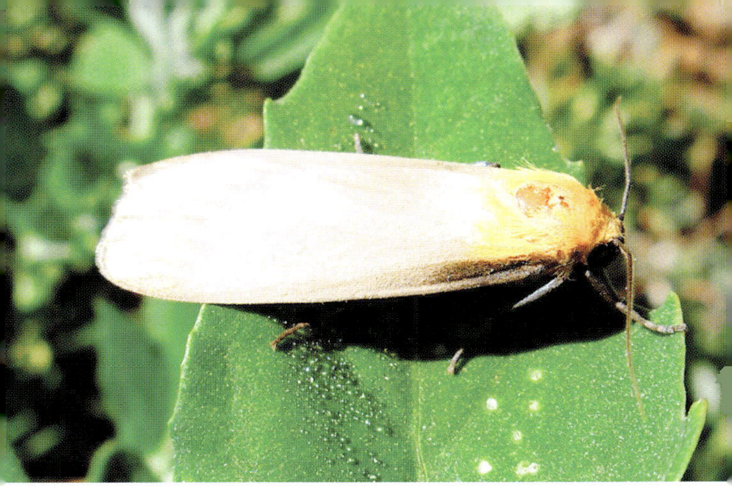

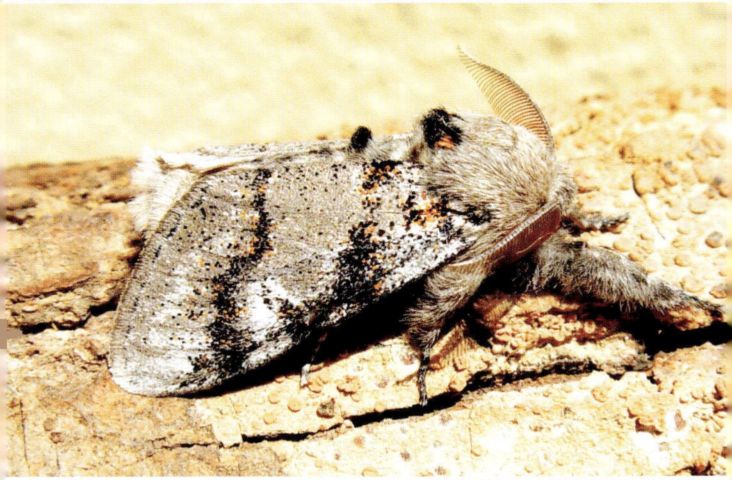

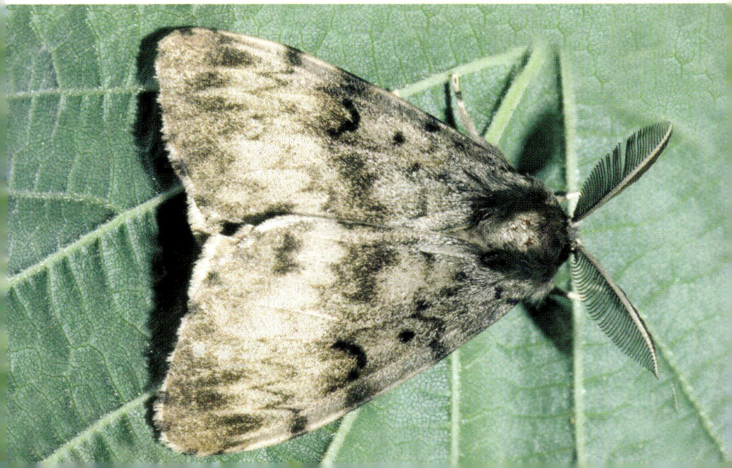

Calliteara pudibunda

Calliteara pudibunda L. (Limántridos)

Características: envergadura: 37-47 mm. Las alas anteriores son de color gris claro, con líneas onduladas más oscuras. Las patas delanteras son muy largas y están cubiertas de largos y densos pelos.

Hábitat: bosques de frondosas, setos, huertos y parques con arbolado. Especie bastante común.

Distribución geográfica: Europa y Asia occidental.

Observaciones: vuela de abril a julio. En posición de reposo, el animal estira hacia delante su primer par de patas poniendo de manifiesto su abundante vello. La oruga es amarilla a rosada y presenta en el dorso cinco mechones de pelos amarillentos en forma de brocha y otro más fino de color rojo. Se alimenta del follaje de numerosos árboles caducifolios, incluidas las especies frutales.

• ALAS DE COLOR GRIS CLARO CON LÍNEAS SINUOSAS OSCURAS • PATAS DELANTERAS VELLOSAS Y ALARGADAS • LA ORUGA PRESENTA MECHONES DE PELOS EN EL DORSO.

Trichiura crataegi

Trichiura crataegi L. (Lasiocámpidos)

Características: envergadura: 25-42 mm. Las alas anteriores son de color gris claro a gris oscuro, con una amplia banda más oscura en el centro perfilada de negro y de contorno sinuoso. Las alas posteriores son de color gris uniforme, atravesadas por una línea oscura. La hembra es más grande que el macho, con los dibujos más difuminados.

Hábitat: bosques y zonas boscosas, huertos, parques con arbolado. Especie bastante común.

Distribución geográfica: Europa y Asia Menor.

Observaciones: vuela de julio a octubre. Los adultos son activos durante la noche y los machos acuden a la luz con más frecuencia que las hembras. La oruga es de color gris oscuro a negro, moteada de blanco y rojo anaranjado. Se alimenta del espino albar, el endrino y otros árboles de hoja caduca.

• BANDA CENTRAL SINUOSA GRIS CON REBORDE NEGRO • ALAS POSTERIORES DE COLOR UNIFORME, CON UNA LÍNEA OSCURA • LA ORUGA PRESENTA MANCHAS BLANCAS Y ANARANJADAS.

PEQUEÑO PAVÓN NOCTURNO (HEMBRA)

Saturnia pavonia L. (Satúrnidos)

Características: envergadura: 50-72 mm. Las alas anteriores son de color gris blanquecino, con un grueso ocelo negro de reborde amarillo y azul. Las alas posteriores son de color más oscuro y presentan también un ocelo del mismo color (*ver* el macho, pág. 146).

Hábitat: brezales, eriales secos, bosques aclarados. Especie bastante común.

Distribución geográfica: norte y centro de Europa, Asia templada, hasta China.

Observaciones: vuela de marzo a mayo. La hembra se oculta durante el día y atrae a los machos por su olor. Vuela únicamente por la noche, centrando su atención en buscar lugares para la puesta. La oruga es de color verde, con una banda transversal negra y cuatro tubérculos amarillos en cada segmento. Se alimenta sobre numerosas plantas herbáceas o arbustivas, particularmente rosáceas.

• ALAS DE COLOR GRIS • UN GRUESO OCELO NEGRO, CON REBORDE AZUL Y AMARILLO, EN CADA ALA • LA ORUGA PRESENTA TUBÉRCULOS AMARILLOS.

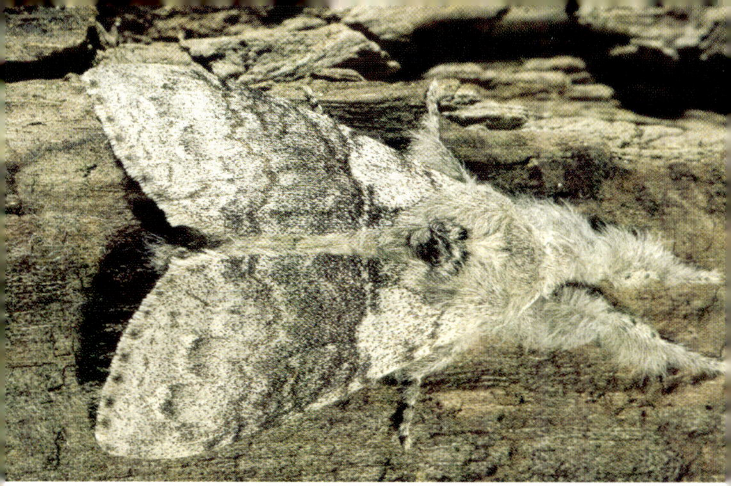
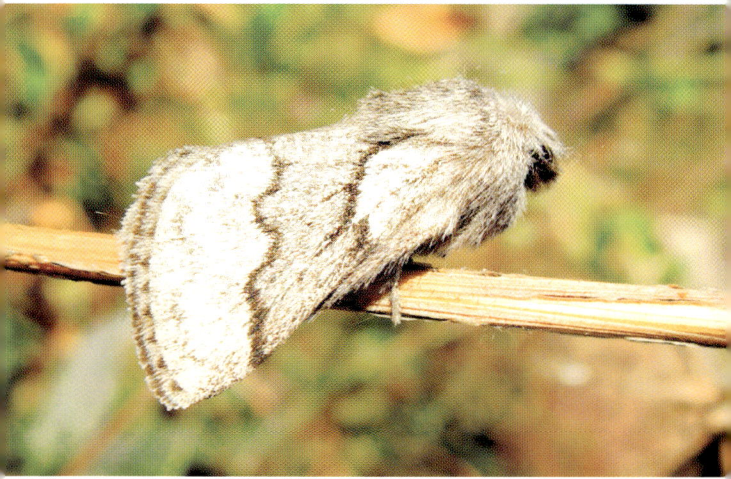
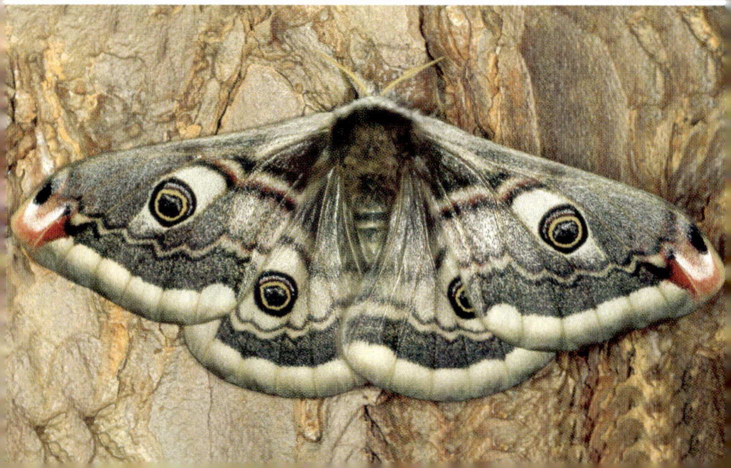

GRAN PAVÓN NOCTURNO

Saturnia pyri Denis y Schiffermuller (Satúrnidos)

Características: envergadura: 110-135 mm. Las alas son de color gris a pardo oscuro, recorridas por líneas fragmentadas más claras y con el borde exterior blanco crema. En el centro de cada ala presenta un ocelo negro con reborde marrón y blanco.
Hábitat: bosques aclarados, campos con maleza y huertos. Esta especie se ha vuelto menos común que en otras épocas.
Distribución geográfica: sur y centro de Europa, norte de África y Asia occidental.
Observaciones: vuela de abril a junio. Se trata de la mariposa nocturna más grande de Europa, hasta el punto de poder ser confundida con un murciélago. En ocasiones, un individuo se posa sobre un muro iluminado por una farola. La oruga es de color verde, con gruesas verrugas de color azul claro provistas de sedas negras. Se alimenta del follaje de manzanos, perales, sauces, chopos y otros árboles caducifolios.

• UN OCELO NEGRO, DE REBORDE MARRÓN Y BLANCO, SOBRE CADA ALA • BORDE EXTERIOR DE COLOR BLANCO CREMA • LA ORUGA TIENE VERRUGAS DE COLOR AZUL CLARO.

Hyles hippophaes

Hyles hippophaes Esper (Esfíngidos)

Características: envergadura: 55-70 mm. Las alas anteriores son de color grisáceo a verde oliva, con zonas más o menos oscuras, siendo la zona central la más clara. Las alas posteriores son rosadas, limitadas arriba y abajo por bandas negras y con una mancha blanca en el borde interno. El cuerpo es de color verde oliva oscuro, con dos manchas negras y dos manchas blancas a cada lado del abdomen.
Hábitat: orillas pedregosas, cursos secos de agua y canteras. Especie poco común.
Distribución geográfica: sur de Europa y Asia occidental.
Observaciones: vuela de mayo a septiembre. Esta mariposa sólo se encuentra allí donde aparece la planta de la que se alimenta su oruga: el madroño. La oruga es verde, más raramente gris plateada, con puntitos de color blanco verdoso; el dorso está recorrido por una línea más oscura, y cada flanco, por una línea blanca.

• ALAS POSTERIORES ROSADAS, CON REBORDE NEGRO • DOS MANCHAS NEGRAS Y DOS MANCHAS BLANCAS A CADA LADO DEL ABDOMEN • LA ORUGA CRECE SOBRE EL MADROÑO.

Hyles vespertilio

Hyles vespertilio Esper (Esfíngidos)

Características: envergadura: 60-70 mm. Las alas anteriores son de color gris azulado, con dibujos poco marcados. Las alas posteriores son rosadas, con la base y el borde exterior negros. El abdomen presenta manchas blancas y negruzcas a ambos lados.
Hábitat: laderas, taludes, zonas pedregosas, praderas de montaña. Especie poco común.
Distribución geográfica: sur y centro de Europa, Asia Menor.
Observaciones: vuela de mayo a septiembre. Las mariposas suelen frecuentar los lugares cálidos y bien soleados, donde crecen las plantas que alimentan a su oruga: *Epilobium*, cuajaleches y salicarias. La oruga es de color pardo, con una línea rosada poco diferenciada en el dorso y una serie de manchas redondas con reborde negro en cada flanco.

• ALAS ANTERIORES DE COLOR GRIS UNIFORME • ALAS POSTERIORES ROSADAS, CON REBORDE NEGRO • LA ORUGA SE DESARROLLA PRINCIPALMENTE SOBRE *EPILOBIUM* Y CUAJALECHES.

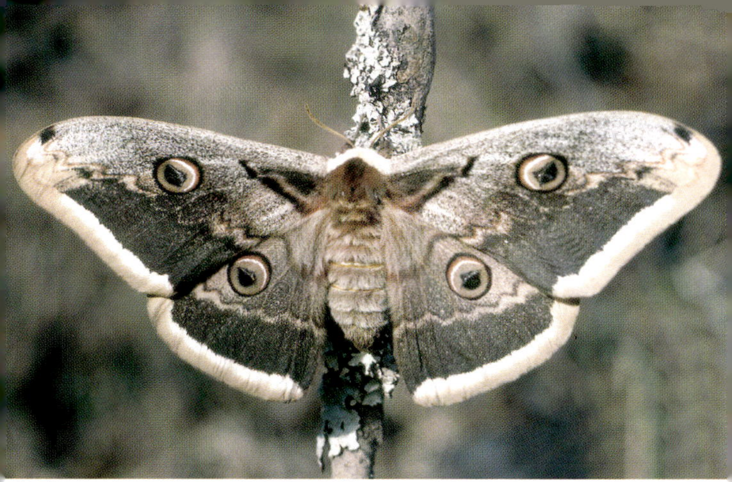
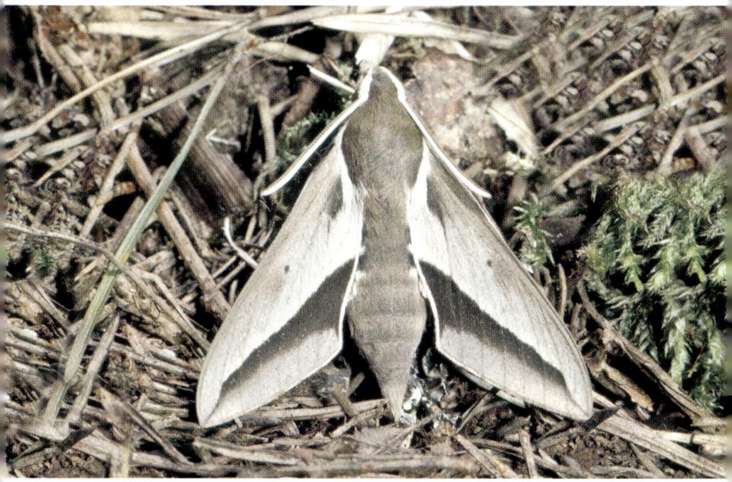
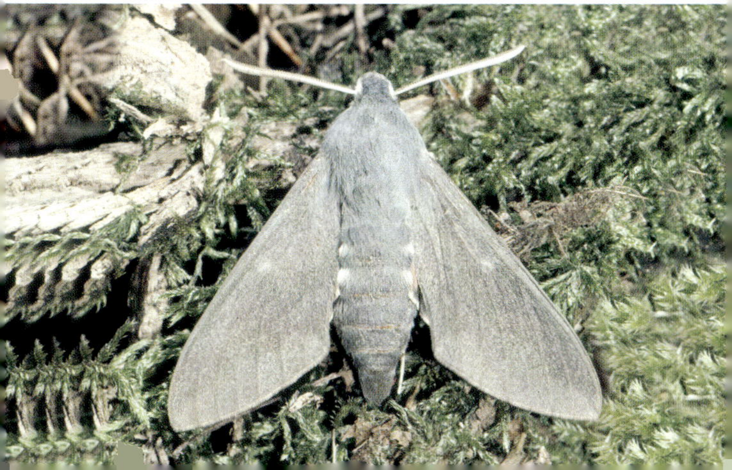

ESFINGE DEL PINO

Hyloicus pinastri L. (Esfíngidos)

Características: envergadura: 75-90 mm. Las alas anteriores son grises, con cortas rayas transversales negruzcas, así como bandas y manchas marrones. Las alas posteriores son de color gris pardusco, con una zona algo más clara en su base. Los bordes del tórax presentan una banda negra.

Hábitat: claros y lindes de bosques de resinosas, parques y jardines. Especie bastante común.

Distribución geográfica: Europa, norte de África y Asia templada, hasta Japón.

Observaciones: vuela de mayo a agosto. Durante el crepúsculo, esta mariposa visita las flores sin llegar a posarse. El acoplamiento suele tener lugar sobre los troncos de pino, no lejos del suelo. La oruga es verde, raramente marrón, con bandas laterales discontinuas de color blanco amarillento, el dorso pardo rojizo y una serie de puntos rojos en los flancos. Se alimenta sobre pinos, abetos, alerces y píceas.

• ALAS ANTERIORES CON RAYAS NEGRUZCAS • ALAS POSTERIORES DE COLOR CASI UNIFORME • LA ORUGA SE DESARROLLA SOBRE NUMEROSAS CONÍFERAS.

ESFINGE DE LA CORREHUELA

Agrius convolvuli L. (Esfíngidos)

Características: envergadura: 80-120 mm. Las alas anteriores son de color gris pardusco, con un diseño abigarrado a base de estrías y manchas oscuras. El abdomen es gris, rosado, blanco y negro.

Hábitat: medios abiertos, praderas, cultivos, eriales. Especie común determinados años.

Distribución geográfica: Europa, Asia y África.

Observaciones: vuela de junio a octubre. La mariposa es migradora y todos los años regresa del sur; durante el día descansa sobre un tronco o un poste, despertándose al crepúsculo en busca de flores para libar. Realiza un vuelo estacionario desplegando su larga trompa hasta el fondo de la corola. La oruga vive sobre la correhuela y es de color verde o marrón, casi lisa o con estrías. El cuernecillo que presenta al final del abdomen presenta el extremo negro.

• ALAS GRISES, CON UN DISEÑO ABIGARRADO • ABDOMEN CON MARCAS ROSAS • LA ORUGA SE DESARROLLA SOBRE LA CORREHUELA.

ESFINGE COLIBRÍ

Macroglossum stellatarum L. (Esfíngidos)

Características: envergadura: 35-50 mm. Las alas anteriores son de color gris pardusco oscuro, mientras que las posteriores son de color leonado anaranjado. El abdomen es gris y negro, con sedas blancas.

Hábitat: medios abiertos, incluyendo los jardines y parterres de flores de las ciudades. Especie común en años calurosos.

Distribución geográfica: Europa, norte de África, Asia templada, hasta Indochina.

Observaciones: vuela de marzo a noviembre. La esfinge colibrí, activa en pleno día, liba las flores realizando un vuelo estacionario y posándose sólo excepcionalmente. Es una especie migradora que todos los años regresa del sur. La oruga vive sobre el cuajaleches y su color varía entre verde amarillento y pardo rojizo, con dos líneas más claras a cada lado del cuerpo y un cuernecillo terminal negro azulado con la punta amarilla.

• ABDOMEN OSCURO CON SEDAS BLANCAS • VUELA COMO UN COLIBRÍ • LA ORUGA VIVE SOBRE EL CUAJALECHES.

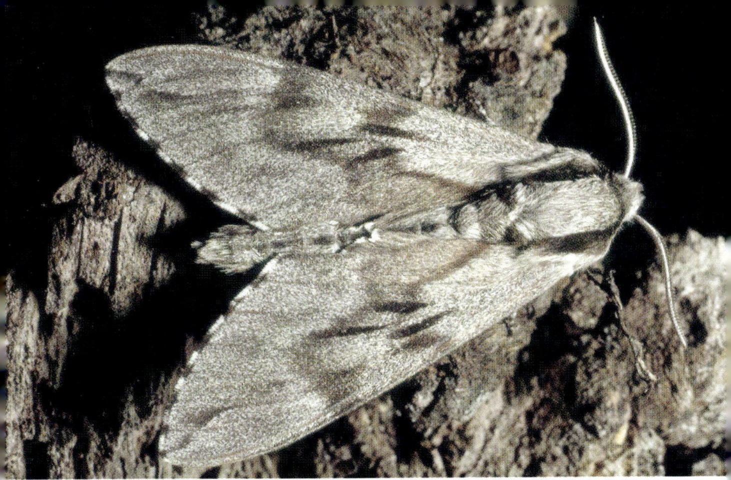
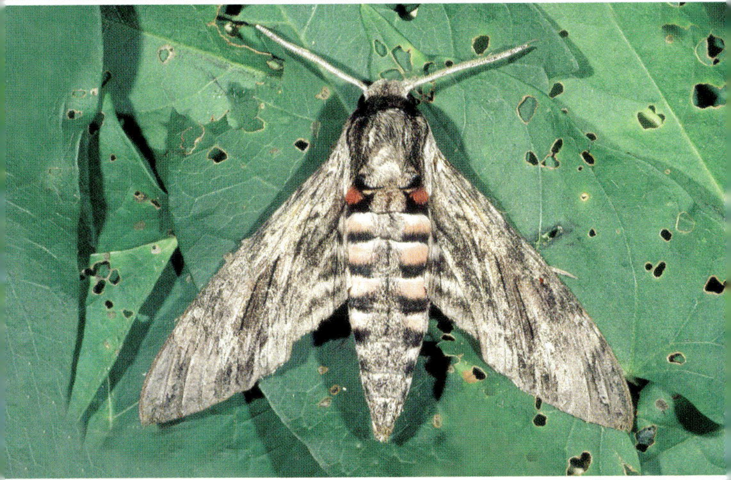
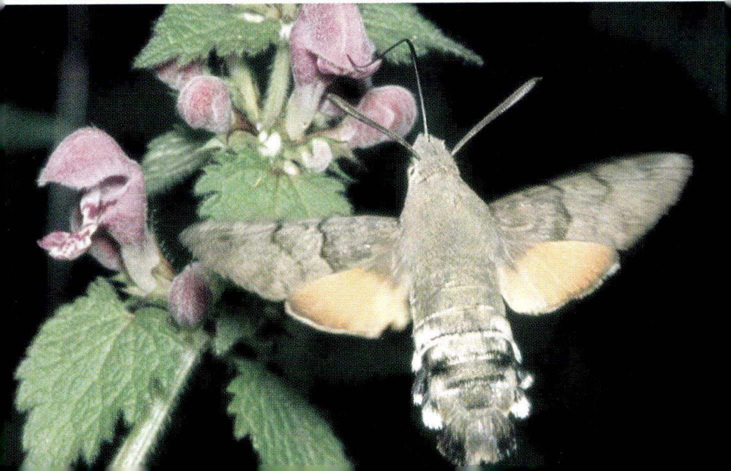

NEGRA

Xestia c-nigrum L. (Noctuidos)

Características: envergadura: 36-40 mm. El color de base de las alas anteriores es gris claro a castaño púrpura; en el borde exterior presenta una mancha clara en forma de triángulo con reborde negro. Las alas posteriores son de color blanco sucio a pardo claro.

Hábitat: lindes de bosques, setos, praderas, campos sin cultivar, brezales, zonas pantanosas, jardines. Especie común.

Distribución geográfica: casi toda Europa.

Observaciones: vuela de mayo a octubre. Esta mariposa es particularmente abundante al final del verano y en otoño. En posición de reposo mantiene las alas planas. La oruga es de color pardo grisáceo a gris verdoso, con dos filas de manchas negras angulosas en el dorso y una banda clara con reborde negro en los flancos. Se alimenta sobre numerosas plantas de porte bajo.

• MANCHA TRIANGULAR DE COLOR CLARO, CON REBORDE NEGRO • LA ORUGA ES PARDUSCA A VERDOSA, DENSAMENTE MOTEADA DE NEGRO • SE ALIMENTA SOBRE PLANTAS BAJAS.

NOCTUIDO DE LA ACEDERA (FORMA GRIS)

Noctua pronuba L. (Noctuidos)

Características: envergadura: 45-55 mm. Las alas anteriores son de tonalidad muy variable, en este caso con clara dominancia gris. Sin embargo, es muy característico el dibujo de sus alas: una pequeña mancha redondeada asociada a otra triangular, más o menos visible, en el centro, así como una banda sinuosa en su extremo. Las alas posteriores son de color amarillo anaranjado con reborde negro (*ver* forma marrón, pág. 158).

Hábitat: bosques, setos, praderas, cultivos, eriales, jardines. Especie común en muchos sitios.

Distribución geográfica: Europa, norte de África y Asia templada, hasta China.

Observaciones: vuela de junio a octubre. La oruga es verde o marrón claro, con una fina línea dorsal clara y dos filas de manchas negras en la parte posterior del cuerpo. Se alimenta de numerosas plantas herbáceas.

• MANCHA REDONDA ASOCIADA A OTRA TRIANGULAR • ALAS POSTERIORES DE COLOR AMARILLO ANARANJADO, CON BORDE NEGRO • LA ORUGA TIENE DOS FILAS DE MANCHAS NEGRAS.

Hadena compta

Hadena compta Denis y Schiffermuller (Noctuidos)

Características: envergadura: 26-30 mm. Las alas anteriores presentan un jaspeado gris o pardo oscuro, con una serie de manchas blancas más o menos fusionadas en el centro del ala. Las alas posteriores son de color pardo, algo más claro en la base y más oscuro en el extremo.

Hábitat: setos, praderas, zonas de hierba, eriales, jardines. Especie bastante común.

Distribución geográfica: en casi toda Europa.

Observaciones: vuela de abril a agosto. La mariposa es más bien discreta, encontrándose en casi todos los medios abiertos, incluyendo los extrarradios de las ciudades. La oruga es de color pardo amarillento apagado y vive en las cápsulas de claveles y silenes, tanto silvestres como cultivados.

• ZONA CENTRAL BLANCA MUY IMPRECISA • ALAS POSTERIORES DE COLOR PARDO, MÁS CLARAS EN LA BASE • LA ORUGA VIVE EN LAS CÁPSULAS DE CLAVELES Y SILENES.

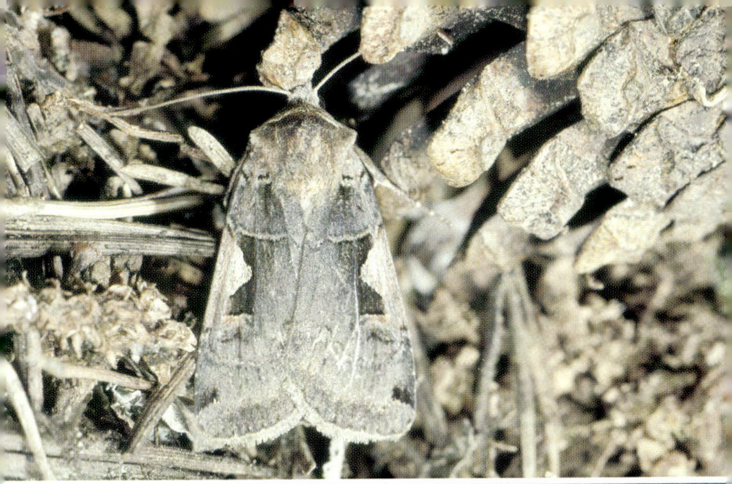
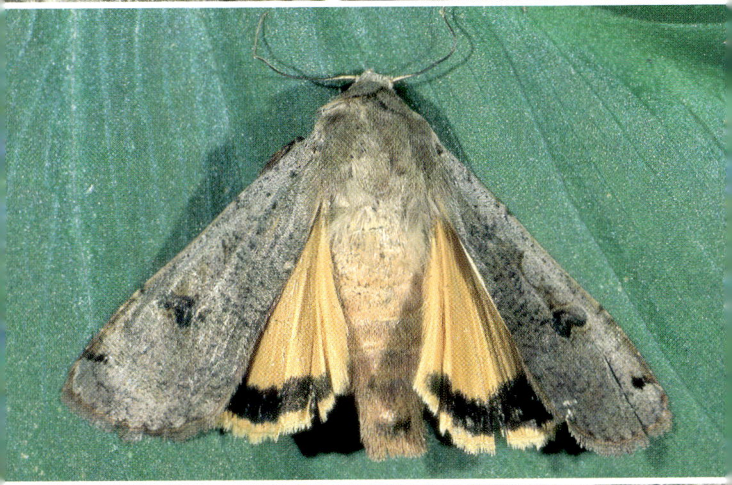
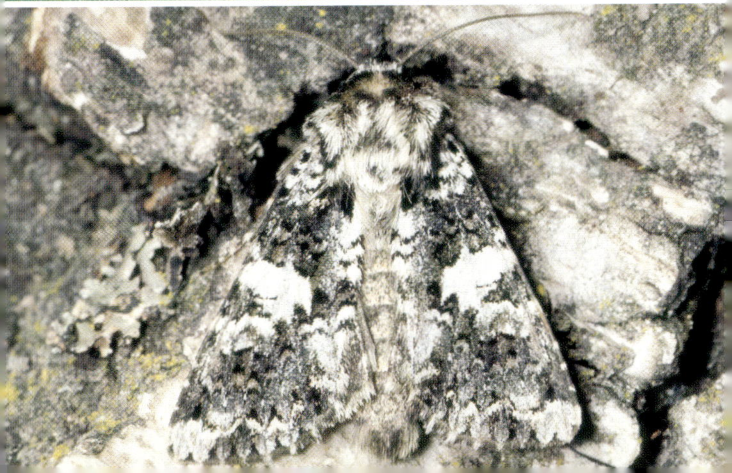

CATOCALA NUPCIAL

Catocala nupta L. (Noctuidos)

Características: envergadura: 70-80 mm. Las alas anteriores presentan un jaspeado con mucho gris y poco marrón. Las alas posteriores son de color rojizo más o menos intenso, con dos bandas negras, la superior más estrecha que la anterior.
Hábitat: bosques, setos, campos de maleza, sobre todo cerca del agua. Especie común en general.
Distribución geográfica: Europa, norte de África y Asia templada, hasta Corea.
Observaciones: vuela de julio a septiembre. Esta mariposa es fácilmente atraída por las luces de las casas y puede observarse durante el día posada sobre un muro. La oruga es de color pardo grisáceo y se aplasta contra las ramitas de sauce o chopo, de las que se alimenta, para pasar desapercibida.

• EL DIBUJO DE SUS ALAS SE CONFUNDE CON LA CORTEZA DE LOS ÁRBOLES • ALAS POSTERIORES DE COLOR NEGRO Y ROJO • LA ORUGA ES APLASTADA, DE COLOR PARDO GRISÁCEO.

Subacronycta megacephala

Subacronycta megacephala Denis y Schiffermuller (Noctuidos)

Características: envergadura: aproximadamente 40 mm. El color de fondo de las alas anteriores es grisáceo, a veces con una tonalidad rosada, con múltiples dibujos de color gris más o menos oscuro según los individuos. En el centro de cada ala muestra una mancha redonda, de color claro y con reborde oscuro. Las alas posteriores son de color blanquecino a grisáceo.
Hábitat: bosques, setos, brezales y zonas boscosas, jardines con arbolado. Especie bastante común.
Distribución geográfica: casi toda Europa.
Observaciones: vuela de abril a septiembre. La oruga es negra, con manchas anaranjadas y una gran mancha cuadrada de color claro en la parte posterior del cuerpo; además, está cubierta de largos y finos pelos agrupados en mechones sobre verrugas parduscas. Se alimenta sobre chopos, sauces y alisos.

• MANCHA REDONDA Y CLARA EN EL CENTRO DE CADA ALA • ALAS POSTERIORES DE COLOR UNIFORME • GRAN MANCHA CUADRADA, DE COLOR CLARO, EN LA PARTE POSTERIOR DE LA ORUGA.

Catocala electa

Catocala electa Vieweg (Noctuidos)

Características: envergadura: aproximadamente 70 mm. Las alas anteriores son de color gris ceniza a pardo rojizo, con líneas transversales negras haciendo zigzag. Las alas posteriores son de color rojo rosado, con un amplio reborde negro y, en el centro, una banda sinuosa más estrecha que no alcanza el borde externo.
Hábitat: bosques húmedos, orillas boscosas de cursos de agua. Especie bastante común.
Distribución geográfica: Europa y Asia templada, hasta Japón.
Observaciones: vuela de julio a septiembre. La oruga es parda o gris pardusca, con dos bandas oscuras en el dorso, a veces poco visibles, y dos anillos prominentes en el abdomen. Las marcas que presenta hacen que se mimetice con las ramitas sobre las que descansa. Se alimenta de las hojas de sauces y chopos.

• LÍNEAS NEGRAS INCOMPLETAS EN ZIGZAG • ALAS POSTERIORES DE COLOR ROSADO INTENSO, CON UNA BANDA NEGRA SINUOSA • LA ORUGA SE CONFUNDE CON UNA RAMITA.

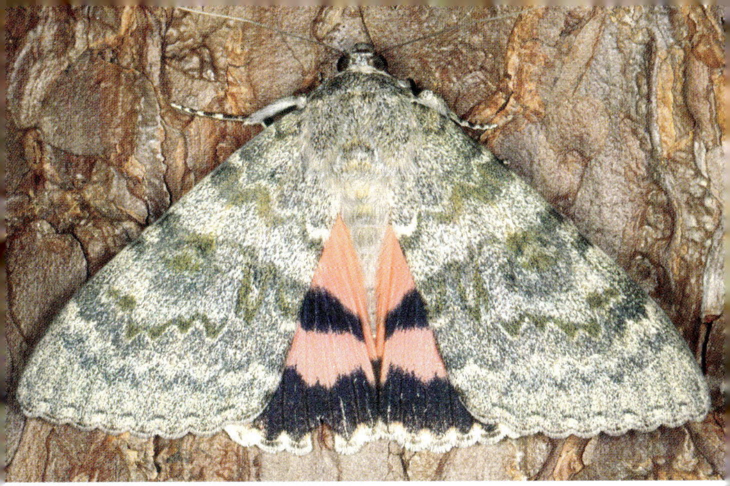
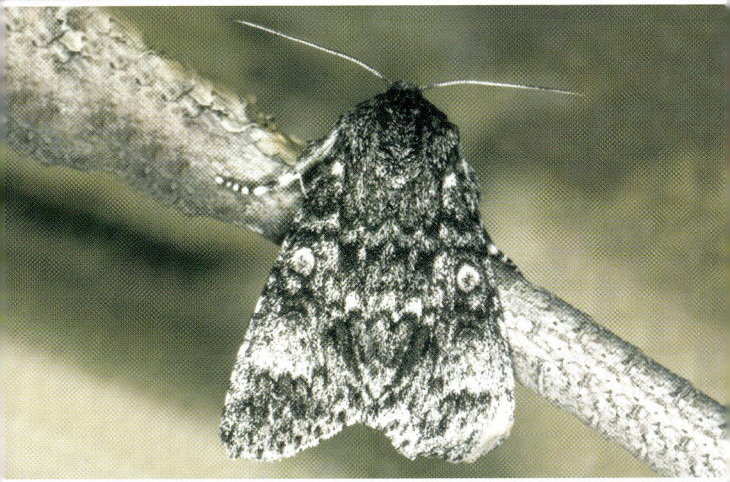
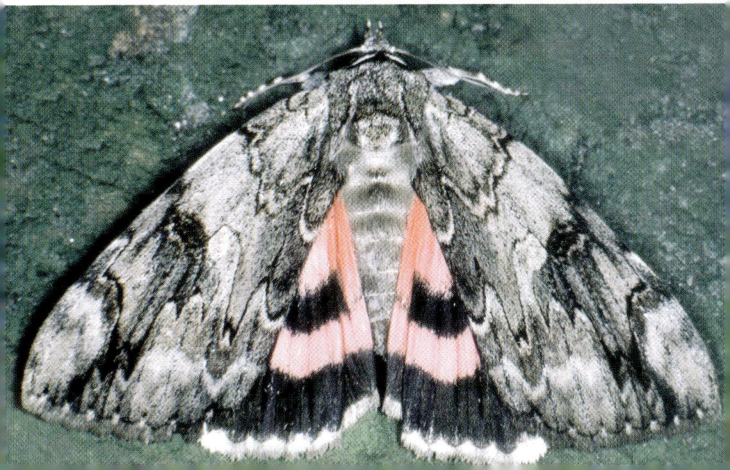

Autographa gamma

Autographa gamma L. (Noctuidos)

Características: envergadura: 35-40 mm. Las alas anteriores son de color gris claro a gris negruzco, con marcas marrones y una mancha blanca satinada que recuerda a las letras griegas lambda ( ) o gamma ( ). El tórax termina en una gran cresta formada por una densa masa de pelos largos y apretados.

Hábitat: praderas, eriales, cultivos, jardines. Especie muy común.

Distribución geográfica: Europa, norte de África y Asia templada, hasta Japón.

Observaciones: vuela de marzo a noviembre. Esta especie migradora asciende todos los años desde la cuenca mediterránea hacia el norte. La oruga es de color verde claro, con una línea clara a cada lado del cuerpo. Se alimenta del follaje de muchas plantas herbáceas, incluyendo las coles y lechugas de los jardines.

• MANCHA BLANCA EN FORMA DE LETRA GRIEGA LAMBDA • TÓRAX REMATADO POR UNA GRAN CRESTA DE PELOS • LA ORUGA SE DESARROLLA SOBRE COLES Y LECHUGAS.

Abrostola triplasia

Abrostola triplasia L. (Noctuidos)

Características: envergadura: aproximadamente 34 mm. El color de fondo de las alas anteriores es gris más o menos oscuro, con dos líneas negras marcadas de pardo herrumbre. La base de las alas es amarillenta. Las alas posteriores son de color grisáceo, más claro en la base. El tórax termina en un gran mechón de pelos dirigido hacia delante.

Hábitat: lindes, setos, praderas, campos sin cultivar, jardines. Especie común.

Distribución geográfica: Europa, norte de África, Asia templada, hasta China.

Observaciones: vuela de abril a septiembre. La oruga es de color verde a pardo púrpura, con dos líneas claras en los flancos y manchas oscuras en forma de V sobre el dorso. Se alimenta principalmente de ortigas.

• DOS LÍNEAS NEGRAS CON REBORDE PARDO HERRUMBRE • COPETE DE PELOS ORIENTADO HACIA DELANTE • LA ORUGA PRESENTA MANCHAS OSCURAS EN FORMA DE V SOBRE EL DORSO.

Triaena psi

Triaena psi L. (Noctuidos)

Características: envergadura: 30-40 mm. Las alas anteriores son de color gris claro, con dibujos negros, algunos en forma de flecha o de letra griega psi ( ), de ahí el nombre de la especie. El tórax es velloso y presenta las mismas tonalidades que las alas.

Hábitat: lindes y claros de bosques, setos, campos de maleza, parques y jardines. Especie bastante común.

Distribución geográfica: Europa y Asia templada, hasta China.

Observaciones: vuela de marzo a septiembre, en una o dos generaciones anuales. Esta mariposa está ligada a zonas con arbolado, incluyendo las ciudades. La oruga tiene el dorso amarillo y los costados negros, con manchas rojas y vientre gris blanquecino; presenta, además, una gran protuberancia en forma de dedo en la parte anterior del cuerpo. Se desarrolla principalmente sobre sauces y otras especies de frondosas.

• MARCAS EN FORMA DE FLECHAS • LA ORUGA ES DE VARIOS COLORES, CON UNA GRAN PROTUBERANCIA • SE DESARROLLA PRINCIPALMENTE SOBRE SAUCES.

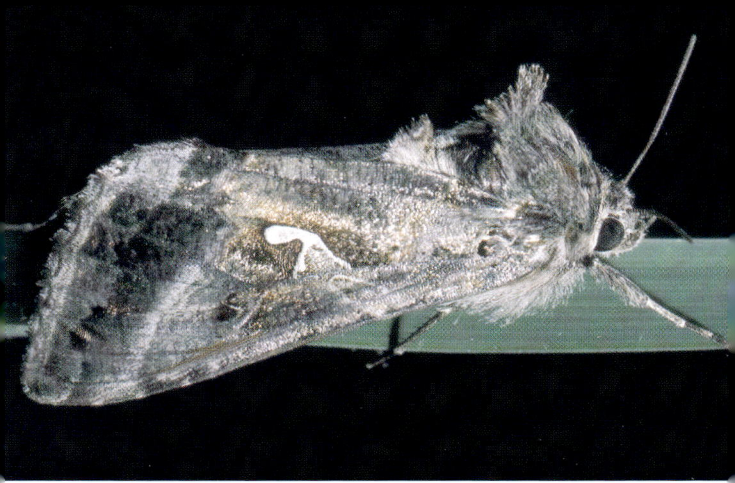
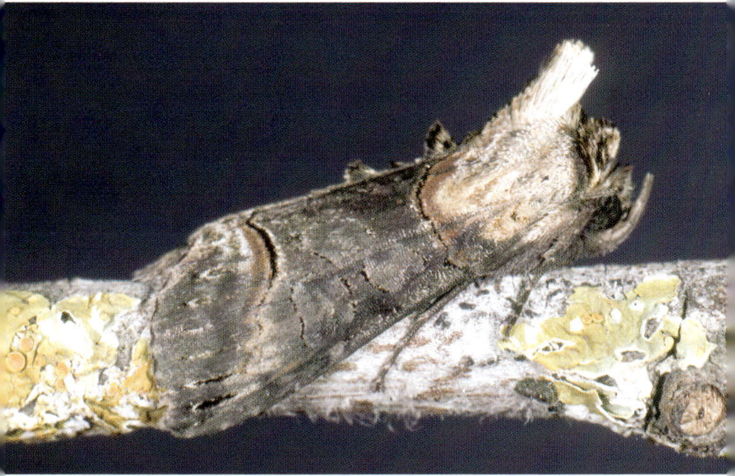
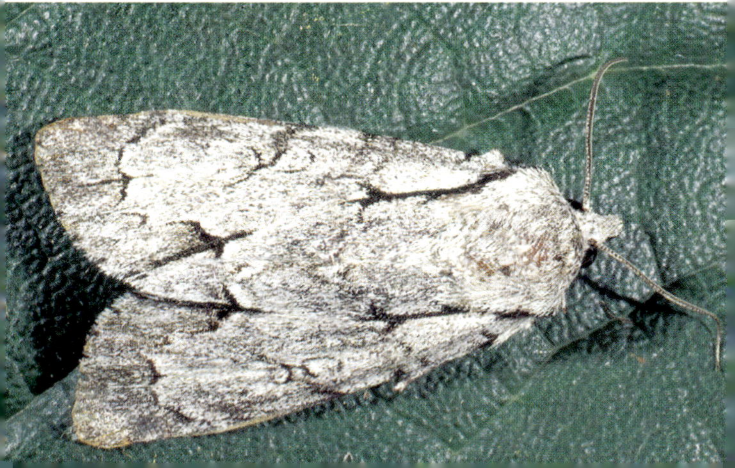

MARIPOSA DEL TALADRO ROJO DE LOS TRONCOS

Cossus cossus L. (Cósidos)

Características: envergadura: 65-80 mm. Las alas anteriores son de color gris sucio, con estrías negras y zonas deslavadas de color pardo rojizo. Las alas posteriores son de color gris pardusco con estrías negras. Una gran raya negra atraviesa la parte posterior del tórax.

Hábitat: bosques húmedos, jardines. Especie común en casi todas partes.

Distribución geográfica: en toda Europa.

Observaciones: vuela de mayo a agosto. La mariposa frecuenta los lugares húmedos donde crecen sauces y chopos, de los que se alimenta la oruga, pero también ataca al manzano e incluso algunas construcciones humanas de madera. No es fácil verla, ya que vive en el interior de los troncos, de los que se alimenta, pero emite un olor característico a vinagre.

• ALAS GRISES CON ESTRÍAS NEGRAS • LA ORUGA ES DE TONOS PARDO ROJIZOS, CON LA CABEZA NEGRA • HUELE A VINAGRE.

HARPÍA

Cerura vinula L. (Notodóntidos)

Características: envergadura: 58-75 mm. Las alas anteriores son de color gris blanquecino, recorridas por finas líneas negras sinuosas y algunas venillas de color pardo claro. Las alas posteriores son blanquecinas.

Hábitat: lindes, claros de bosques húmedos, orillas con maleza. Especie poco común.

Distribución geográfica: Europa y Asia templada, hasta China.

Observaciones: vuela de abril a agosto. Esta mariposa, cuya oruga vive sobre árboles de medios húmedos, como el chopo, el álamo, el sauce, el fresno o el abedul, está muy ligada al agua. La oruga, de color verde claro, con la cabeza roja y marrón y dos largos filamentos en el extremo del cuerpo, adopta una actitud amenazante hacia su agresor cuando intuye algún peligro.

• ALAS RECORRIDAS POR LÍNEAS NEGRAS SINUOSAS • ALGUNAS VENAS DE COLOR PARDO CLARO • LA ORUGA SE DESARROLLA PRINCIPALMENTE SOBRE EL CHOPO.

PÁJARO LUNA

Phalera bucephala L. (Notodóntidos)

Características: envergadura: 48-65 mm. Las alas anteriores son de color gris satinado, con reflejos plateados y una gran mancha redondeada en la punta. La cabeza y el extremo anterior del tórax son amarillos.

Hábitat: lindes y claros, setos y campos de maleza. Especie bastante común.

Distribución geográfica: Europa, norte de África y Asia templada, hasta China.

Observaciones: vuela de mayo a agosto. Difícil de localizar, ya que durante el día suele permanecer inmóvil, con las alas enrolladas en torno a su abdomen y adoptando el aspecto de una ramita rota. La oruga es de color amarillo anaranjado, con líneas de puntos negros a lo largo del cuerpo. Vive en comunidad sobre diversas especies de frondosas, en particular abedules y robles.

• GRAN MANCHA REDONDEADA DE COLOR AMARILLO CLARO EN LA PUNTA DE LAS ALAS ANTERIORES • ASPECTO DE RAMITA ROTA • LA ORUGA SE DESARROLLA SOBRE ABEDULES Y ROBLES.

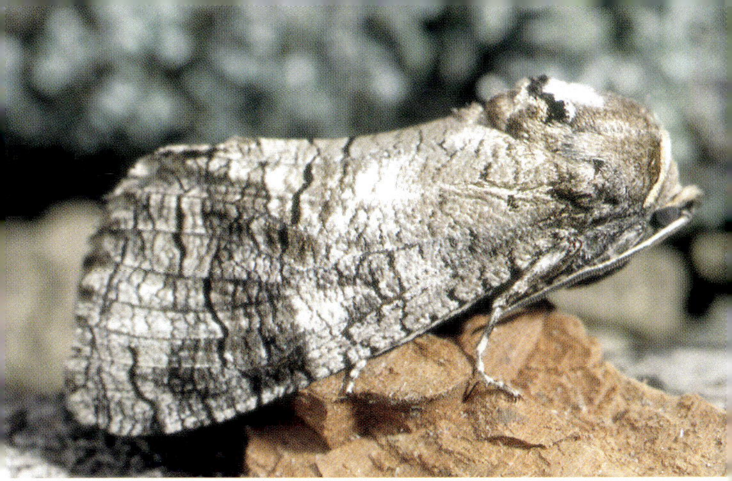
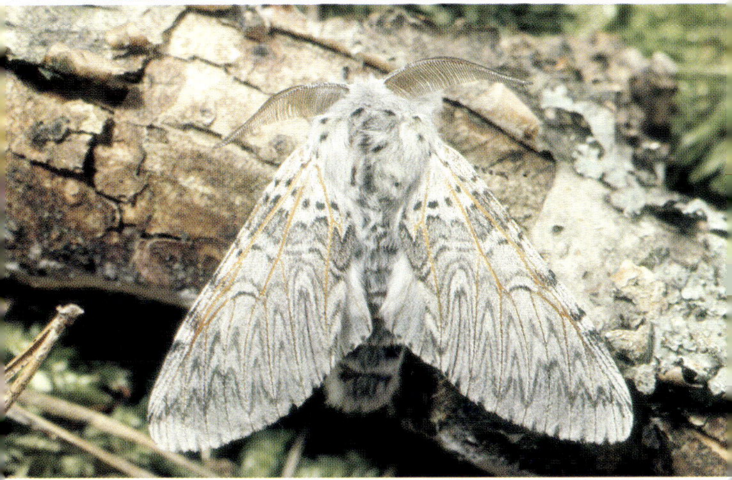
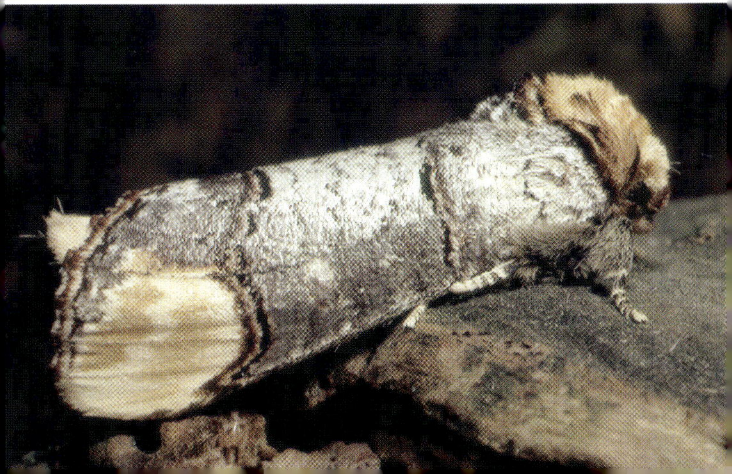

NOTODONTA JOROBADA

Notodonta dromedarius L. (Notodóntidos)

Características: envergadura: 35-45 mm. El color de fondo de las alas anteriores es gris oscuro a gris pardusco, con dos líneas transversales amarillentas, dentadas, a menudo poco diferenciadas y destacadas en rojo. En el centro presenta una mancha alargada rojiza con reborde blanco.

Hábitat: bosques, setos, parques. Especie bastante común.

Distribución geográfica: Europa y Asia templada, hasta Siberia.

Observaciones: vuela de mayo a agosto. Esta mariposa nocturna suele aparecer antes de medianoche. Vuela principalmente en zonas descubiertas y acude fácilmente a la luz. La oruga es de color pardo oliváceo o verde, con una línea lateral oscura de reborde más claro hacia la parte baja de los flancos. El dorso presenta cuatro protuberancias o «jorobas» con marcas blancas o amarillas. Se alimenta sobre numerosas especies de frondosas.

• DOS LÍNEAS TRANSVERSALES DENTADAS EN LAS ALAS ANTERIORES • UNA MANCHA ALARGADA ROJIZA CON REBORDE BLANCO EN LAS ALAS ANTERIORES • LA ORUGA PRESENTA CUATRO PROTUBERANCIAS.

JOROBADA DUENDE

Pheosia gnoma Fabricius (Notodóntidos)

Características: envergadura: 40-55 mm. Las alas anteriores son de color gris blanquecino, oscurecidas de gris pardusco hacia el borde externo, con una gran mancha alargada negra en el borde interno, en medio de la cual se dibuja una fina línea blanca en forma de cuña.

Hábitat: bosques frescos y húmedos. Especie bastante común, pero localizada.

Distribución geográfica: Europa y Asia central.

Observaciones: vuela de abril a junio (primera generación) y de agosto a septiembre (segunda generación). El macho vuela en cuanto se pone el sol y puede permanecer activo durante toda la noche, siendo atraído fácilmente por la luz. La hembra, sin embargo, realiza menos desplazamientos. La oruga es de color gris violáceo, más raramente verde, con una banda amarilla a naranja sobre el flanco. Se alimenta sobre abedules, chopos, alisos y otras especies de frondosas.

• GRAN MANCHA ALARGADA DE COLOR NEGRO • FINA LÍNEA BLANCA EN FORMA DE CUÑA DENTRO DE ESTA MANCHA • LA ORUGA SE DESARROLLA PRINCIPALMENTE SOBRE ABEDULES Y CHOPOS.

GUERRERO DEL HAYA

Stauropus fagi L. (Notodóntidos)

Características: envergadura: 45-65 mm. Las alas anteriores son de color gris pardusco, más claras en la base y con el borde interno deslavado de rojo herrumbre, con una línea transversal blanquecina muy dentada y una fila de puntos negros con reborde blanco. Entre las alas, en la parte anterior del abdomen, presenta mechones de pelos de color gris oscuro.

Hábitat: bosques de frondosas. Especie bastante común.

Distribución geográfica: Europa y Asia templada, hasta Japón.

Observaciones: vuela de abril a septiembre. Esta mariposa se muestra activa durante la noche. En reposo, mantiene sus vellosas patas anteriores extendidas hacia delante y las alas anteriores ligeramente separadas, dejando ver las de debajo. La oruga tiene un aspecto extraño y cuando es joven recuerda a una hormiga; más tarde adquiere una coloración parda y pliega su abdomen sobre el dorso, alzando cabeza y tórax, con las patas extendidas hacia delante.

• LÍNEA TRANSVERSAL BLANQUECINA DENTADA • FILA DE PUNTOS NEGROS CON REBORDE BLANCO • LA ORUGA SE ALIMENTA DEL HAYA Y OTRAS FRONDOSAS.

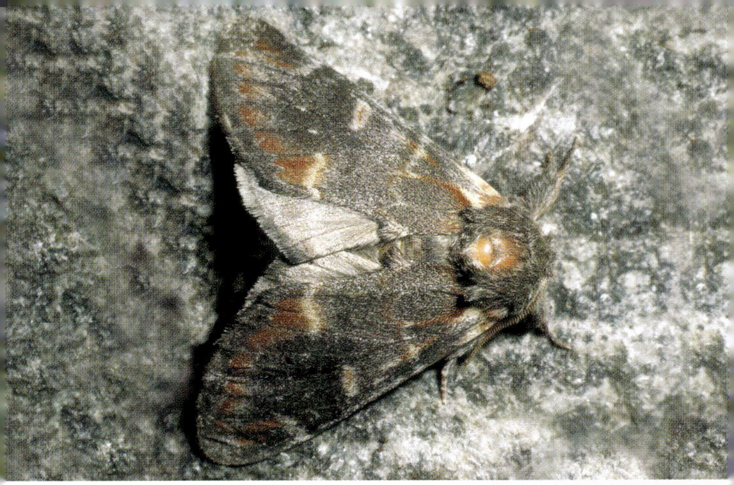

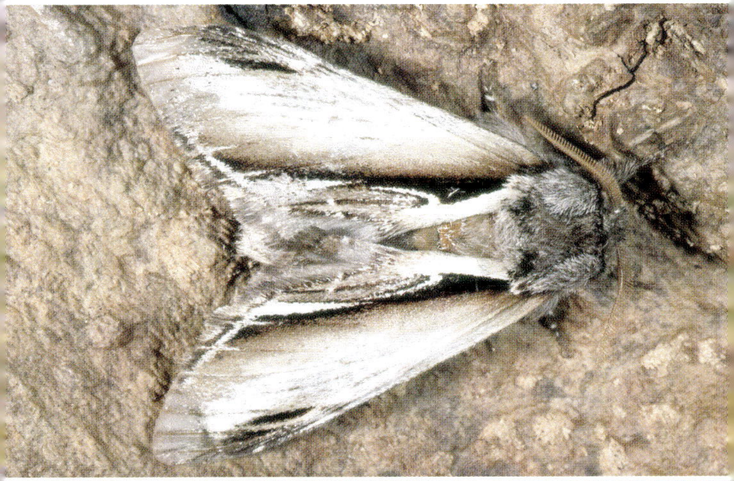

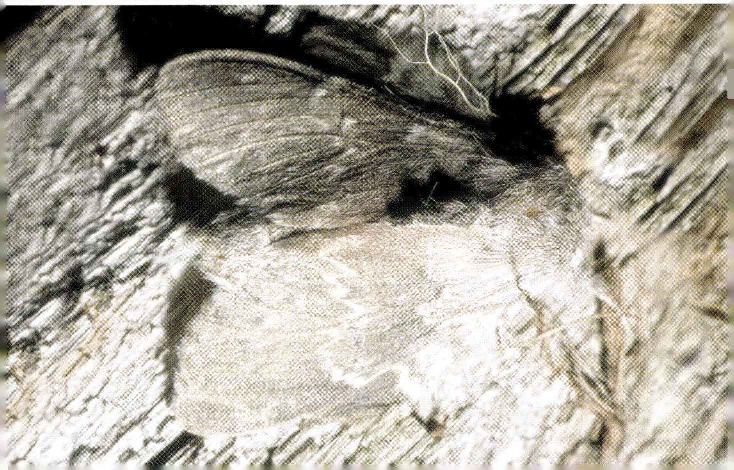

DESHOLLINADOR

Odezia atrata L. (Geométridos)

Características: envergadura: aproximadamente 28 mm. El color de fondo de las alas es negro, con un fino ribete blanco en las alas anteriores. En ciertos macizos montañosos, las alas anteriores y el tórax están recubiertos de escamas amarillentas que le confieren una tonalidad general gris amarillenta.

Hábitat: praderas y campos de hierba. Especie bastante común.

Distribución geográfica: Europa y Asia templada, hasta Corea.

Observaciones: vuela en junio y julio. El adulto es activo durante el día y no le atraen las luces. La oruga es verde, con una banda dorsal oscura. Se alimenta sobre diversas plantas bajas, principalmente de la familia de las umbelíferas.

• ALAS NEGRAS CON FINO RIBETE BLANCO • LA ORUGA ES VERDE, CON UNA BANDA DORSAL OSCURA • SE ALIMENTA PRINCIPALMENTE SOBRE UMBELÍFERAS.

OCELOS AZULES

Minois dryas Scopoli (Ninfálidos)

Características: envergadura: 50-70 mm. Las alas del macho son de color pardo negruzco, con dos manchas negras de centro azul claro en las alas anteriores y una sola, muy pequeña, en las alas posteriores. La hembra es similar, pero el color de fondo de las alas es más claro.

Hábitat: bosques aclarados, lindes, setos, praderas, brezales y zonas pantanosas. Especie bastante común, pero menos que en otras épocas, y de presencia localizada.

Distribución geográfica: Europa y Asia templada, hasta Japón.

Observaciones: vuela en julio y agosto. Esta mariposa vuela a última hora de la mañana y se refugia a la sombra de los arbustos en las horas más calurosas del día. La oruga es grisácea, con una serie de trazos negros sobre el dorso y una banda más oscura en cada flanco. Se alimenta de diversas gramíneas.

• DOS MANCHAS NEGRAS CON EL CENTRO AZUL EN LAS ALAS ANTERIORES • UNA MANCHA MÁS PEQUEÑA CON EL CENTRO CLARO EN LAS ALAS POSTERIORES • ORUGA GRIS, CON RAYITAS NEGRAS EN EL DORSO.

ESPEJITOS

Heteropterus morpheus Pallas (Licénidos)

Características: envergadura: 34-40 mm. El anverso de las alas es pardo negruzco, con manchitas de color blanco amarillento hacia el borde de las alas anteriores y una franja blanca estriada de negro. El reverso de las alas posteriores es amarillo, con grandes manchas blancas de reborde negro.

Hábitat: bosques aclarados, lindes, brezales húmedos, zonas pantanosas, turberas. Especie rara.

Distribución geográfica: Europa y Asia templada, hasta Corea.

Observaciones: vuela en junio y julio. Esta mariposa es hoy tan escasa que está legalmente protegida. Tiene un vuelo característico, pues revolotea a ras del suelo. La oruga es verde, con líneas más oscuras y más claras sobre dorso y flancos. Se alimenta del follaje de *Molinia caerulea*, diversas cañas y otras gramíneas.

• VARIAS MANCHAS AMARILLENTAS • EL REVERSO DE LAS ALAS POSTERIORES ES AMARILLO, CON GRANDES MANCHAS BLANCAS • LA ORUGA ES VERDE, CON LÍNEAS CLARAS Y OSCURAS.

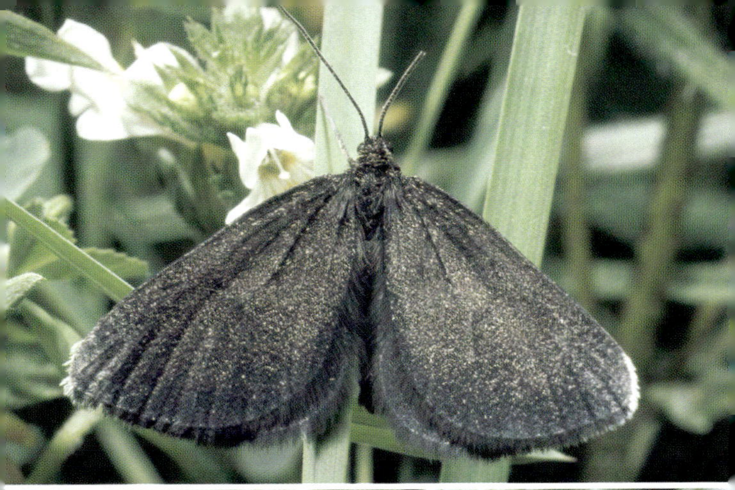
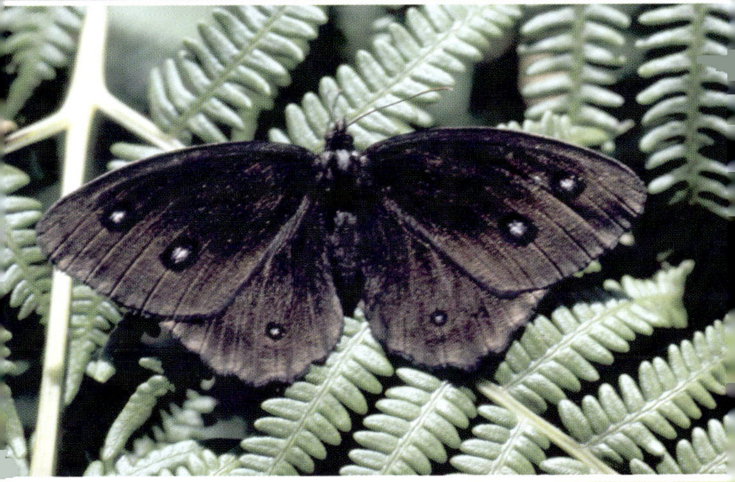
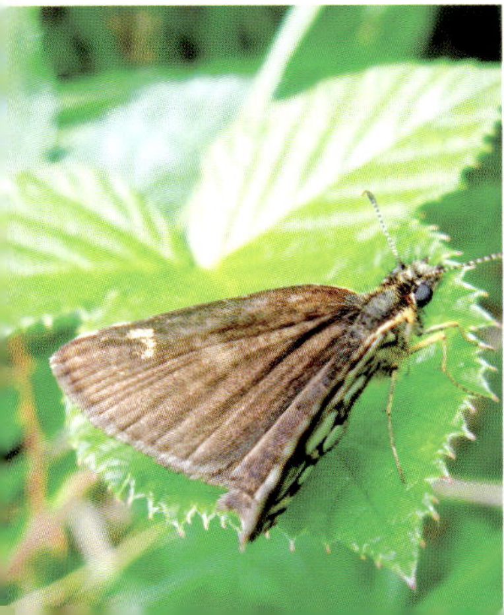
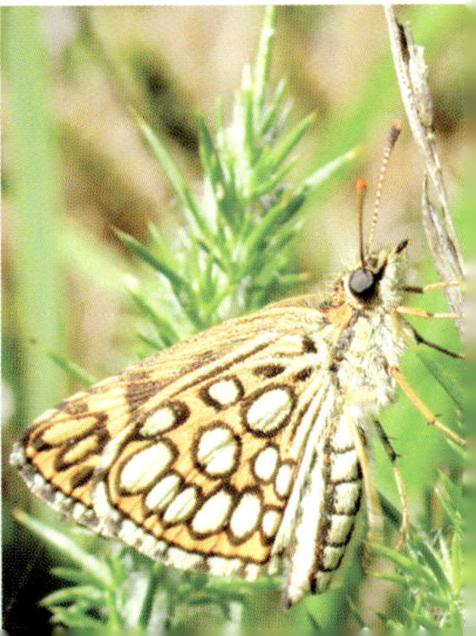

MORENA SERRANA

Aricia agestis Denis y Schiffermuller (Licénidos)

Características: envergadura: 25-30 mm. Las alas son de color pardo negruzco, con una serie de manchitas naranjas en los bordes que, en las alas posteriores, tienen forma de media luna. El reverso de las alas posteriores es gris a pardo azulado, con manchas negras bordeadas de blanco y manchas naranjas bordeadas de negro.
Hábitat: bosques aclarados, lindes, praderas secas. Especie bastante común.
Distribución geográfica: Europa, norte de África y Asia templada, hasta la región del Amur.
Observaciones: vuela de abril a octubre. Con tiempo caluroso, los adultos descansan en grupo sobre la hierba de los linderos umbríos. La oruga es vellosa, de color verde, con manchas más claras y una línea blanca ribeteada de rojo sobre cada flanco. Se alimenta de diversas plantas herbáceas (geranios y heliantemos).

• MANCHAS NARANJAS EN FORMA DE MEDIA LUNA SOBRE LAS ALAS POSTERIORES • LA ORUGA ES VERDE, CON UNA LÍNEA BLANCA RIBETEADA DE ROJO EN LOS FLANCOS.

AJEDREZADA MENOR

Pyrgus malvae L. (Hespéridos)

Características: envergadura: 18-22 mm. Las alas son de color pardo negruzco uniforme en la base, con una hilera de manchas blancas en la parte externa.
Hábitat: medios abiertos, secos o húmedos, pero cálidos. Especie bastante común en determinadas zonas.
Distribución geográfica: Europa y Asia templada, hasta Corea.
Observaciones: vuela de abril a julio. Esta mariposa tiene un vuelo entrecortado y muy rápido; a menudo se posa en el suelo con las alas extendidas o en los tallos de gramíneas. La oruga es de color verde pálido, con la cabeza marrón oscuro. Se alimenta de diversas plantas herbáceas de la familia de las rosáceas, como las potentillas.

• MANCHAS BLANCAS EN LA PARTE EXTERNA • LA ORUGA ES VERDE CLARO, CON LA CABEZA MARRÓN.

PROTEA (FORMA ESTIVAL)

Araschnia levana L. (Ninfálidos)

Características: envergadura: 28-40 mm. El anverso de las alas de la generación que vuela en verano es negro o pardo oscuro, con manchas blancas o amarillas alineadas en una banda discontinua, y trazos ondulados de color naranja. El reverso de las alas es pardo púrpura, con dibujos que recuerdan a un mapa geográfico.
Hábitat: zonas húmedas más o menos boscosas. Especie bastante común.
Distribución geográfica: Europa y Asia templada, hasta Japón.
Observaciones: vuela de abril a septiembre. Esta mariposa frecuenta los claros y linderos de los bosques de frondosas, así como los campos de maleza. Los individuos de ambas generaciones son notablemente diferentes, induciendo a pensar que se trata de dos especies distintas. La oruga recuerda a la de la mariposa *Inachis io* (pavo real), pero se diferencia por los dos largos apéndices que presenta en la cabeza.

• BANDA AMARILLA O BLANCA DISCONTINUA • TRAZOS ONDULADOS DE COLOR NARANJA • LA ORUGA SE DESARROLLA SOBRE LAS ORTIGAS.

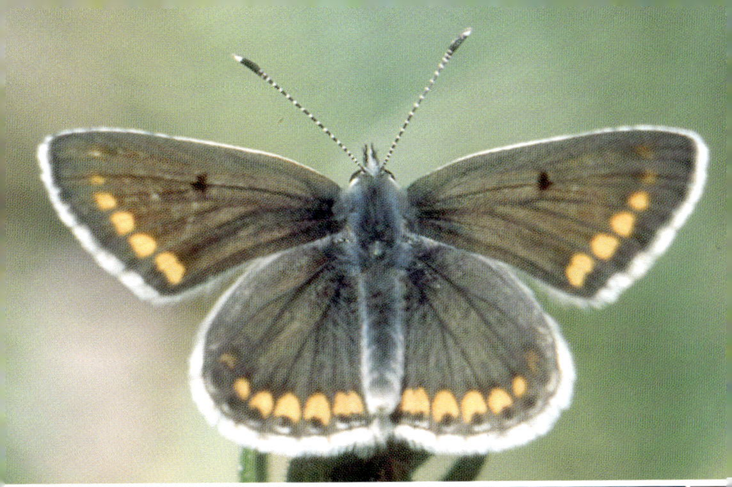
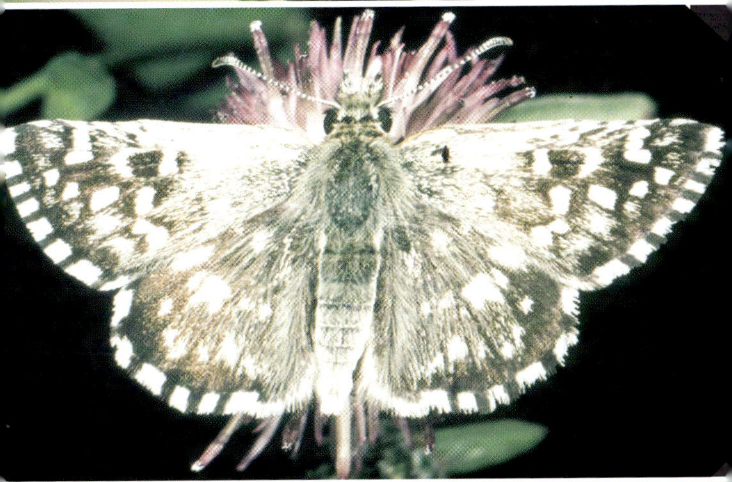
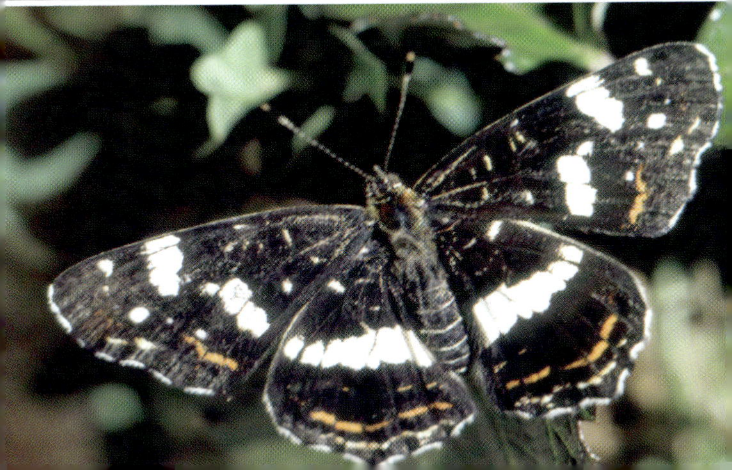

TORNASOLADA (HEMBRA)

Apatura iris L. (Ninfálidos)

Características: envergadura: 55-65 mm. Las alas son de color gris pardo negro sin reflejos metálicos, con grandes manchas blancas más o menos alineadas en una banda discontinua que atraviesa las dos alas, así como un pequeño ocelo de centro negro en la parte inferior de las alas posteriores (*ver* el macho, pág. 120).
Hábitat: bosques húmedos. Especie bastante común en determinadas zonas.
Distribución geográfica: centro y norte de Europa, Asia templada, hasta Corea.
Observaciones: vuela en junio y julio. Esta mariposa, propia de viejos bosques, no resulta fácil de observar, ya que suele volar a la altura de la copa de los árboles, posándose sobre el follaje a varios metros de altura. La oruga es de color verde claro y en la cabeza presenta un par de cuernecillos alargados, acabados en punta y de color amarillo claro. Se alimenta de las hojas del sauce.

• MOTIVOS BLANCOS SOBRE LAS ALAS • SIN OCELOS DISTINTIVOS EN ALAS ANTERIORES • LA ORUGA CRECE SOBRE LOS SAUCES.

TORNASOLADA CHICA (HEMBRA)

Apatura ilia Denis y Schiffermuller (Ninfálidos)

Características: envergadura: 50-60 mm. Las alas son de color pardo negruzco, sin reflejos metálicos, con bandas de color blanco satinado o leonado anaranjado más anchas que en el macho. Cada una de las cuatro alas presenta un ocelo con el centro negro (*ver* el macho, pág. 118).
Hábitat: bosques húmedos. Especie bastante común en determinadas zonas.
Distribución geográfica: Europa y Asia templada, hasta China.
Observaciones: vuela en junio y julio. La mariposa se encuentra principalmente en los bosques de frondosas con claros y caminos, así como en árboles próximos al agua, donde crecen sus plantas nutricias. La oruga es de color verde claro, y en la cabeza presenta dos largos cuernos ahorquillados de color amarillo claro. Se alimenta del álamo temblón y, más raramente, del sauce cabruno.

• BANDAS BLANCAS O ANARANJADAS • MANCHA REDONDA CON EL CENTRO NEGRO • LA ORUGA SE ALIMENTA SOBRE EL ÁLAMO TEMBLÓN.

NINFA MAYOR

Limenitis populi L. (Ninfálidos)

Características: envergadura: 65-80 mm. Las alas son de color pardo negruzco, con bandas blancas que a veces están totalmente oscurecidas en el macho. Las alas posteriores presentan en el borde pequeñas manchitas naranjas en forma de media luna y un fino trazo azul discontinuo.
Hábitat: bosques húmedos de frondosas. Esta especie empieza a escasear en muchos sitios.
Distribución geográfica: Europa y Asia templada, hasta Japón.
Observaciones: vuela de junio a agosto. La ninfa mayor es difícil de observar, ya que apenas vuela dos semanas desde su transformación en imago y desaparece hasta el año siguiente. La oruga es más fácil de observar sobre distintos tipos de álamo; es de color verde y presenta dos protuberancias redondeadas en el tórax.

• MANCHAS NARANJAS EN FORMA DE MEDIA LUNA SOBRE LAS ALAS POSTERIORES • BANDAS BLANCAS QUE EN EL MACHO ESTÁN MUY OSCURECIDAS • LA ORUGA SE ALIMENTA SOBRE EL ÁLAMO TEMBLÓN.

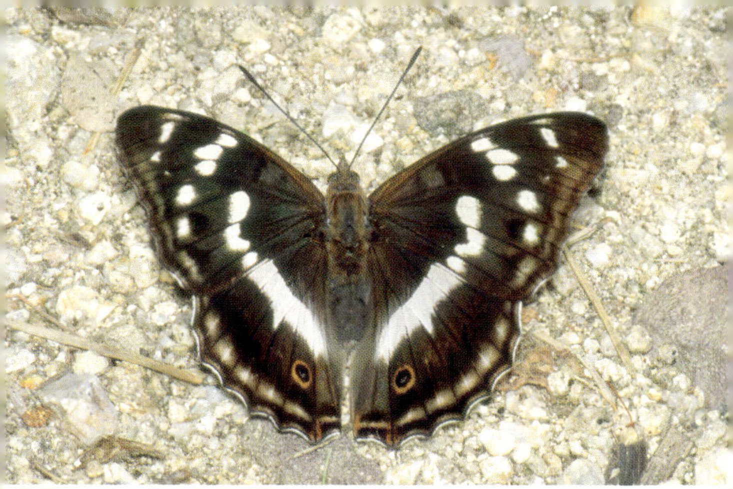
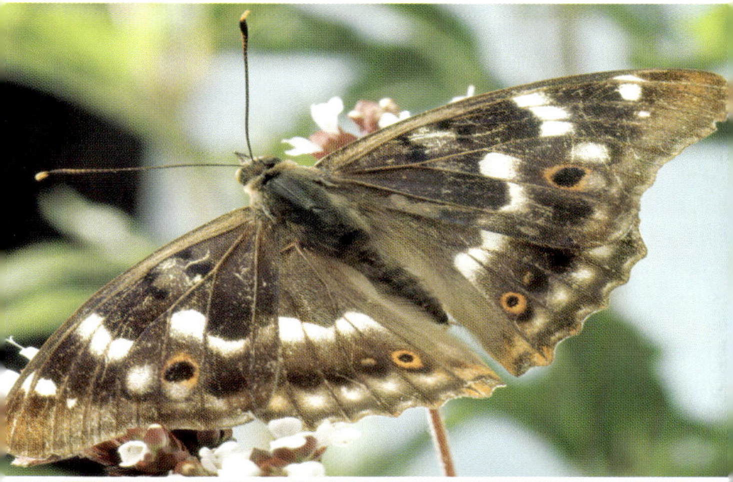
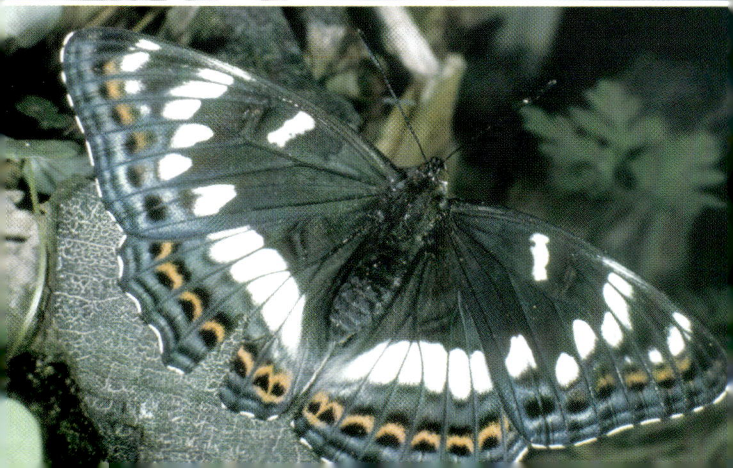

Lagoda camilla

Lagoda camilla L. (Ninfálidos)

Características: envergadura: 45-52 mm. El anverso de las alas es pardo negruzco, con una amplia banda blanca. El reverso es anaranjado, atravesado por una ancha banda blanca y con dos filas de puntos negros sobre las alas posteriores.

Hábitat: bosques húmedos. Especie bastante común.

Distribución geográfica: Europa y Asia templada, hasta Japón.

Observaciones: vuela de junio a agosto. Esta mariposa apenas se aleja de los claros y linderos de los bosques donde crecen las plantas nutricias de su oruga. La limpieza sistemática del sotobosque que recomienda la silvicultura moderna le es muy desfavorable. La oruga es verde, con espinas marrones, y se alimenta de la madreselva.

• EL ANVERSO ES NEGRO, CON UNA BANDA BLANCA • EL REVERSO ES NARANJA, CON UNA DOBLE FILA DE PUNTOS NEGROS • LA ORUGA ES VERDE, CON ESPINAS MARRONES.

DONCELLA OSCURA

Melitaea diamina Lang (Ninfálidos)

Características: envergadura: 35-45 mm. El anverso de las alas es negro pardusco, con numerosas manchas anaranjadas sobre las alas anteriores, mucho más reducidas y alineadas sobre las alas posteriores. El reverso de las alas posteriores es una alternancia de bandas amarillas, blancas y marrón anaranjado formadas por manchas destacadas en negro.

Hábitat: claros y lindes de bosques frescos, praderas húmedas, turberas. Especie bastante común, pero localizada.

Distribución geográfica: Europa y Asia templada, hasta Japón.

Observaciones: vuela de mayo a agosto. Es una especie mucho más frecuente en la montaña que en la llanura. La oruga es de color pardo grisáceo oscuro, con manchas blancas y grandes verrugas espinosas de color amarillo anaranjado. Se alimenta sobre la valeriana, el llantén, el trigo vacuno *(Melampyrum pratense)* y otras plantas herbáceas.

• MANCHAS ANARANJADAS, MÁS NUMEROSAS EN LAS ALAS ANTERIORES • EL REVERSO DE LAS ALAS POSTERIORES ES BLANCO, AMARILLO Y PARDO ANARANJADO • LA ORUGA ES MARRÓN Y BLANCA.

Euphydryas cynthia (MACHO)

Euphydryas cynthia Denis y Schiffermuller (Ninfálidos))

Características: envergadura: 35-45 mm. El anverso de las alas del macho es negro, con bandas y manchas blancas y otras manchas de color rojo anaranjado. La hembra es de color leonado más o menos oscuro, con líneas negras entrecruzadas. El reverso de las alas posteriores es similar en ambos sexos: alternancia de bandas naranjas y amarillas con reborde negro.

Hábitat: praderas, zonas de hierba y pastos. Especie bastante común.

Distribución geográfica: Alpes y montañas de Bulgaria.

Observaciones: vuela en junio y julio. El macho tiene un vuelo rápido a ras del suelo cuando hace buen tiempo. La oruga es negra, con estrechos anillos amarillos y numerosos apéndices plumosos por todo el cuerpo. Vive sobre diversas plantas herbáceas, principalmente llantén y violeta.

• FONDO NEGRO CON BANDAS Y MANCHAS AMARILLAS • MANCHAS DE COLOR ROJO ANARANJADO • LA ORUGA ES NEGRA, CON ESTRECHOS ANILLOS AMARILLOS.

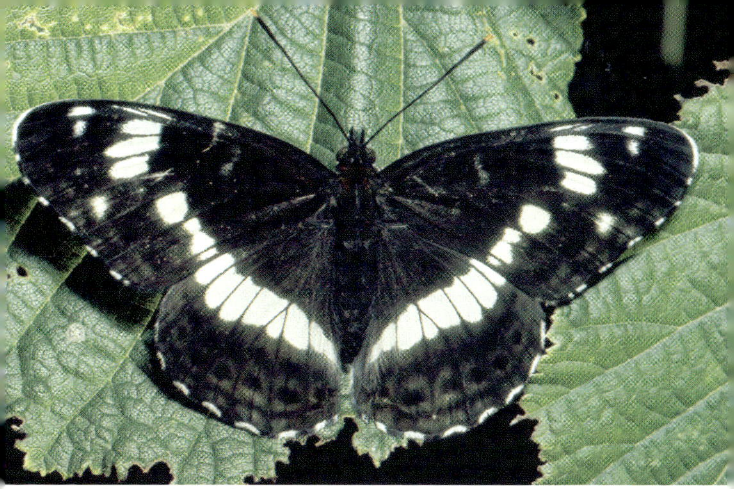
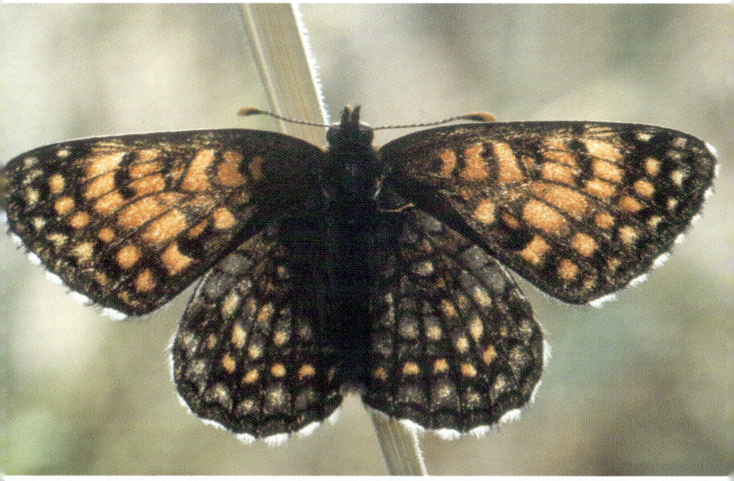
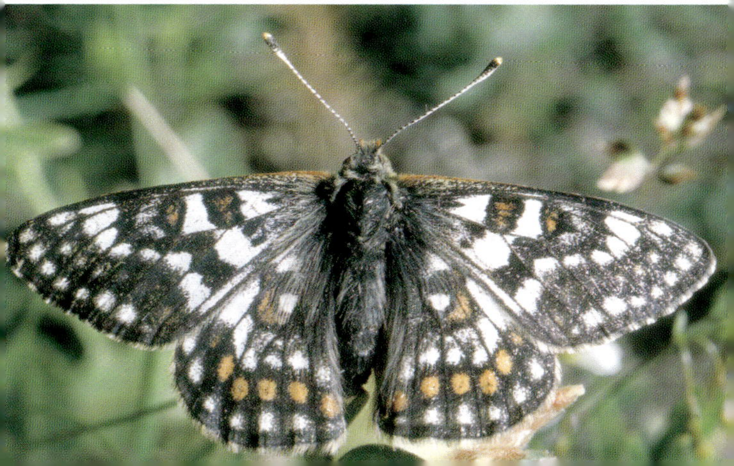

MONTAÑESA BANDA LARGA

Erebia meolans Prunner (Ninfálidos)

Características: envergadura: aproximadamente 40 mm. Las alas son de color negruzco y están atravesadas por una banda roja en el macho, anaranjada en la hembra, con tres a cinco manchas negras redondas en las alas anteriores y tres o cuatro en las posteriores, con el centro blanco en las manchas más grandes. El reverso de las alas posteriores es casi uniforme en el macho, con una zona más clara en la hembra.
Hábitat: lindes y claros de bosques, praderas, zonas de hierba, desprendimientos. Especie común.
Distribución geográfica: montañas del suroeste de Europa.
Observaciones: vuela de junio a agosto. Como todas las «montañesas», reacciona rápidamente cuando cambia el tiempo y deja de volar en cuanto se nubla. La oruga es de color pardo verdoso, con una alternancia de líneas más claras y más oscuras. Se alimenta de *Festuca* y otras gramíneas.

• ALAS ANTERIORES ATRAVESADAS POR UNA BANDA DE COLOR ROJO ANARANJADO • TRES A CINCO MANCHAS REDONDAS EN LAS ALAS ANTERIORES, TRES O CUATRO EN LAS POSTERIORES • LA ORUGA ES DE COLOR PARDO VERDOSO.

MONTAÑESA ARANERA

Erebia oeme Hubner (Ninfálidos)

Características: envergadura: 40-45 mm. Las alas son de color prado negruzco, con manchas leonadas poco desarrolladas en el macho y más grandes en la hembra, incluyendo dos manchas negras redondas con el centro blanco en las alas anteriores. El reverso de las alas posteriores muestra cinco o seis manchas negras con el centro blanco y reborde naranja.
Hábitat: lindes y claros de bosques, praderas húmedas. Especie bastante común, pero localizada.
Distribución geográfica: montañas del sur de Europa.
Observaciones: vuela en junio y julio. La oruga es de color pardo amarillento, con una línea dorsal negra y una línea blanquecina en cada flanco. Se alimenta de diversas gramíneas, carrizos y *Molinia*.

• MANCHAS LEONADAS POCO DESARROLLADAS • DOS MANCHAS REDONDAS EN LAS ALAS ANTERIORES, CINCO O SEIS EN LAS ALAS POSTERIORES • LA ORUGA ES DE COLOR PARDO AMARILLENTO, CON UNA LÍNEA DORSAL NEGRA.

EREBIA MANCHAS ANARANJADAS

Erebia albergamus Prunner (Ninfálidos)

Características: envergadura: aproximadamente 40 mm. El anverso de las alas es pardo negruzco, con manchas de color leonado anaranjado que recuerdan a una punta de flecha y alineadas formando una banda. Las alas presentan tres o cuatro manchitas negras redondas, algunas de ellas con el centro blanco. El reverso de las alas es idéntico, pero de tonalidad más clara.
Hábitat: lindes y claros de bosques, praderas, zonas de hierba y pastos. Especie común.
Distribución geográfica: montañas del sur de Europa.
Observaciones: vuela de junio a agosto. La oruga es verde, con moteado blanquecino y líneas amarillentas sobre dorso y flancos. Se alimenta de la festuca de las ovejas *(Festuca ovina)* y la grama de olor *(Anthoxanthum odoratum)*.

• MANCHAS EN FORMA DE PUNTA DE FLECHA Y DE COLOR LEONADO • TRES O CUATRO MANCHITAS NEGRAS REDONDAS • LA ORUGA ES VERDE, CON LÍNEAS AMARILLENTAS.

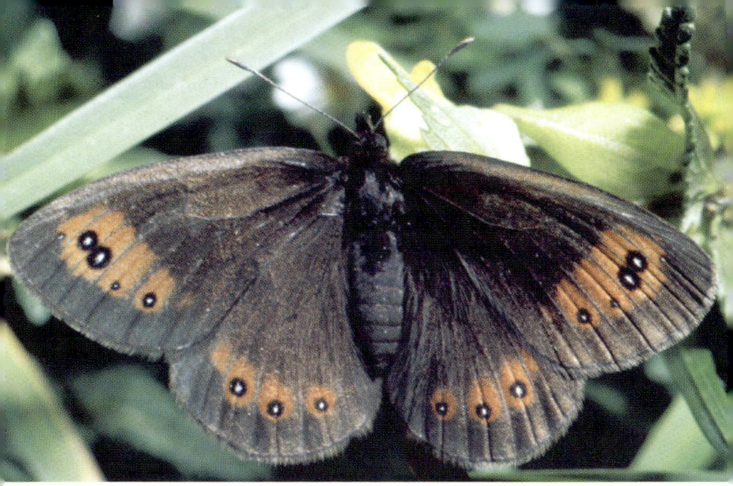

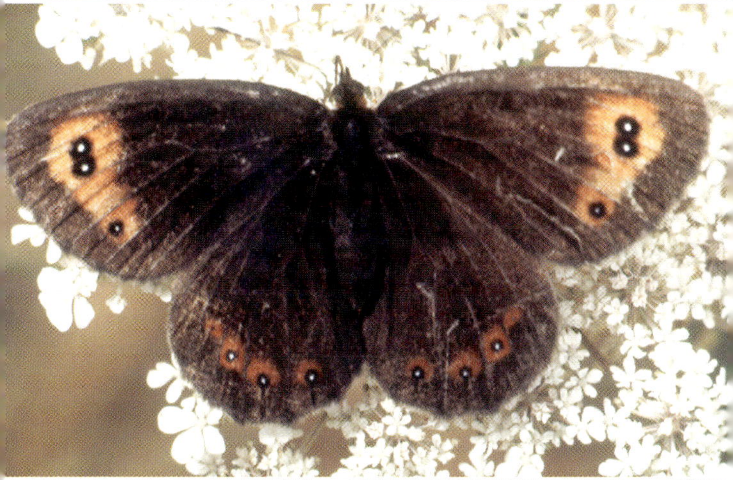

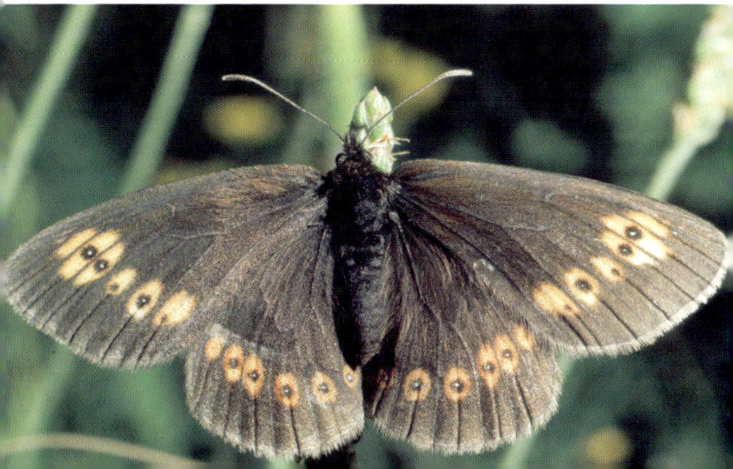

EREBIA CLARA DE ESPER

Erebia aethiops Esper (Ninfálidos)

Características: envergadura: 45-50 mm. El anverso de las alas es pardo negruzco, con cortas bandas de color leonado anaranjado y tres manchas redondas negras con el centro blanco. El reverso de las alas posteriores es pardo, con una banda gris en el macho y pardo claro en la hembra, con tres o cuatro manchitas blancas.

Hábitat: lindes y claros, bosques aclarados, praderas y brezales. Especie común en la montaña, rara en otras zonas.

Distribución geográfica: África, Oriente Próximo y Europa.

Observaciones: vuela de julio a septiembre. Es una de las montañesas que vuela a menor altura, aunque no es muy común hasta por lo menos 600 m de altitud. La oruga es pardusca, con una línea oscura y una línea clara en cada flanco. Se alimenta de diversas gramíneas.

• Cortas bandas de color leonado en las cuatro alas • Tres puntos negros con el centro blanco en cada ala • La oruga se desarrolla sobre diversas gramíneas.

ESFINGE DE LA CALAVERA

Acherontia atropos L. (Esfíngidos)

Características: envergadura: 80-120 mm. Las alas anteriores son negruzcas, marcadas con motivos de color claro. Las alas posteriores son amarillas. El tórax es negruzco, con un dibujo que recuerda a una calavera.

Hábitat: cerca de cultivos de patatas. Especie poco común.

Distribución geográfica: África, Oriente Próximo y Europa.

Observaciones: vuela de mayo a octubre. Esta mariposa tropical regresa todos los años a nuestras latitudes desde África, aunque sólo lo hace en gran número durante los años de calor. La oruga, que puede alcanzar hasta 15 cm de longitud, es amarilla o verde, con estrías oblicuas azules, a veces marrones, y un cuernecillo en el extremo del abdomen. En Europa se alimenta principalmente de las hojas de la patata.

• Alas y cuerpo negruzcos • Sobre el tórax muestra un dibujo en forma de calavera • La oruga se alimenta de la planta de la patata.

CALIMORFA

Euplagia quadripunctaria Poda (Árctidos)

Características: envergadura: 45-55 mm. Las alas anteriores son de color blanco crema, con bandas oblicuas negras y reflejos de color verde metálico bajo ciertos ángulos. Las alas posteriores son de color rojo anaranjado, con manchas negras.

Hábitat: lindes y claros de bosques, setos, campos sin cultivar, parques y jardines. Especie bastante común.

Distribución geográfica: Europa, norte de África, Asia occidental.

Observaciones: vuela de julio a septiembre. La mariposa se muestra activa durante el día, a menudo ocupada en libar las flores. La oruga es negra, con manchas blancas y mechones de pelos anaranjados. Se alimenta del follaje de numerosas plantas herbáceas y arbustivas, principalmente ortigas.

• Motivo en forma de V blanca sobre fondo negro en la parte baja de las alas • Alas posteriores rojas, con manchas negras • La oruga tiene largos pelos.

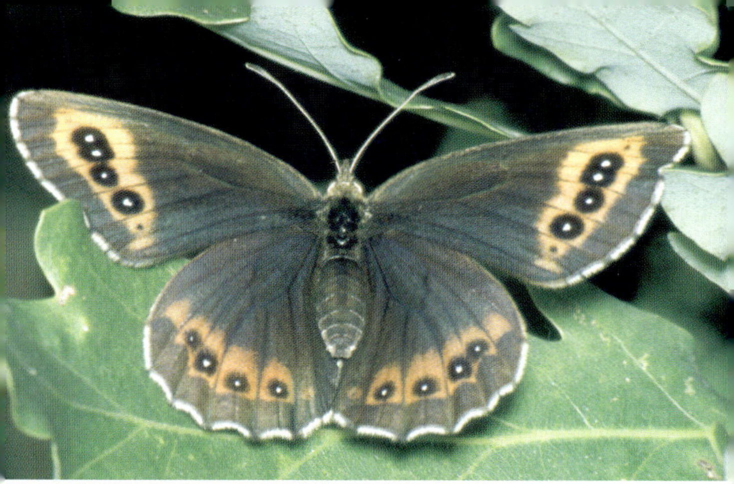

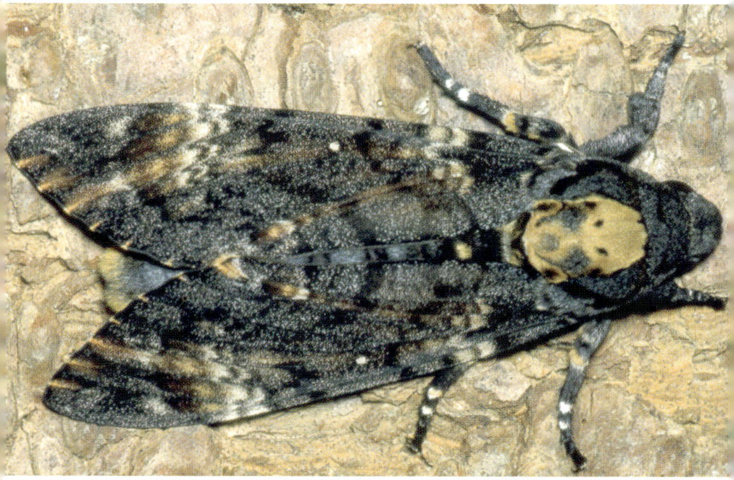

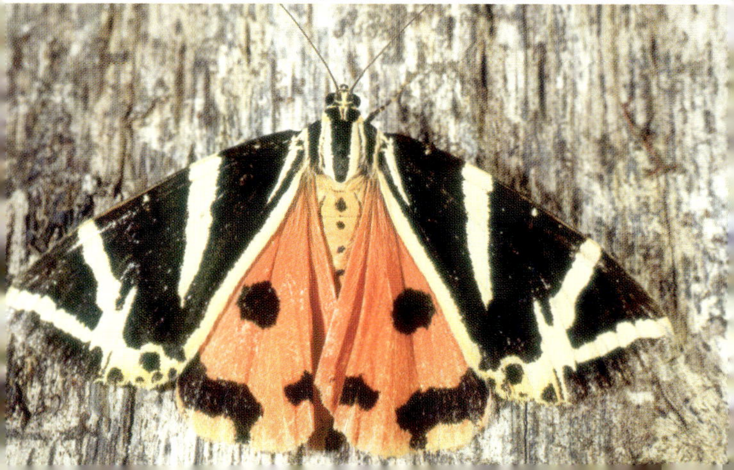

GITANA

Arctia caja L. (Árctidos)

Características: envergadura: 45-65 mm. Las alas anteriores son de color pardo negruzco, adornadas con una compleja red de líneas blanco crema. Las alas posteriores son de color rojo bermellón, con manchas redondeadas azul oscuro metálico. Antenas blancas.

Hábitat: casi todos los medios, incluso los jardines. Especie bastante común.

Distribución geográfica: Europa, Asia templada, hasta Japón, América del Norte.

Observaciones: vuela de junio a septiembre. En caso de peligro, el adulto separa sus alas anteriores para mostrar el color rojo intenso de las alas posteriores. La oruga es muy vellosa, con el dorso negro y los laterales de color pardo rojizo. La punta de los pelos suele ser blanco grisáceo. Se alimenta de numerosas plantas herbáceas o arbustivas, principalmente ortigas.

• RED COMPLEJA DE LÍNEAS BLANCO CREMA • ALAS POSTERIORES DE COLOR ROJO INTENSO • LA ORUGA ES VELLOSA, DE COLORES NEGRO Y PARDO ROJIZO.

CALIMORFA ESCARLATA

Callimorpha dominula L. (Árctidos)

Características: envergadura: 52-58 mm. Las alas anteriores son negras, con reflejos de color verde metálico y manchas blanquecinas o amarillo anaranjado. Las alas posteriores son de color rojo intenso con manchas negras. El tórax es negro, con dos líneas amarillas, y el abdomen es rojo, con una banda dorsal negra.

Hábitat: bosques y zonas boscosas, parques y jardines. Especie bastante común.

Distribución geográfica: Europa y Asia occidental.

Observaciones: vuela de junio a agosto. Esta mariposa se oculta durante las horas calurosas del día para iniciar su actividad por la tarde y la noche. La oruga es negra, con dos bandas amarillas discontinuas mezcladas de blanco en el dorso, y verrugas con mechones de pelos erizados negros y blancos. Se alimenta de numerosas plantas bajas.

• MANCHAS DE COLOR AMARILLO O NARANJA SOBRE FONDO NEGRO • DOS TRAZOS AMARILLOS SOBRE EL TÓRAX NEGRO • LA ORUGA SE ALIMENTA DE DIVERSAS PLANTAS BAJAS.

Atlantarctia tigrina

Atlantarctia tigrina Villers (Árctidos)

Características: envergadura: 44-48 mm. Las alas anteriores son negras, con una red de bandas blanco crema más gruesas en el macho que en la hembra. Las alas posteriores son de color amarillo a anaranjado, con manchas negras y reborde rojo. El abdomen es rojo en la parte anterior y negro en su extremo.

Hábitat: monte bajo, brezales, zonas soleadas. Especie bastante común, pero localizada.

Distribución geográfica: norte de España, sur de Francia, norte de Italia.

Observaciones: vuela de mayo a julio. Esta mariposa gusta de los lugares cálidos, pero se la puede encontrar incluso en las inmediaciones de las ciudades. Se muestra activa durante la segunda parte de la noche hasta el alba. La oruga es negra, con el vientre rojizo, y está cubierta de mechones de pelos en forma de estrella. Se alimenta de diversas plantas bajas como euforbias y retamas.

• RED DE LÍNEAS BLANCO CREMA SOBRE FONDO NEGRO • ABDOMEN ROJO Y NEGRO • LA ORUGA SE ALIMENTA DE DIVERSAS PLANTAS BAJAS.

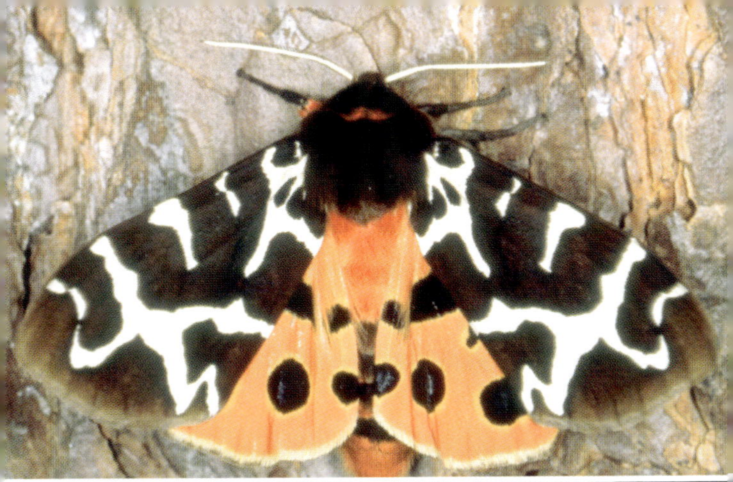

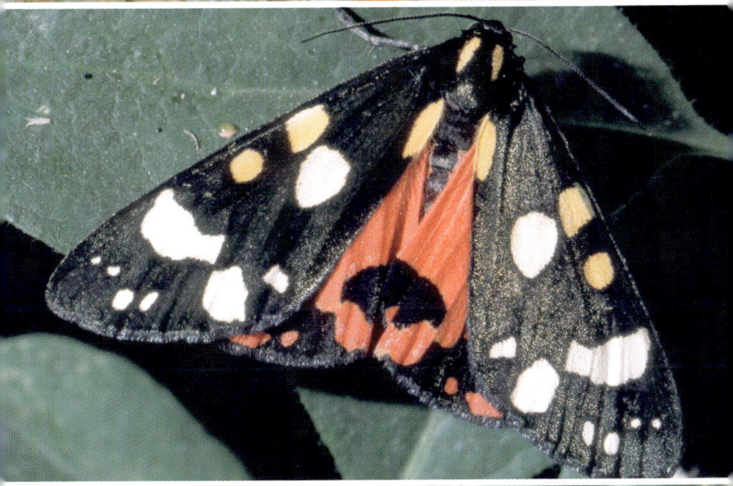

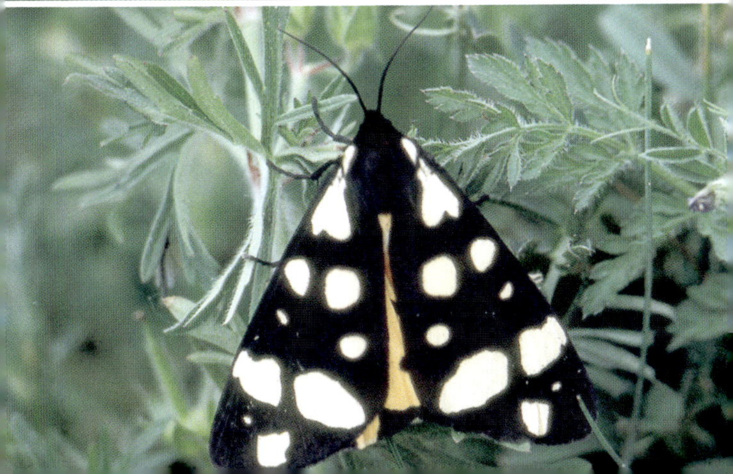

Parasemia plantaginis

Parasemia plantaginis L. (Árctidos)

Características: envergadura: 32-38 mm. Las alas anteriores son negruzcas, con un gran punto blanco y una compleja red de gruesas líneas blancas. Las alas posteriores son de color amarillo, rojo o blanco, más o menos manchadas de negro.
Hábitat: claros y praderas más bien húmedas. Especie bastante común en la montaña; en la llanura ha pasado a ser poco frecuente.
Distribución geográfica: Europa, norte de África, Asia templada, hasta Japón, América del Norte.
Observaciones: vuela de mayo a agosto. La mariposa es activa durante el día. La oruga está cubierta de largos pelos negros, con una zona de color castaño en mitad del dorso. Se alimenta fundamentalmente de llantén, diente de león y vellosilla.

• RED COMPLEJA DE GRUESAS LÍNEAS BLANCAS • GRAN PUNTO BLANCO EN EL CENTRO • VISIBLE SOBRE TODO EN LA MONTAÑA.

Amata phegea

Amata phegea L. (Árctidos)

Características: envergadura: 30-45 mm. Las alas son negras, con reflejos azules. Las alas anteriores suelen presentar seis manchas blancas; las alas posteriores, más pequeñas, generalmente sólo dos. Las antenas son negras, con las puntas blancas. El abdomen es negro azulado, con dos anillos de color amarillo o blanquecino.
Hábitat: lindes y claros de bosques, zonas con arbustos. Especie bastante común, pero localizada.
Distribución geográfica: sur y centro de Europa.
Observaciones: vuela de mayo a agosto. Las mariposas liban el néctar de las flores durante el día, principalmente de las flores moradas. La oruga es negra, con mechones lanosos y muy densos de pelos gris pardusco. La cabeza y las patas son de color pardo rojizo. Se alimenta de diversas plantas herbáceas: llantén, diente de león, ortiga muerta y *Rumex patientia*.

• SEIS MANCHAS BLANCAS SOBRE FONDO NEGRO • ABDOMEN CON DOS ANILLOS CLAROS • LA ORUGA ES NEGRA, CON PELOS DE COLOR GRIS PARDUSCO.

Eustroma reticulatum

Eustroma reticulatum Denis y Schiffermuller (Geométridos)

Características: envergadura: aproximadamente 26 mm. El color de fondo de las alas anteriores es negruzco, con bandas y líneas blancas más o menos acentuadas que dibujan una complicada y variable red de gran variabilidad individual. Las alas posteriores son grisáceas, con líneas más claras.
Hábitat: bosques. Especie rara y localizada.
Distribución geográfica: centro y norte de Europa, Asia templada, hasta Japón.
Observaciones: vuela en junio y julio. Suele observarse en la montaña, a una altitud media. Activa tanto de día como de noche, echa a volar cuando se siente amenazada, y es atraída por las luces. La oruga es verde claro y en el dorso presenta una línea rojiza discontinua entre dos bandas blanquecinas. Vive sobre las alegrías.

• RED DE LÍNEAS Y BANDAS BLANCAS • ALAS POSTERIORES GRISÁCEAS • LA ORUGA ES VERDE, CON UNA LÍNEA ROJIZA ACOMPAÑADA POR DOS BLANCAS EN EL DORSO.

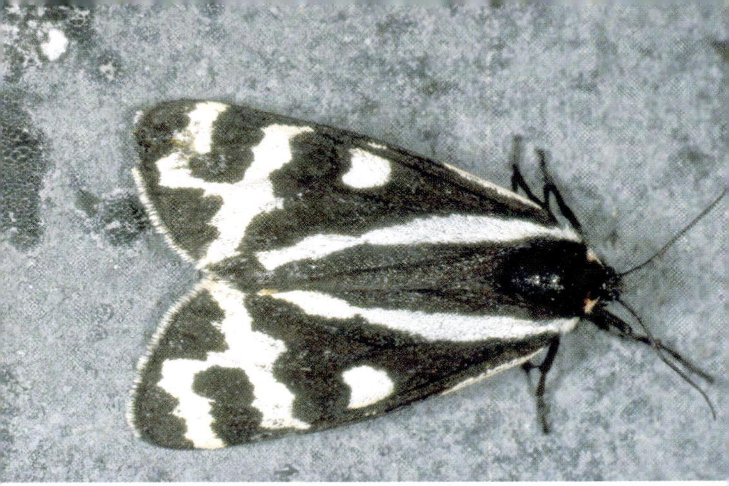

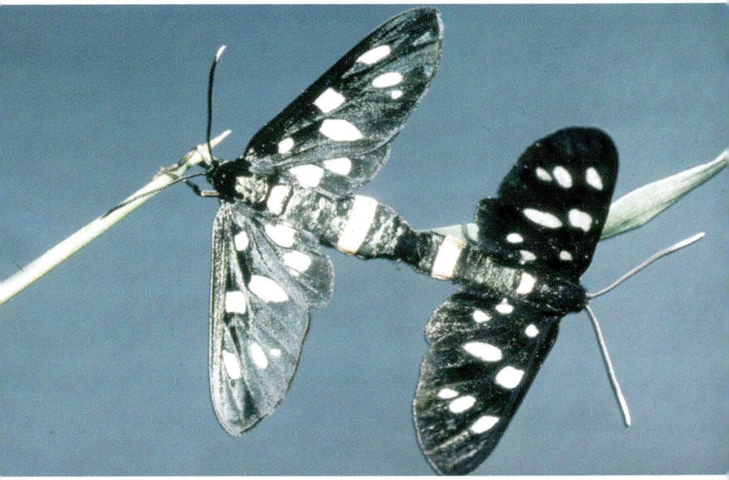

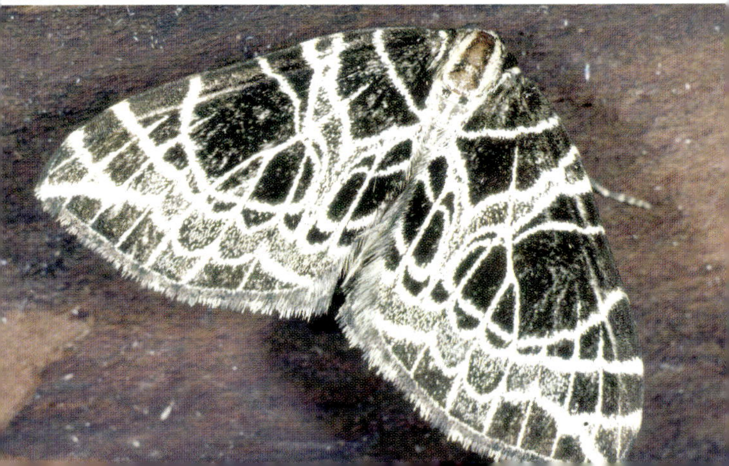

CAPULLITOS DE CEREZO

Thyatira batis L. (Drepánidos)

Características: envergadura: 32-38 mm. Las alas anteriores son de color pardo negruzco, con cinco manchas rosadas, las más grandes con una zona central pardo claro. El cuerpo, muy velloso, es pardo claro a marrón rosado.

Hábitat: bosques, praderas a baja altitud, zonas con arbustos, jardines. Especie bastante común.

Distribución geográfica: en Europa y Asia templada, hasta Japón.

Observaciones: vuela de abril a septiembre. Frecuenta principalmente las zonas donde crecen las zarzas y los frambuesos, plantas de las que se alimenta su oruga. Ésta es de color pardo, con manchas triangulares en el dorso. En su etapa más joven puede parecer un excremento de pájaro. A menudo se enrolla en forma de U.

• ALAS CON MANCHAS ROSAS • LA ORUGA SE ENROLLA EN FORMA DE U • SE ALIMENTA DE ZARZAS Y FRAMBUESOS.

Melanchra persicariae

Melanchra persicariae L. (Noctuidos)

Características: envergadura: 38-48 mm. Las alas anteriores presentan un jaspeado pardo negruzco, con una gran mancha blanca en forma de alubia con el centro amarillento. Las alas posteriores son de color pardo grisáceo.

Hábitat: bosques aclarados, claros y lindes, setos, campos sin cultivar, jardines. Especie muy común.

Distribución geográfica: Europa y Asia templada, hasta China.

Observaciones: vuela de mayo a agosto. Las mariposas se ocultan durante el día entre la vegetación o se posan sobre un muro, un poste o un tronco de árbol. En el crepúsculo visitan las flores de *Lychnis* y de frambueso. La oruga es verde a pardo rojiza, con líneas y manchas negras. Vive sobre diversas plantas herbáceas y puede atacar a diversos cultivos en el jardín.

• MANCHA BLANCA EN FORMA DE ALUBIA • ALAS CON JASPEADO PARDO NEGRUZCO • LA ORUGA PUEDE OCASIONAR GRAVES DAÑOS EN DIVERSOS CULTIVOS.

Endromis versicolora (MACHO)

Endromis versicolora L. (Endrómidos)

Características: envergadura: 50-60 mm. Las alas anteriores del macho son de color pardo negruzco a leonado, mientras que el de la hembra es beis claro, con motivos negros y blancos en ambos sexos. Las alas posteriores tienen un color más vivo y sólo presentan motivos negros.

Hábitat: áreas boscosas con abundantes abedules, a menudo cerca de turberas. Especie común en algunas zonas.

Distribución geográfica: Europa y Asia templada, hasta la región del Amur.

Observaciones: vuela de marzo a mayo. El macho es activo al atardecer, cuando sale en busca de las hembras posadas cerca del suelo, sobre un tronco o una rama de abedul. La oruga es de color verde oscuro en el vientre, más clara en el dorso, con bandas transversales oblicuas en los flancos y un pequeño cuerno en la parte posterior. Se alimenta principalmente sobre el abedul.

• ALAS DE COLOR PARDO NEGRUZCO A LEONADO, CON DIBUJOS EN NEGRO Y BLANCO • LA ORUGA SE DESARROLLA PRINCIPALMENTE SOBRE EL ABEDUL.

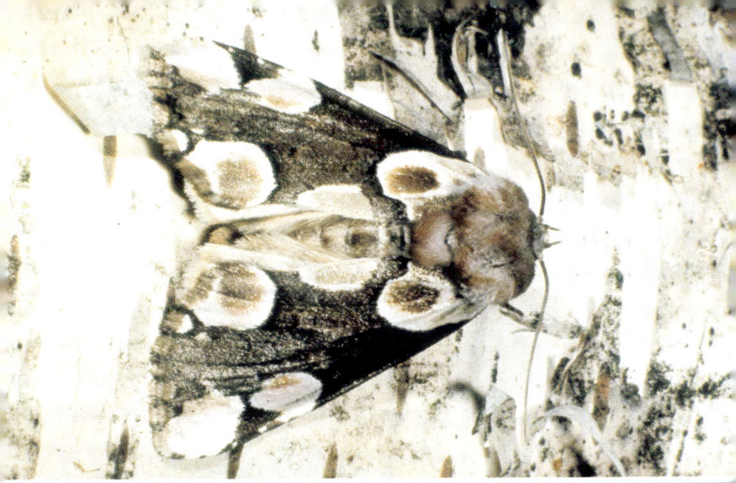
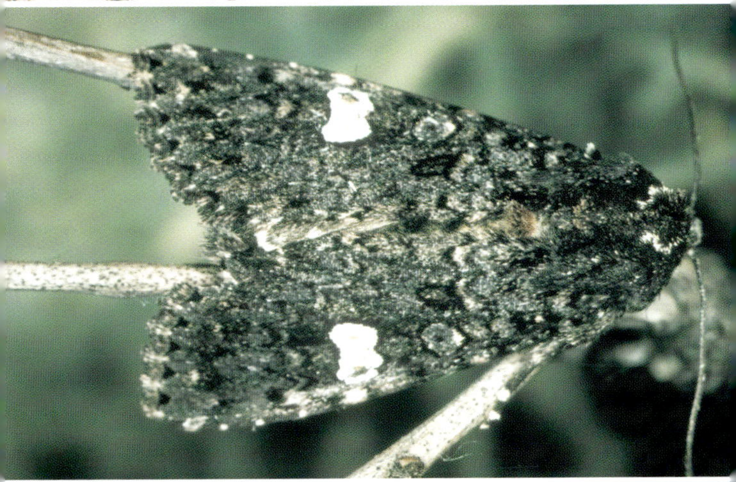
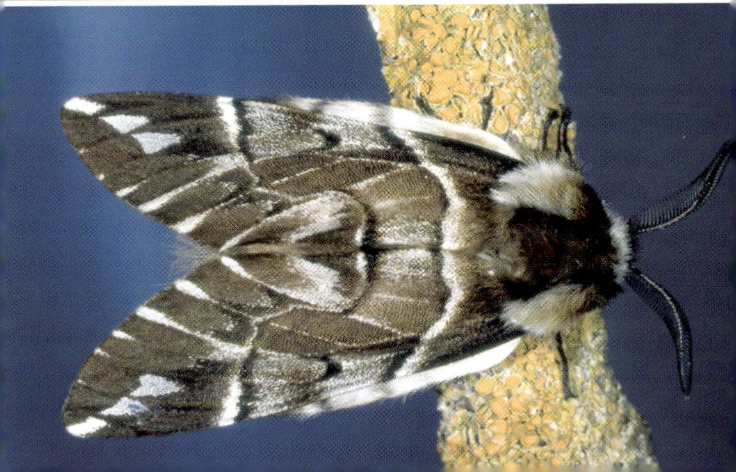

Thyris fenestrella

Thyris fenestrella Scopoli (Tíridos)

Características: envergadura: 11-17 mm. Las alas anteriores son negras, con reflejos cobrizos, líneas y manchas amarillas o naranjas y dos o tres manchas translúcidas en el centro. Las alas posteriores son semejantes, con tres manchas translúcidas.
Hábitat: lindes y claros de bosques, setos, zonas arbustivas. Especie bastante común.
Distribución geográfica: centro y sur de Europa.
Observaciones: vuela de abril a agosto. Esta mariposa se observa fácilmente cuando visita las flores, principalmente las de zarza y *Clematis vitalba*, o bien cuando bebe en los charcos de agua del suelo. La cabeza de la oruga es negra y el resto del cuerpo es amarillo sucio, con numerosos puntitos negros. Se alimenta del follaje de la clemátide.

• ALAS CON REFLEJOS COBRIZOS • DOS O TRES MANCHAS TRANSLÚCIDAS EN MEDIO DEL ALA • LA ORUGA SE ALIMENTA DE *CLEMATIS VITALBA*.

POLILLA CINABRIO

Tyria jacobaeae L. (Árctidos)

Características: envergadura: 40-45 mm. Las alas anteriores son negras, a veces con reflejos azules, y muestran una banda rojo intenso en el borde externo y dos manchas redondeadas en la parte baja de cada ala. Las alas posteriores son de color rojo intenso con el borde gris negruzco.
Hábitat: claros, praderas, campos sin cultivar y otras zonas con hierba. Especie menos común ahora que en tiempos pasados.
Distribución geográfica: en casi toda Europa.
Observaciones: vuela en junio y julio. Activa durante el día, esta mariposa se reconoce por su vuelo rápido, que bajo la luz del sol pone de manifiesto sus vivos colores. En ocasiones es atraída por las luces durante la noche. La oruga muestra numerosos anillos de color negro y naranja, con algunos escasos y largos pelos claros u oscuros. Se desarrolla sobre la hierba de Santiago *(Senecio jacobaea)*.

• ALAS ANTERIORES DE COLOR NEGRO AZULADO, CON UNA BANDA Y DOS MANCHAS ROJAS • ALAS POSTERIORES DE COLOR ROJO CON REBORDE NEGRUZCO • LA ORUGA SE ALIMENTA DE LA HIERBA DE SANTIAGO.

Vanessa atalanta

Vanessa atalanta L. (Ninfálidos)

Características: envergadura: 50-60 mm. Las alas anteriores son de color negro, cruzadas por una barra rojo vivo y con manchas blancas en el extremo. Las alas posteriores son negruzcas, con reborde externo rojo. El reverso de las posteriores presenta un jaspeado pardo y negro, con una mancha blanco crema en el borde.
Hábitat: lindes, campos sin cultivar, jardines. Especie común.
Distribución geográfica: Europa, norte de África, Asia occidental, América del Norte, Antillas y Nueva Zelanda.
Observaciones: vuela de abril a octubre. Esta mariposa migradora llega hasta el círculo polar ártico y puede verse en muchas partes. Al final del verano y en otoño es frecuente en los jardines, a los que acude para aprovechar las últimas flores o los frutos podridos caídos al suelo. La oruga es gris amarillenta a negra, y vive sobre la ortiga común.

• ALAS ANTERIORES ATRAVESADAS POR UNA BANDA ROJA • MIGRADORA REGULAR • LA ORUGA ES DE COLOR GRIS AMARILLENTO A NEGRO Y SE ALIMENTA DE LA ORTIGA.

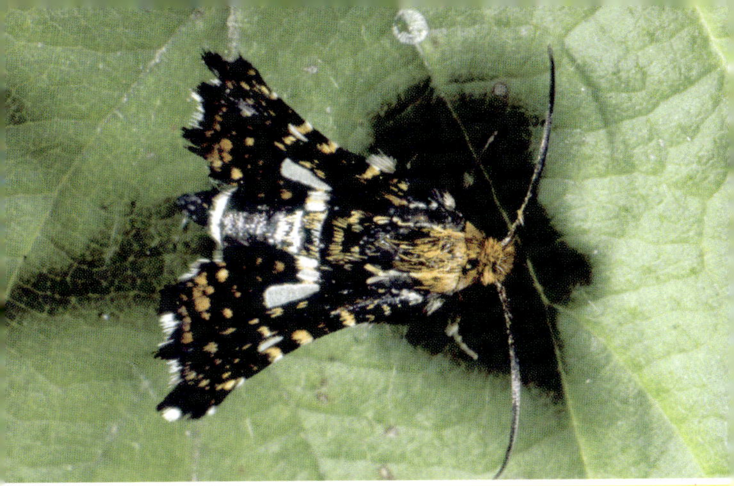
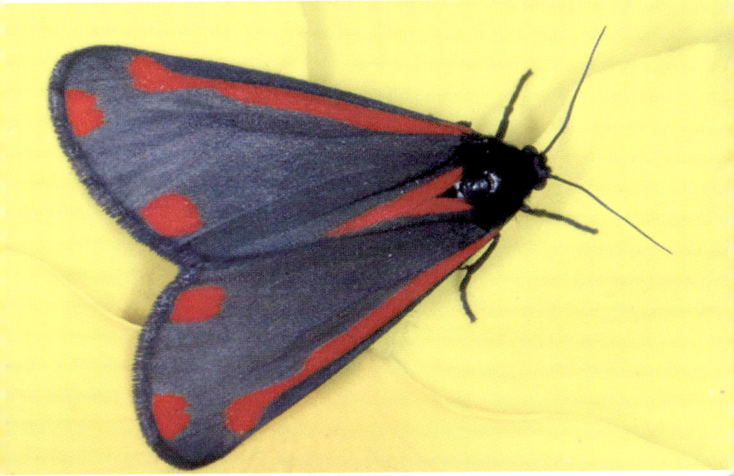
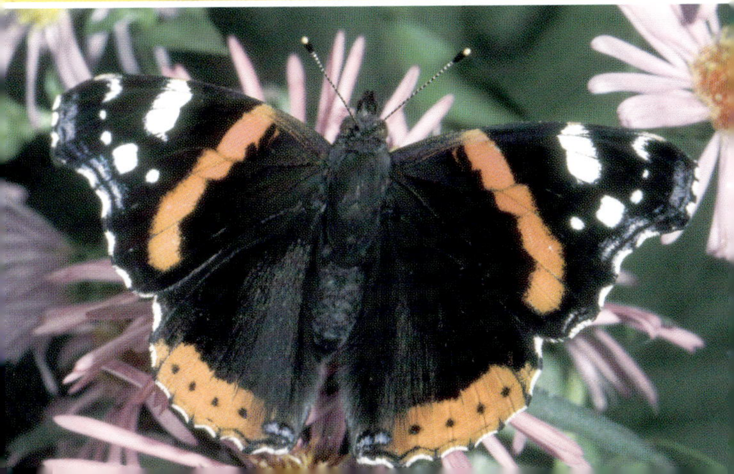

Hemaris fuciformis

Hemaris fuciformis L. (Esfíngidos)

Características: envergadura: 40-45 mm. Las alas son transparentes, con un ancho reborde de color castaño, y las alas posteriores son muy pequeñas. El cuerpo es pardo amarillento, con un anillo pardo rojizo sobre el abdomen bordeado de blanco.
Hábitat: lindes y claros de bosques, praderas, campos sin cultivar y otras zonas con hierba. Esta especie ha pasado a ser rara en muchos sitios.
Distribución geográfica: Europa, norte de África y Asia templada, hasta Japón.
Observaciones: vuela de abril a agosto. Esta mariposa vuela durante el día y únicamente cuando hace sol, visitando preferentemente las flores azules, violetas o rosas. La oruga es verde, con una línea más clara a cada lado del dorso y una serie de puntos rojos en los flancos. Se alimenta principalmente de madreselva y sinforicarpos.

• AMPLIO REBORDE ROJO VIVO • ALAS POSTERIORES MUY PEQUEÑAS • ABDOMEN DE COLOR PARDO AMARILLENTO CON ANILLO PARDO ROJIZO.

ABEJILLA DEL ÁLAMO Y EL CHOPO

Sesia apiformis Clerck (Sésidos)

Características: envergadura: 32-50 mm. Las alas son transparentes, con los bordes y las nervaduras de color pardo. El cuerpo es ancho, amarillo, con marcas sobre el tórax y anillos del abdomen parduscos. El abdomen termina en un mechón muy corto de pelos amarillos.
Hábitat: bosques húmedos, choperas, parques. Especie bastante común.
Distribución geográfica: Europa, Asia Menor y Asia templada, hasta los montes Altai, América del Norte.
Observaciones: vuela de mayo a agosto. Fácilmente confundible con un abejorro para una persona poco experimentada. La abejilla del álamo y el chopo no se aleja nunca de los lugares donde crece el chopo, árbol del que se alimenta la oruga. Ésta es de color crema o amarillento, con la cabeza negra; vive en una galería excavada entre la madera y la corteza del chopo.

• ALAS TRANSPARENTES CON BORDES Y NERVADURAS PARDUSCAS • EL ABDOMEN TERMINA EN UN COPETE AMARILLO • LA ORUGA SE DESARROLLA BAJO LA CORTEZA DE LOS CHOPOS.

Synanthedon vespiformis (HEMBRA)

Synanthedon vespiformis L. (Sésidos)

Características: envergadura: 18-25 mm. Las alas anteriores son estrechas, transparentes, con reborde pardusco y una barra central anaranjada. Las alas posteriores son más anchas y carecen de esta barra anaranjada. El cuerpo es negro, con dibujos amarillos. El mechón de pelos en el extremo del abdomen es amarillo en la hembra y negro en el macho.
Hábitat: lindes y claros de bosques, plantaciones de árboles. Especie bastante común, pero localizada.
Distribución geográfica: sur y centro de Europa, Asia occidental.
Observaciones: vuela de mayo a septiembre, principalmente al atardecer y los días soleados. La oruga es blanca o amarillenta, con la cabeza de color pardo rojizo y el tórax pardo claro. Se desarrolla principalmente en la madera del roble, pero también escoge el haya, el castaño y otras especies de caducifolios.

• ALAS CON EL BORDE PARDUSCO Y CON UNA BARRA ANARANJADA • EL MECHÓN DE PELOS DEL ABDOMEN ES AMARILLO O NEGRO • LA ORUGA SE ALIMENTA PRINCIPALMENTE DEL ROBLE.

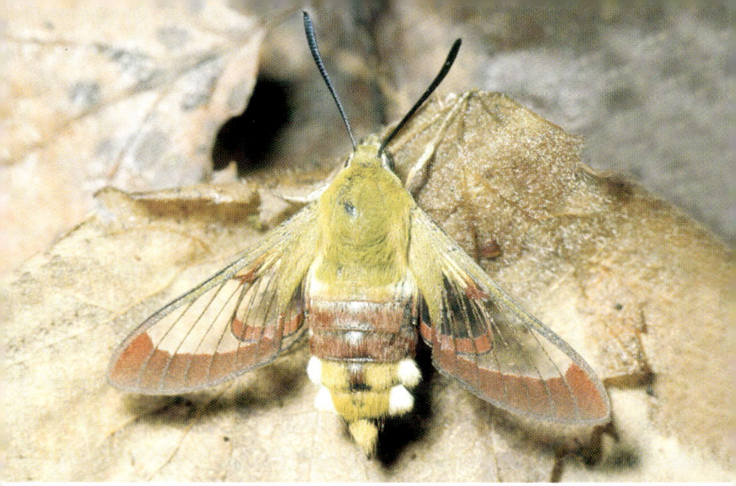

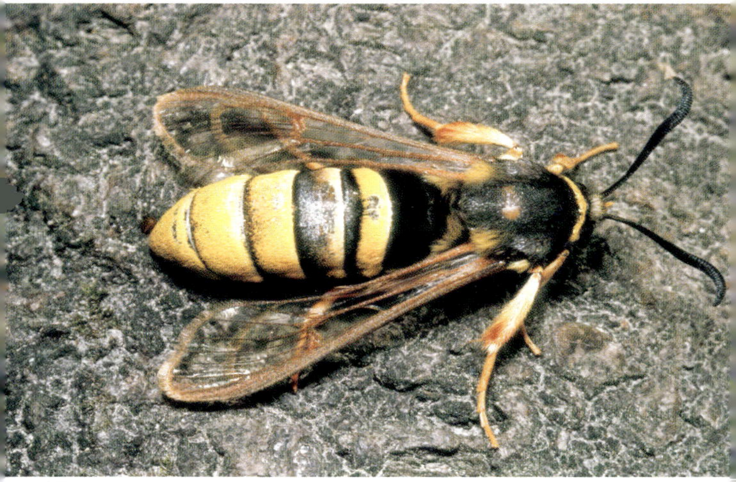

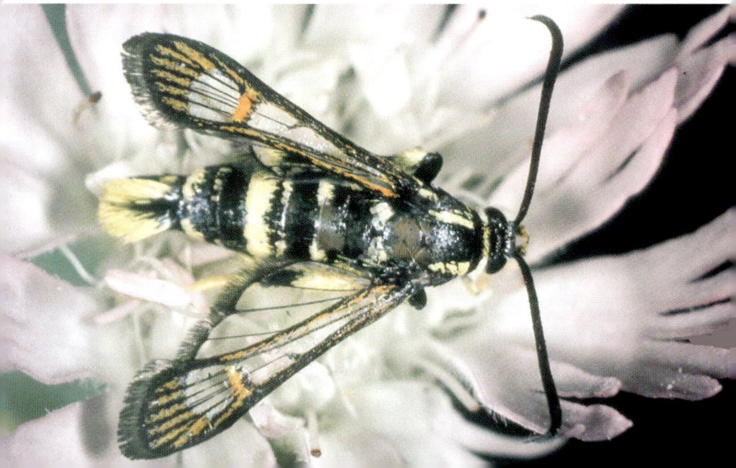

Bembecia uroceriformis

Bembecia uroceriformis Treitschke (Sésidos)

Características: envergadura: 11-28 mm. Las alas anteriores son estrechas, transparentes, con reborde pardo y amplias zonas cubiertas de escamas amarillas. Las alas posteriores son anchas, transparentes y con el borde pardo. El cuerpo es negro y amarillo, al igual que el copete de largos pelos que exhibe al final del abdomen.

Hábitat: zonas de maleza, huertos, viñedos. Especie rara.

Distribución geográfica: sur y centro de Europa, norte de África y Asia Menor.

Observaciones: vuela de junio a agosto. Esta mariposa, que busca lugares cálidos, se muestra activa por la mañana, desde el amanecer hasta el mediodía. La oruga es de color blanco sucio, con la cabeza marrón. Excava galerías bajo la corteza de la retama de olor y el tojo.

• ALAS DE BORDES PARDUSCOS, CON AMPLIAS ZONAS AMARILLAS • EL ABDOMEN TERMINA EN UN MECHÓN NEGRO Y AMARILLO • LA ORUGA SE ALIMENTA SOBRE LA RETAMA DE OLOR Y EL TOJO.

SESIA DE LOS GROSELLEROS

Synanthedon tipuliformis Clerck (Sésidos)

Características: envergadura: 15-21 mm. Las alas anteriores son estrechas, transparentes, con reborde pardo y negro, extremo naranja con estrías negras, y una barra central negra. Las alas posteriores, más anchas, son transparentes y con reborde pardo. El cuerpo es de color negro azulado, con algunos anillos amarillos. El mechón de pelos en el extremo del abdomen es largo y de color negro azulado.

Hábitat: bosques aclarados, zonas de matorral, huertos y jardines. Especie común.

Distribución geográfica: Europa, Asia templada, hasta Siberia oriental, América del Norte, Australia y Nueva Zelanda.

Observaciones: vuela de abril a octubre. Esta especie es frecuente en los jardines donde crecen los groselleros, plantas que alimentan a su oruga. Ésta es de color blanco crema, con la cabeza marrón, y se alimenta de la médula de las ramas de sus plantas huésped.

• MANCHA NARANJA CON VENILLAS NEGRAS • EL ABDOMEN TERMINA EN UN COPETE NEGRO AZULADO • LA ORUGA SE ALIMENTA EN LAS RAMAS DE LOS GROSELLEROS.

ORUGA DEFOLIADORA DE LOS FRUTALES (HEMBRA)

Erannis defoliaria Clerck (Geométridos)

Características: longitud: 10-15 mm. La hembra carece de alas, pero tiene un cuerpo grande, de color amarillo a gris claro, con puntitos negros (*ver* el macho, normalmente alado, pág. 138).

Hábitat: bosques y medios abiertos. Especie común.

Distribución geográfica: Europa, hasta el Cáucaso.

Observaciones: activa de octubre a enero. La hembra se mantiene fiel al tronco del árbol del que se alimenta mientras espera la llegada de los machos, atraídos por el olor que emite una glándula de su abdomen. La oruga es de color pardo rojizo, con motivos azulados, amarillos y blancos. Se desarrolla sobre las hojas de numerosas especies de árboles y arbustos caducifolios y puede llegar a constituir una plaga en las huertas.

• LA HEMBRA ES ÁPTERA Y DE GRAN TAMAÑO • LA ORUGA ES PARDO ROJIZA, CON MOTIVOS AZULES, AMARILLOS Y BLANCOS • SE DESARROLLA SOBRE NUMEROSOS CADUCIFOLIOS.

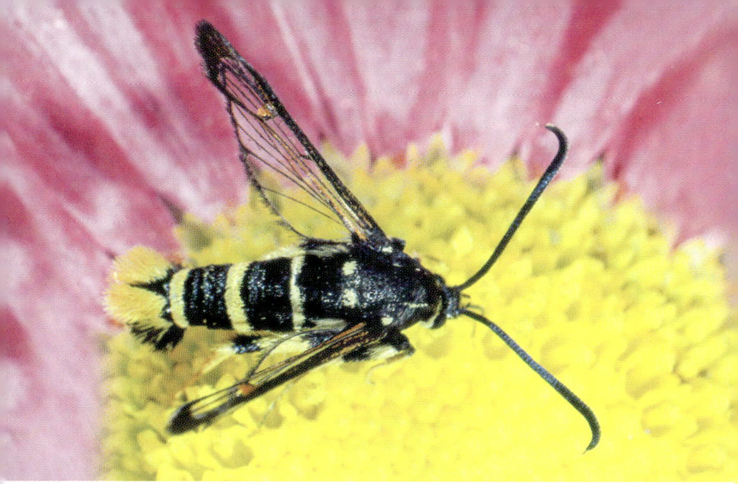

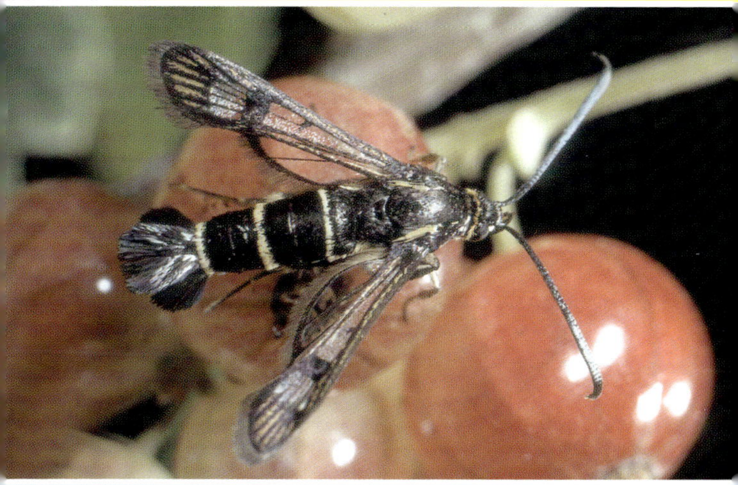

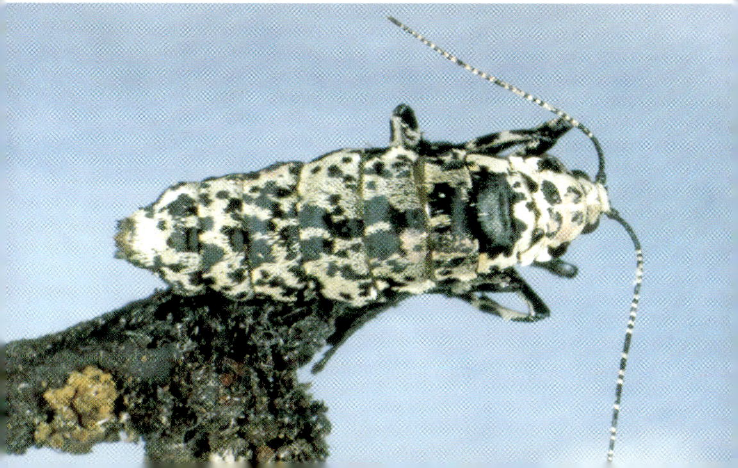

Créditos fotográficos

Anagnostidis/NATURE: 29 m, 37 ab, 51 ab, 57 a, 67 ab, 69 ab, 69 m, 81 ab, 85 a, 91 a, 95 m, 97 m, 99 ab; 101 a, 109 m, 117 m, 131 a, 141 m, 151 m, 155 m, 181 ab, 185 ab, 189 a, 201 a, 207 a, 207 m, 209 a, 215 m; **ATP:** 25 ab, 27 a, 35a; **Baliteau Lucas:** 29 ab, 31 abi, 31 a, 31 mi, 33 m, 51 a, 51 m, 61 ab, 75 a, 77 ab, 77 a, 81 a, 85 ab, 85 m, 89 ab, 89 m, 91 m, 97 ab, 107 ai, 107 mi, 111 a, 113 a, 115 ab, 115 mi, 117 abd, 117 abi, 117 a, 121 m, 125 mi, 127 abi, 127 a, 127 mi, 129 a, 129 m, 143 m, 153 abi, 153 m, 155 ab, 157 a, 177 a, 177 m, 179 a, 179 m, 181 m, 197 ab; **Bignon/NATUR:** 55 a, 69 a, 75 ab, 135 ab, 195 ab, 195 a; **Chambaret Maurice:** 31 abd, 31 md, 33 abd, 33 abi, 107 hd, 107 md, 115 a, 115 md, 125 ab, 125 md, 127 abd, 127 md, 129 ab, 131 md, 153 abd, 197 abd, 219 a; **Chaumeton/NATURE:** 9 ab, 21 a, 27 mi, 59 ab, 89 a, 93 ab, 107 ab, 111 m, 119 ab, 125 a, 131 mi, 133 ab, 133 m, 149 ab, 149 m, 159 ab, 161 ab, 161 a, 163 a, 171 m, 183 ab, 183 m, 187 ab, 187 a, 193 m, 197 a, 201 m, 203 m, 205 a, 213 a, 217 a; **Chaumeton-Lanceau/NATURE:** 25 m, 37 a; **Couderc/NATURE:** 33 a, 35 ab, 79 a, 91 ab, 93 a, 105 m, 121 a, 123 a, 169 ab, 179 ab, 191 a, 199 ab, 199 a, 209 m, 215 ab; **Fotolia.com:** 4, 6 abd, 6 abi, 7, 8 abd, 8 abi, 8 a, 9 a, 10, 14, 19, 12-13, 16 ab, 16 a, 16 md, 16 mi; **Grospas/NATURE:** 105 a, 149 a; **Lamaison/NATURE:** 21 ab, 21 m, 23 ab, 23 a, 27 ab, 35 m, 39 a, 39 m, 41 ab, 43 abi, 43 a, 43 m, 45 a, 197 m; **Lanceau/NATURE:** 45 ab, 45 m, 47 ab, 47 a, 47 m, 49 ab, 49 m, 53 a, 53 m, 55 ab, 55 m, 59 m, 61 m, 63 a, 65 m, 67 m, 71 m, 83 ab, 83 m, 87 ab, 87 a, 87 m, 93 m, 95 a, 101 ab, 101 m, 103 ab, 103 a, 103 m, 105 ab, 111 ab, 113 ab, 123 m, 131 ab, 133 a, 137 ab, 137 a, 137 m, 139 a, 139 m, 143 ab, 145 a, 145 m, 147 ab, 151 ab, 153 a, 159 a, 163 ab, 163 m, 165 a, 165 m, 177 ab, 181 a, 185 a, 193 ab, 193 a, 203 ab, 203 a, 205 ab, 205 m, 219 m; Mayet/NATURE: 43 abd, 53 ab, 61 a, 63 m, 65 ab, 73 m, 79 ab, 79 m, 83 a, 95 ab, 119 m, 151 a, 159 m, 165 ab, 185 m, 187 m, 191 ab, 209 ab; **Prevost/NATURE:** 71 ab, 97 a, 109 ab, 207 ab; **Sauer/NATURE:** 23 m, 25 a, 27 md, 29 a, 37 m, 39 ab, 41 a, 41 m, 49 a, 57 ab, 57 m, 59 a, 63 ab, 65 a, 67 a, 71 a, 73 ab, 73 a, 75 m, 77 m, 81 m, 99 m, 99 a, 109 a, 113 m, 119 a, 121 ab, 123 ab, 135 a, 135 m, 139 ab, 141 ab, 141 a, 143 a, 145 ab, 147 a, 147 m, 155 a, 157 ab, 157 m, 161 m, 167 ab, 167 a, 167 m, 169 a, 169 m, 171 ab, 171 a, 173 ab, 173 a, 173 m, 175 ab, 175 a, 175 m, 183 a, 189 ab, 189 m, 191 m, 195 m, 199 m, 201 ab, 211 ab, 211 a, 211 m, 213 ab, 213 m, 215 a, 217 ab, 217 m, 219 ab.